胃肠外科
临床实习指导

主编　支巧明　韩　野

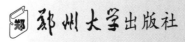

郑州大学出版社

图书在版编目(CIP)数据

胃肠外科临床实习指导 / 支巧明,韩野主编.
郑州 : 郑州大学出版社,2025.4. -- ISBN 978-7-5773-
1018-3

Ⅰ. R656

中国国家版本馆 CIP 数据核字第 2025S6S845 号

胃肠外科临床实习指导

WEICHANG WAIKE LINCHUANG SHIXI ZHIDAO

策划编辑	张彦勤	封面设计	苏永生
责任编辑	张彦勤	版式设计	苏永生
责任校对	杨 鹏	责任监制	朱亚君

出版发行	郑州大学出版社	地 址	河南省郑州市高新技术开发区
出版人	卢纪富		长椿路 11 号(450001)
经 销	全国新华书店	网 址	http://www.zzup.cn
印 刷	辉县市伟业印务有限公司	发行电话	0371-66966070
开 本	850 mm×1 168 mm 1 / 16		
印 张	15.25	字 数	423 千字
版 次	2025 年 4 月第 1 版	印 次	2025 年 4 月第 1 次印刷

| 书 号 | ISBN 978-7-5773-1018-3 | 定 价 | 69.00 元 |

本书如有印装质量问题,请与本社联系调换。

作者名单

主　编　支巧明　韩　野

编　委　支巧明　韩　野　刘　菲　徐志华

　　　　戴晨光　李东宝

前 言

胃肠外科作为外科学的一个重要分支,其研究范围涵盖了从食管到肛门的整个消化道系统,以及与之相关的腹膜、网膜、肠系膜等结构的疾病。随着医学科学的不断进步,胃肠外科疾病的治疗手段也在不断更新,从传统的开放手术到现代的微创手术,从单一的手术治疗到综合治疗,都体现了胃肠外科的快速发展和巨大进步。然而,面对复杂多变的胃肠外科疾病,如何准确诊断、合理治疗,并在治疗过程中确保患者的安全和舒适,是每一位胃肠外科医生必须面对的挑战。因此,加强胃肠外科临床实习教学,培养具有扎实理论基础和丰富临床经验的医务人员,显得尤为重要。

本书分为两篇,共十一章,内容涵盖了胃肠外科的各个方面,从基础理论到临床实践,从常见疾病到特殊问题,都进行了详细的阐述和介绍。第一章胃肠外科学总论作为开篇,首先介绍了胃肠外科的定义、范畴、发展历史和现状,以及与其他学科的交叉融合,为读者提供了一个全面的学科框架和认知基础。同时,通过实习指导部分,引导读者进入胃肠外科临床实习的大门,为后续的实习打下基础。第二章胃肠外科疾病的微创治疗,紧跟时代步伐,介绍了腹腔镜、机器人辅助,以及内镜等微创技术在胃肠外科中的应用,展现了现代胃肠外科的治疗理念和手术技巧。实习指导部分则通过模拟手术和案例分析,让读者亲身体验微创治疗的魅力和挑战。第三章胃肠外科疾病的营养支持与康复,关注了患者在治疗过程中的营养需求和康复指导,强调了综合治疗的重要性。实习指导部分通过角色扮演和任务分配,让读者在实践中学习如何为患者提供全面的医疗照护。第四章胃肠外科疾病的并发症与处理,则针对手术和治疗过程中可能出现的并发症进行了阐述和讨论,提供了预防和处理的原则和方法。实习指导部分通过应急演练和团队协作,提升了读者的应急处理能力和团队协作能力。第五章胃肠外科疾病的特殊问题与挑战,关注了老年、儿童、妊娠,以及免疫缺陷等特殊患者群体的胃肠外科治疗问题,强调了伦理考量和沟通技巧在特殊病例处理中的重要性。第六章至第十一章分别介绍了食管、胃、小肠、大肠、肛门直肠,以及腹膜、网膜与肠系膜的疾病。每一章都按照解剖与生理、疾病分类与诊断、治疗原则与方法的顺序进行编写,既保证了内容的系统性,又便于读者按图索骥,快速找到所需信息。同时,各章的实习指导部分,结合具体病例和临床场景,提供了丰富的实践机会和技能提升路径,帮助学生将理论知识转化为临床技能。实习指导部分通过具体病例的分析和讨论,帮助学生提升在特殊情境下的决策能力和沟通能力。

本书特色如下。

1. 系统性：本书内容全面、系统，涵盖了胃肠外科的各个方面和层次，既适合初学者入门学习，又适合有一定基础的医务人员深入研究和提升。

2. 实用性：本书注重理论与实践的结合，通过大量的实习指导和部分案例分析，让学生在实践中学习、在学习中实践，真正做到学以致用。

3. 创新性：本书紧跟医学科技的发展步伐，介绍了最新的微创治疗技术、营养支持理念和康复指导方法，体现了胃肠外科的最新进展和未来趋势。

4. 人文性：本书在关注医疗技术的同时，也注重医学伦理和沟通技巧的培养，强调了医务人员在临床工作中的人文关怀和职业素养。

本书适用于广大医学生、住院医生、外科医生、特别是胃肠外科专科医生及其他相关工作者。无论是初学者想要了解胃肠外科的基本知识和临床技能，还是有一定基础的医务人员想要深入研究和提升自己的专业水平，都可以从本书中找到所需的内容和帮助。

本书第一至七章由支巧明编写，第八至十章由韩野编写，第十一章由刘菲、徐志华、戴晨光、李东宝编写。在编写本书的过程中，我们力求做到内容全面、准确、实用，但同时也深知医学领域的博大精深和不断更新发展的特性。因此，尽管我们付出了极大的努力和心血，但书中仍可能存在一些不足。我们衷心希望广大读者在阅读和使用本书的过程中，能够提出宝贵的意见和建议，帮助我们不断完善和提高。同时，我们也希望本书能够成为您临床实习和工作中的得力助手，为您的医学事业贡献一份力量。最后，我们谨以最诚挚的心情，向所有关心、支持本书编写的领导和同事们表示衷心的感谢！愿我们共同努力，为医学事业的发展和人类的健康事业贡献我们的智慧和力量！

编　者

2025 年 1 月

目 录

总论篇

各论篇

总 论 篇

第一节　胃肠外科的范畴

　　胃肠外科学是外科学的一个重要分支,专注于研究胃肠道疾病的诊断、治疗及预防。胃肠道作为人体消化系统的主要组成部分,其功能涉及食物的摄入、消化、吸收及排泄,对人体的营养摄入和代谢平衡至关重要。胃肠外科则主要关注那些需要外科手段干预的胃肠道疾病,旨在通过手术及其他外科治疗方法,恢复患者的胃肠道功能,提高其生活质量。

　　胃肠外科是一门应用外科技术和原理,研究和治疗胃肠道疾病的学科。它涵盖了从食管下端至肛门的整个消化道,包括胃、十二指肠、小肠、结肠、直肠,以及相关的系膜、血管、淋巴结等结构。胃肠外科不仅关注疾病的手术治疗,还涉及疾病的预防、早期诊断、术后康复,以及患者生活质量的改善。

　　胃肠外科的范畴广泛,涵盖了多种胃肠道疾病的诊断和治疗。

一、胃及十二指肠疾病

　　1. 胃癌　胃癌是胃肠外科最常见的恶性肿瘤之一。其发病与多种因素有关,如遗传、饮食、环境等。胃癌的治疗以手术切除为主,包括根治性胃大部切除术、全胃切除术等,术后常需辅助化疗、放疗等综合治疗。

　　2. 胃十二指肠溃疡　胃十二指肠溃疡是常见的胃肠道良性病变,主要表现为腹痛、反酸、嗳气等症状。治疗以药物治疗为主,但对于穿孔、出血、梗阻等并发症,常需外科手术治疗。

　　3. 胃间质瘤　胃间质瘤是一种起源于胃肠道间质组织的肿瘤,其治疗以手术切除为主,术后需根据病理结果进行辅助治疗。

二、小肠疾病

　　1. 小肠肿瘤　小肠肿瘤相对少见,但一旦发现,常需手术治疗。其病理类型多样,包括腺癌、肉瘤、淋巴瘤等。

　　2. 肠梗阻　肠梗阻是小肠疾病的常见并发症,可由肿瘤、炎症、粘连等多种原因引起。治疗需根据梗阻的原因和部位选择手术方式,如肠切除吻合术、肠造口术等。

　　3. 肠套叠　肠套叠多见于儿童,主要表现为腹痛、呕吐、血便等症状。治疗以空气灌肠复位或手术治疗为主。

三、结肠与直肠疾病

　　1. 结直肠癌　结直肠癌是胃肠外科常见的恶性肿瘤,其发病与遗传、饮食、环境等多种因素有关。治疗以手术切除为主,包括根治性右半结肠切除术、左半结肠切除术、直肠前切除术等,术后常需辅助化疗、放疗等综合治疗。

2. 溃疡性结肠炎　溃疡性结肠炎是一种慢性非特异性肠道炎症性疾病,主要表现为腹泻、腹痛、黏液脓血便等症状。对于病情严重或并发穿孔、出血、狭窄等并发症的患者,常需外科手术治疗。

3. 肠息肉　肠息肉是肠道黏膜上的赘生物,可分为肿瘤性息肉和非肿瘤性息肉。对于直径较大、有恶变倾向的息肉,常需手术切除。

四、肛门疾病

1. 痔疮　痔疮是肛门直肠底部及肛门黏膜的静脉丛发生曲张而形成的一个或多个柔软的静脉团的一种慢性疾病。对于症状严重或反复发作的痔疮,常需手术治疗。

2. 肛瘘　肛瘘是肛门直肠周围的肉芽肿性管道,由内口、瘘管、外口三部分组成。治疗以手术切除瘘管为主,术后需保持伤口清洁,促进愈合。

3. 肛裂　肛裂是肛管皮肤全层纵行裂开后形成的感染性溃疡。治疗以药物保守治疗为主,但对于症状严重或反复发作的肛裂,常需手术治疗。

五、其他胃肠道疾病

1. 腹腔感染　腹腔感染是胃肠外科常见的并发症,可由消化道穿孔、肠梗阻等原因引起。治疗需根据感染的原因和部位选择手术方式,如腹腔引流术、肠切除吻合术等。

2. 胃肠道出血　胃肠道出血是胃肠外科常见的急症之一,可由溃疡、肿瘤、炎症等多种原因引起。治疗需根据出血的原因和部位选择止血方式,如药物治疗、内镜止血、手术治疗等。

第二节　胃肠外科的发展历史与现状

胃肠外科作为外科学的一个重要分支,其发展历程经历了漫长的岁月。从最初的简单手术到如今的复杂微创手术,胃肠外科在不断地进步和发展。

一、胃肠外科的发展历史

(一)早期胃肠外科

胃肠外科的历史可以追溯到古代。据史料记载,古埃及人就已经能够进行一些简单的胃肠手术,如脓肿切开引流等。然而,由于当时医疗条件和技术的限制,这些手术的成功率和安全性都相对较低。

随着医学的进步,古希腊和罗马时期的医学家开始对胃肠疾病进行更为深入的研究。例如,希波克拉底曾对胃溃疡等胃肠疾病进行了描述,并提出了相应的治疗方法。然而,这些治疗方法大多基于经验和猜测,缺乏科学的理论基础。

(二)近代胃肠外科的奠基

近代以来,随着解剖学、生理学、病理学等学科的发展,胃肠外科逐渐形成了自己的理论体系。18 世纪末,意大利医生莫加尼首次对胃的解剖结构进行了详细描述,为后来的胃肠外科手术奠定了基础。

19 世纪中叶,随着麻醉技术和消毒技术的出现,胃肠外科手术的安全性得到了极大的提高。这一时期,许多著名的胃肠外科医生如英国的里斯顿、美国的比尔罗特等,都对胃肠外科的发展作出了重要贡献。他们通过大量的临床实践,不断总结经验教训,推动了胃肠外科手术的进步。

(三)现代胃肠外科的飞跃

20 世纪以来,随着医学技术的迅猛发展,胃肠外科迎来了前所未有的飞跃。特别是在近几十年里,微创外科技术的兴起更是为胃肠外科带来了革命性的变化。

1. 腹腔镜技术的出现　20 世纪 80 年代,腹腔镜技术开始应用于胃肠外科手术。这种技术通过腹壁上的小切口插入腹腔镜和其他手术器械,实现了对胃肠疾病的微创治疗。与传统开腹手术相比,腹腔镜手术具有创伤小、恢复快、并发症少等优点,迅速得到了广大医生和患者的认可。

2. 机器人手术的发展　近年来,随着机器人技术的不断进步,机器人手术开始应用于胃肠外科领域。机器人手术系统具有更高的精确度和稳定性,能够完成更加复杂和精细的手术操作。此外,机器人手术还可以减轻医生的体力负担,提高手术的安全性和效率。

3. 精准医疗的推进　随着基因组学、蛋白质组学等精准医疗技术的发展,胃肠外科的治疗也逐渐向精准化、个体化方向发展。通过对患者的基因、蛋白质等生物标志物进行检测和分析,医生可以更加准确地判断疾病的预后和制定个性化的治疗方案。

二、胃肠外科的现状

(一)疾病谱的变化

随着生活水平的提高和饮食习惯的改变,胃肠外科的疾病谱也在发生变化。传统的胃肠外科疾病如胃溃疡、十二指肠溃疡等发病率逐渐下降,而结直肠癌、胃癌等恶性肿瘤的发病率却呈上升趋势。此外,一些新型胃肠疾病如炎症性肠病、胃食管反流等也逐渐增多。

(二)手术技术的进步

当前,胃肠外科手术技术已经取得了显著进步。微创手术技术如腹腔镜、机器人手术等已经广泛应用于胃肠外科领域,极大地提高了手术的安全性和患者的生活质量。同时,一些新的手术技术如经自然腔道内镜手术(NOTES)等也在不断探索和发展中。

(三)综合治疗模式的推广

对于胃肠外科的恶性肿瘤,综合治疗模式逐渐成为主流。通过手术、化疗、放疗、靶向治疗等多种手段的综合应用,可以更加有效地控制肿瘤的生长和转移,提高患者的生存率和生活质量。此外,随着免疫治疗和基因治疗的不断发展,未来胃肠外科的治疗手段将更加多样化和个体化。

(四)临床研究的深入

近年来,胃肠外科领域的临床研究不断深入。许多大型多中心临床试验的开展为胃肠外科疾病的诊断和治疗提供了新的证据和依据。同时,一些新的临床研究方法如随机对照试验、队列研究等也被广泛应用于胃肠外科领域的研究中。

(五)医疗资源的分配与利用

当前,胃肠外科医疗资源的分配和利用仍然是一个重要问题。在一些地区,由于医疗资源的不均衡分配,一些患者无法及时获得优质的医疗服务。因此,如何合理分配和利用医疗资源,提高医疗服务的可及性和公平性,仍然是胃肠外科领域需要关注的重要问题。

第三节　胃肠外科与其他学科的交叉融合

随着医学技术的不断进步和医疗模式的不断创新,胃肠外科已不再是一个孤立存在的学科领域,而是与其他众多学科紧密交叉融合,共同推动着胃肠道疾病诊疗水平的不断提升。

一、胃肠外科与肿瘤学

胃肠外科与肿瘤学的交叉融合主要体现在胃肠道肿瘤的诊疗过程中。胃肠道肿瘤是胃肠外科常见的疾病之一,其发病率和死亡率均较高,严重威胁着人类的健康。在胃肠道肿瘤的诊疗中,胃肠外科与肿瘤学紧密合作,共同制定个性化的治疗方案。

(一)术前评估与分期

在胃肠道肿瘤手术前,胃肠外科医师会与肿瘤科医师共同对患者进行全面的术前评估,包括肿瘤的大小、位置、浸润深度、淋巴结转移情况,以及有无远处转移等,以确定肿瘤的分期。这有助于为患者制定更加精准的治疗方案,提高手术的成功率和患者的生存率。

(二)手术治疗与综合治疗

手术治疗是胃肠道肿瘤的主要治疗手段之一。然而,单纯的手术治疗往往难以彻底清除体内的肿瘤细胞,容易导致肿瘤的复发和转移。因此,胃肠外科与肿瘤科紧密合作,将手术治疗与化疗、放疗、免疫治疗等综合治疗手段相结合,形成多学科综合治疗模式(MDT),以提高胃肠道肿瘤的治疗效果。

(三)术后随访与复发监测

胃肠道肿瘤患者在手术后仍需进行长期的随访和复发监测。胃肠外科医师会与肿瘤科医师共同制订随访计划,定期对患者进行体格检查、肿瘤标志物检测、影像学检查等,以及时发现肿瘤的复发和转移,并采取相应的治疗措施。

二、胃肠外科与内镜学

内镜学在胃肠外科领域的应用日益广泛,为胃肠道疾病的诊断和治疗提供了新的手段。胃肠外科与内镜学的交叉融合主要体现在以下几个方面。

(一)内镜检查与诊断

内镜检查是诊断胃肠道疾病的重要手段之一。通过内镜检查,可以直观地观察胃肠道黏膜的病变情况,如炎症、溃疡、肿瘤等,并取活检组织进行病理学检查,以明确诊断。胃肠外科医师需要掌握内镜检查的基本技能,以便在临床实践中更好地应用这一技术。

(二)内镜治疗

随着内镜技术的不断发展,内镜治疗已成为治疗某些胃肠道疾病的首选方法。如内镜黏膜切除术(EMR)、内镜黏膜下剥离术(ESD)等,可用于治疗早期胃肠道肿瘤、息肉等病变。胃肠外科医师需要与内镜医师紧密合作,共同为患者制定内镜治疗方案,并熟练掌握内镜治疗的基本技能。

(三)内镜与手术的联合应用

在某些情况下,内镜与手术需要联合应用以达到更好的治疗效果。如对于无法单纯通过内镜切除的较大肿瘤,可以先通过内镜进行标记或缩小肿瘤体积,再联合手术进行切除。胃肠外科医师需要了解内镜与手术的联合应用原则和方法,以便在临床实践中灵活运用。

三、胃肠外科与营养学

胃肠道疾病患者往往存在不同程度的营养不良问题,这会影响患者的手术耐受性、术后恢复和治疗效果。因此,胃肠外科与营养学的交叉融合显得尤为重要。

(一)术前营养评估与干预

在胃肠道疾病手术前,营养科医师会对患者进行全面的营养评估,了解患者的营养状况、饮食习惯等,并根据评估结果制定相应的营养干预方案。如对于营养不良的患者,会给予肠内或肠外营养支持,以改善患者的营养状况,提高手术耐受性。

(二)术后营养支持

胃肠道疾病患者在手术后往往存在进食困难、消化吸收不良等问题,容易导致营养不良。因此,术后营养支持对于患者的恢复至关重要。胃肠外科医师需要与营养科医师紧密合作,共同为患者制定术后营养支持方案,并根据患者的恢复情况及时调整营养支持策略。

(三)营养教育与指导

除了术前的营养评估和术后的营养支持外,胃肠外科医师还需要对患者进行营养教育与指导。通过向患者讲解合理的饮食搭配、营养素的摄入原则等,帮助患者建立正确的饮食习惯,以预防营养不良的发生。

四、胃肠外科与放射影像学

放射影像学在胃肠外科的应用非常广泛,为胃肠道疾病的诊断、治疗和随访提供了重要的影像学依据。胃肠外科与放射影像学的交叉融合主要体现在以下几个方面。

(一)影像学检查与诊断

放射影像学检查是诊断胃肠道疾病的重要手段之一。如 X 射线钡餐造影、计算机断层扫描(CT)、磁共振成像(MRI)、正电子发射计算机体层显像仪(PET-CT)等,可用于观察胃肠道的形态、结构、功能及有无占位性病变等。胃肠外科医师需要了解各种影像学检查的原理、适应证和禁忌证,以便在临床实践中合理选择检查方法,提高诊断的准确性。

(二)术前规划与模拟

在胃肠道手术前,放射影像学检查可为手术规划提供重要的影像学依据。如通过三维重建技术,可以直观地观察胃肠道及其周围血管、淋巴管等结构的关系,为手术入路的选择、切除范围的确定等提供重要参考。胃肠外科医师需要与放射科医师紧密合作,共同进行术前规划与模拟,以提高手术的安全性和有效性。

(三)术后随访与疗效评估

放射影像学检查还可用于胃肠道手术后的随访与疗效评估。如通过对比手术前后的影像学资料,可以观察肿瘤有无复发、转移,以及手术切口的愈合情况等。胃肠外科医师需要掌握放射影像学在术后随访与疗效评估中的应用原则和方法,以便及时发现和处理问题。

五、胃肠外科与病理学

病理学检查是诊断胃肠道疾病的重要手段之一。通过病理学检查，可以明确病变的性质、类型、分化程度，以及有无淋巴结转移等，为胃肠外科医师制定治疗方案提供重要的参考依据。胃肠外科与病理学的交叉融合主要体现在以下几个方面。

（一）活检与病理学检查

在胃肠道疾病的诊疗过程中，常常需要进行活检以获取病变组织进行病理学检查。胃肠外科医师需要掌握活检的基本技能，如内镜下的活检、手术中的快速冰冻切片活检等，以确保活检组织的准确性和代表性。同时，胃肠外科医师还需要了解病理学检查的基本原理和流程，以便及时获取并解读病理学检查结果。

（二）病理学诊断与治疗方案的制定

病理学诊断是制定胃肠道疾病治疗方案的重要依据之一。胃肠外科医师需要与病理科医师紧密合作，共同解读病理学检查结果，并根据诊断结果制定相应的治疗方案。如对于恶性肿瘤患者，需要根据肿瘤的分期、分化程度等制定手术、化疗、放疗等综合治疗方案。

（三）病理学监测与随访

在胃肠道疾病的治疗过程中，病理学监测与随访也起着重要作用。如对于接受化疗或放疗的患者，需要定期进行病理学检查以评估治疗效果和监测病情变化。胃肠外科医师需要了解病理学监测与随访的基本原理和方法，以便及时发现问题并调整治疗方案。

六、胃肠外科与遗传学

随着遗传学研究的不断深入，人们逐渐认识到遗传因素也在胃肠道疾病的发生和发展中起着重要作用。胃肠外科与遗传学的交叉融合主要体现在以下几个方面。

（一）遗传咨询与风险评估

对于具有胃肠道疾病家族史的患者，胃肠外科医师需要进行遗传咨询和风险评估。通过了解患者的家族史、遗传背景等，评估患者患病的风险，并为患者提供个性化的预防和治疗建议。这有助于降低胃肠道疾病的发病率和死亡率。

（二）基因检测与筛查

随着基因检测技术的不断发展，越来越多的胃肠道疾病被发现与特定基因的突变或变异有关。胃肠外科医师需要了解基因检测的基本原理和方法，以便在临床实践中合理应用这一技术。如对于有胃肠道疾病家族史的患者，可以进行相关基因的筛查和检测，以早期发现潜在的病变并采取相应的预防措施。

（三）遗传学与临床治疗的结合

遗传因素不仅影响胃肠道疾病的发生和发展，还可能影响患者的治疗效果和预后。因此，胃肠外科医师在治疗胃肠道疾病时需要考虑患者的遗传背景，将遗传学与临床治疗相结合。如对于某些与特定基因相关的胃肠道疾病，可以选择针对性的治疗药物或方法以提高治疗效果。

实习指导 胃肠外科临床实习

胃肠外科是外科学的一个重要分支,主要研究和处理胃肠道疾病的手术治疗及相关问题。在临床实习中,学生将接触到大量胃肠外科患者,通过实践掌握相关的临床知识和技能。

(一)实习目标

通过胃肠外科临床实习,学生应达到以下目标。

1.**胃肠外科的基础知识** 掌握胃肠外科疾病的常见症状、体征及其演变过程。了解胃肠道的解剖结构、生理功能及其相关疾病的基础知识,为后续临床实践打下坚实基础。

2.**胃肠外科疾病的临床表现** 通过观察和参与临床实践,掌握胃肠外科疾病的常见症状、体征及其演变过程。

3.**胃肠外科疾病的诊断方法** 学习并掌握胃肠外科疾病的常用诊断技术,如体格检查、影像学检查、实验室检查等,提高诊断的准确性。

4.**胃肠外科疾病的治疗原则** 了解胃肠外科疾病的手术治疗原则,包括手术适应证、手术方式、术后处理等方面的知识。

5.**临床实践能力** 通过参与临床实践,提高学生的动手能力、分析问题和解决问题的能力。

6.**职业素养和为患者服务的能力** 学会与患者及其家属进行有效沟通,提高职业素养和为患者服务的能力,为患者提供全面、优质的医疗服务。

(二)实习内容和实践技能

【实习内容】

1.胃肠道的解剖与生理

(1)解剖结构:复习胃肠道的起始、终止位置,胃肠道各段的结构特点及其毗邻关系。掌握胃肠道的重要血管、神经分布及其临床意义。

(2)生理功能:复习胃肠道的蠕动功能、分泌功能、吸收功能等,准确解释胃肠道生理功能的异常是如何导致疾病发生的。

2.胃肠外科疾病的临床表现

(1)常见症状:如腹痛、腹胀、恶心、呕吐、腹泻、便秘、便血等,学习这些症状在胃肠外科疾病中的鉴别诊断意义。

(2)体征:如腹部压痛、反跳痛、腹肌紧张、腹部包块、肠鸣音改变等,学习根据体征判断疾病的严重程度和预后。

3.胃肠外科疾病的诊断方法

(1)体格检查:学习胃肠外科疾病的常规体格检查方法,包括腹部触诊、叩诊、听诊等,学会根据体格检查结果初步判断疾病类型。

(2)影像学检查:学习 X 射线、CT、MRI、超声等影像学检查在胃肠外科疾病诊断中的应用,学会解读影像学检查结果。

(3)实验室检查:学习血常规、尿常规、大便常规、生化检查等实验室检查在胃肠外科疾病诊断中的意义,学会根据实验室检查结果判断疾病的病情和预后。

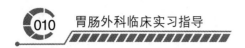

4. 胃肠外科疾病的治疗原则

（1）保守治疗：如禁食、胃肠减压、补液、抗感染、营养支持等，了解保守治疗在胃肠外科疾病治疗中的作用和适应证。

（2）手术治疗：学习胃肠外科疾病的常用手术方式，如胃大部切除术、肠切除吻合术、肠梗阻松解术等，掌握手术治疗的适应证、禁忌证及手术操作要点。

（3）术后处理：了解胃肠外科手术后患者的监护、营养支持、疼痛管理、伤口护理等方面的知识，学习预防和处理术后并发症。

【实践技能】

在胃肠外科临床实习中，学生将有机会参与临床实践，提高自己的实践技能。以下是一些重要的实践技能。

1. 体格检查操作与解读

（1）腹部触诊：学习如何正确进行腹部触诊，了解腹部包块、压痛、反跳痛等体征的触诊方法及其临床意义。

（2）叩诊与听诊：掌握腹部叩诊和听诊的技巧，学会根据叩诊和听诊结果判断胃肠道疾病的类型和严重程度。

2. 影像学检查操作与解读

（1）X 射线检查：学习如何正确进行胃肠道 X 射线检查，包括钡餐造影、气钡双重造影等，了解 X 射线检查结果的解读方法。

（2）CT 与 MRI 检查：了解 CT 和 MRI 在胃肠外科疾病诊断中的应用，学习如何正确解读 CT 和 MRI 检查结果，判断疾病的部位及其与周围组织的关系。

3. 实验室检查操作与解读

（1）血常规与尿常规检查：掌握血常规和尿常规的检查方法，了解检查结果的解读方法及其在临床中的应用。

（2）生化检查：学习如何正确进行生化检查，了解生化检查结果的解读方法及其在临床中的应用，如肝功能、肾功能、血糖、血脂等指标的变化对胃肠外科疾病的诊断意义。

4. 手术治疗技能

（1）手术观摩：在带教老师的指导下，观摩胃肠外科手术的整个过程，了解手术操作的基本步骤和技巧。

（2）手术助手工作：在带教老师的指导下，作为手术助手参与胃肠外科手术，如传递手术器械、协助暴露手术视野、缝合伤口等，逐步掌握手术操作的基本技能。

（3）模拟手术训练：利用模拟手术器械和模拟人体模型进行手术训练，以提高手术操作的熟练度和准确性。

5. 术后处理技能

（1）患者监护：学习如何对胃肠外科手术后患者进行监护，包括生命体征监测、引流管管理、伤口观察等。

（2）营养支持：了解胃肠外科手术后患者的营养需求，学习如何制定和实施营养支持方案。

（3）并发症处理：学习如何预防和处理胃肠外科手术后可能出现的并发症，如感染、出血、吻合口瘘等。

（三）患者沟通与人文关怀

在胃肠外科临床实习中，学生不仅需要掌握医学知识和技能，还需要学会与患者及其家属有效沟通，体现人文关怀。以下是一些重要的沟通技巧和人文关怀。

1. 沟通技巧

（1）倾听与理解：耐心倾听患者的主诉和担忧，理解他们的需求和期望，给予积极的回应和安慰。

（2）清晰表达：用简单易懂的语言向患者解释疾病的诊断结果、治疗方案和预期效果，避免使用专业术语造成患者的困惑。

（3）尊重与同理心：尊重患者的隐私和选择权，表现出同理心，关注患者的身心健康，提供心理支持。

2. 人文关怀

（1）关注患者需求：了解患者的饮食、睡眠、疼痛等方面的需求，提供个性化的护理服务，提高患者的舒适度。

（2）提供心理支持：关注患者的心理状态，提供心理安慰和支持，帮助患者缓解焦虑和恐惧情绪。

（3）鼓励家属参与：积极与患者家属沟通，提供疾病相关知识和护理指导，鼓励家属参与患者的护理过程，增强家庭支持力量。

（四）评估与反馈

实习结束后，学生应进行自我评估，总结实习过程中的收获和不足，填写实习反馈表格。指导教师应对学生的实习表现进行评价，指出存在的问题和改进的方向，为学生的后续学习和职业发展提供指导。评估内容可以包括以下几个方面。

1. 医学知识掌握情况　评估学生对胃肠外科基础知识的掌握程度，以及对胃肠外科疾病临床表现、诊断方法和治疗原则的理解程度。

2. 实践技能掌握情况　评估学生的体格检查、影像学检查操作与解读、实验室检查操作与解读、手术治疗技能，以及术后处理技能等方面的掌握情况。

3. 患者沟通与人文关怀能力　评估学生与患者及其家属的沟通能力，以及体现人文关怀的意识和能力。

4. 实习态度和职业素养　评估学生的实习态度是否端正，是否遵守实习纪律和医院规章制度，是否具备良好的职业素养和患者服务能力。

通过全面、客观的评估与反馈，学生可以更好地了解自己的实习表现，明确自己的优点和不足，为今后的学习和职业发展制订更加明确的目标和计划。同时，指导教师也可以根据评估结果，对学生的实习过程进行有针对性的指导和帮助，以提高学生的临床实践能力和职业素养。

第二章　胃肠外科疾病的微创治疗

第一节　腹腔镜胃肠外科手术的原理与应用

随着微创外科的发展及腹腔镜技术的提高,越来越多的胃肠外科手术可以在腹腔镜下完成,如腹腔镜胃癌根治术、腹腔镜结直肠癌根治术等。腹腔镜手术与传统开腹手术相比,具有创伤小、痛苦轻、恢复快、住院时间短、腹壁美容效果好等优点,且对机体免疫功能影响小,能更好地保护机体免疫功能,使术后并发症减少,尤其是老年患者能较好地耐受手术。但腹腔镜手术也有自身的缺点,如手术操作难度大、对术者技术水平要求高、二维视野缺乏立体感、手术器械昂贵、手术费用较高等。尽管存在上述不足,但腹腔镜技术凭借其微创优势,在胃肠外科中的应用仍越来越广泛。

一、腹腔镜手术的基本操作技术

1. 人工气腹的建立　人工气腹是腹腔镜手术的基础,其目的是使腹腔膨胀,为腹腔镜手术提供足够的手术空间和清晰的视野。建立气腹的方法有开放式、闭合式及半开放式 3 种,以闭合式最常用。建立气腹的并发症有气腹针损伤、皮下气肿、腹膜外气肿、气胸、气栓等,以皮下气肿最常见,一般无须特殊处理,可自行吸收。严重并发症虽罕见,但可危及患者生命,应高度重视,积极预防和处理。

(1)闭合式方法:即 Veress 针穿刺法,是临床上最常用的方法。麻醉成功后,患者取平卧位,常规消毒皮肤,铺无菌巾。术者左手持 Veress 针,右手持钳,在脐窝上缘或下缘做一弧形小切口,提起脐部,将 Veress 针经切口穿入腹腔。Veress 针进入腹腔的指征为:①穿入时有落空感;②Veress 针在腹腔内可自由转动;③注气时听诊器可闻及腹腔内气体流动的声音;④压力表显示腹内压不超过 15 mmHg;⑤注气后,上腹部逐渐膨隆,肝浊音界消失。证实 Veress 针已进入腹腔后,连接气腹机,开始以低流量(1 ~ 2 L/min)注入 CO_2,待注入量达 1 ~ 2 L 后,改为高流量(5 ~ 8 L/min),使腹内压迅速升至 12 ~ 15 mmHg,然后维持低流量注气,以保持腹内压在 12 ~ 15 mmHg。

(2)开放式方法:即 Hasson 法,主要用于既往有腹部手术史、腹壁肥厚、腹腔内有粘连或疑有腹腔内损伤的患者。在脐窝下缘做一 1.5 ~ 2.0 cm 的弧形切口,逐层切开皮肤、皮下组织、腹直肌前鞘,钝性分离腹直肌,提起腹膜,在直视下将 10 mm 穿刺套管穿入腹腔,然后连接气腹机,注入 CO_2,建立气腹。

(3)半开放式方法:主要用于儿童。方法是在脐窝上缘做一弧形切口,切开皮肤、皮下组织,提起并切开腹膜,插入 5 mm 穿刺套管,然后连接气腹机,注入 CO_2,建立气腹。

2. 穿刺套管的放置　穿刺套管放置的原则是既要便于手术操作,又要避免损伤腹腔内脏器。

一般选择脐部作为第一个穿刺点(观察孔),然后根据手术需要,选择其他穿刺点(操作孔)。穿刺点的选择应根据患者的体型、手术部位及术者的习惯而定。穿刺套管放置的方法有直视下放置和盲穿放置2种。直视下放置多用于第一个穿刺套管的放置,盲穿放置多用于其他穿刺套管的放置。放置穿刺套管时应注意:①穿刺点应选择无血管区;②穿刺时应垂直进针,避免损伤腹腔内脏器;③穿刺套管进入腹腔后,应确认其位置,避免将套管置于腹腔内脏器上;④穿刺套管应固定稳妥,避免术中晃动。

3.腹腔镜下分离技术　分离技术是腹腔镜手术的基本操作之一,主要用于分离腹腔内脏器之间的粘连、解剖血管和神经等。分离技术包括锐性分离和钝性分离2种。锐性分离是用手术剪、手术刀等锐性器械进行分离,多用于分离比较疏松的组织,如大网膜、肠系膜等。钝性分离是用手术钳、分离钳等钝性器械进行分离,多用于分离比较致密的组织,如肝脏、脾脏等。分离时应遵循以下原则:①分离应紧贴组织表面进行,避免损伤周围组织;②分离时应保持一定的张力,使组织易于分开;③分离时应先分离疏松组织,后分离致密组织;④分离时应随时注意止血。

4.腹腔镜下止血技术　止血技术是腹腔镜手术的重要操作之一,如处理不当,可导致术中出血、术后血肿、感染等并发症。腹腔镜下止血的方法有电凝止血、压迫止血、缝合止血、结扎止血、止血材料止血等。①电凝止血是腹腔镜手术中最常用的止血方法,是利用高频电流通过电凝器产生热量,使组织凝固而止血。电凝止血时应注意:电凝时应选择合适的功率,避免功率过大或过小;电凝时应将电凝器紧贴出血点,避免电凝范围过大;电凝时间不宜过长,以免损伤周围组织。②压迫止血是用纱布、棉球等物品压迫出血点而止血,多用于小的出血点。③缝合止血和结扎止血多用于较大的血管出血。④止血材料止血是用明胶海绵、止血纱布等贴附于出血点而止血,多用于渗血。

5.腹腔镜下缝合技术　缝合技术是腹腔镜手术的高级操作之一,要求术者具有熟练的镜下操作技巧和缝合技术。腹腔镜下缝合的方法有间断缝合、连续缝合、“8”字缝合等。缝合时应遵循以下原则:①缝合前应充分暴露手术野,使术野清晰;②缝合时应选择合适的针线和持针器,避免损伤组织;③缝合时应保持一定的张力,使组织易于对合;④缝合时应先缝合深部组织,后缝合浅部组织;⑤打结时应松紧适度,避免过紧或过松。

6.腹腔镜下结扎技术　结扎技术是腹腔镜手术的基本操作之一,多用于结扎血管、缝合止血等。腹腔镜下结扎的方法有手工结扎和器械结扎2种。手工结扎是用持针器夹持缝线,绕过需要结扎的组织或血管,然后打结。器械结扎是用专门的结扎器械,如Endo-loop、Hem-o-lok等,进行结扎。结扎时应遵循以下原则:①结扎前应充分暴露手术野,使术野清晰;②结扎时应选择合适的结扎线和结扎器械,避免损伤组织;③结扎时应保持一定的张力,使结扎线或结扎器械易于绕过组织或血管;④打结时应松紧适度,避免过紧或过松。

7.腹腔镜下切割技术　切割技术是腹腔镜手术的基本操作之一,多用于切除病变组织、断开血管等。腹腔镜下切割的方法有手术刀切割、超声刀切割、电刀切割等。切割时应遵循以下原则:①切割前应充分暴露手术野,使术野清晰;②切割时应选择合适的切割器械,避免损伤周围组织;③切割时应保持一定的张力,使组织易于切开;④切割时应随时注意止血。

8.腹腔镜下吻合技术　吻合技术是腹腔镜手术的高级操作之一,要求术者具有熟练的镜下操作技巧和吻合技术。腹腔镜下吻合多用于胃肠道手术的吻合,如胃大部切除术、结直肠癌根治术等。吻合时应遵循以下原则:①吻合前应充分暴露手术野,使术野清晰;②吻合时应选择合适的吻合器械,如吻合器、缝合器等;③吻合时应保持一定的张力,使组织易于对合;④吻合时应遵循无菌原则,避免污染手术野;⑤吻合后应检查吻合口是否牢固、有无出血或漏液。

二、腹腔镜胃肠外科手术的应用

1. 腹腔镜胃十二指肠溃疡穿孔修补术　胃十二指肠溃疡穿孔是胃肠外科常见的急腹症之一,传统的手术方法是开腹修补术。随着腹腔镜技术的发展,腹腔镜胃十二指肠溃疡穿孔修补术已成为治疗胃十二指肠溃疡穿孔的有效方法之一。手术方法包括单纯穿孔修补术和彻底性溃疡手术。①单纯穿孔修补术适用于穿孔时间较短、腹腔污染较轻的患者。②彻底性溃疡手术包括腹腔镜胃大部切除术等,适用于穿孔时间较长、腹腔污染较重或合并幽门梗阻、出血等并发症的患者。

2. 腹腔镜胃大部切除术　腹腔镜胃大部切除术是治疗胃十二指肠溃疡、胃肿瘤等疾病的常用手术方法之一。与开腹手术相比,腹腔镜胃大部切除术具有创伤小、恢复快、并发症少等优点。手术方法包括腹腔镜辅助胃大部切除术和全腹腔镜胃大部切除术。腹腔镜辅助胃大部切除术是在腹腔镜下游离胃周组织,然后在腹部做一小切口,将胃提出腹腔外,完成胃的切除和吻合。全腹腔镜胃大部切除术是在腹腔镜下完成胃的游离、切除和吻合,腹部无须另做切口。

3. 腹腔镜结直肠癌根治术　结直肠癌是常见的恶性肿瘤之一,手术切除是治疗结直肠癌的主要方法。腹腔镜结直肠癌根治术已成为治疗结直肠癌的常规手术方法之一。手术方法包括腹腔镜直肠癌根治术和腹腔镜结肠癌根治术。腹腔镜直肠癌根治术多用于中低位直肠癌,手术切除范围包括直肠及其系膜、肛提肌、部分乙状结肠及其系膜等。腹腔镜结肠癌根治术多用于结肠癌,手术切除范围包括结肠及其系膜、相应的淋巴结等。腹腔镜结直肠癌根治术具有创伤小、恢复快、并发症少等优点,且对机体免疫功能影响小,能更好地保护机体免疫功能,提高患者的生活质量。

4. 腹腔镜肠粘连松解术　肠粘连是腹部手术后的常见并发症之一,严重的肠粘连可导致肠梗阻、肠坏死等严重后果。腹腔镜肠粘连松解术是治疗肠粘连的有效方法之一。手术方法是在腹腔镜下游离粘连的肠管,恢复肠管的正常解剖位置,解除肠梗阻。腹腔镜肠粘连松解术具有创伤小、恢复快、并发症少等优点,且能避免开腹手术对肠管的再次损伤和粘连。

5. 腹腔镜阑尾切除术　急性阑尾炎是常见的急腹症之一,传统的手术方法是开腹阑尾切除术。随着腹腔镜技术的发展,腹腔镜阑尾切除术已成为治疗急性阑尾炎的常规手术方法之一。手术方法是在腹腔镜下找到阑尾,游离阑尾系膜,切除阑尾,然后处理阑尾残端。腹腔镜阑尾切除术具有创伤小、恢复快、并发症少等优点,且能避免开腹手术对腹腔的污染和粘连。

三、腹腔镜手术的注意事项

1. 严格掌握手术适应证和禁忌证　腹腔镜手术虽然具有许多优点,但并非所有的胃肠外科手术都适合在腹腔镜下完成。术者应严格掌握手术适应证和禁忌证,根据患者的具体情况和手术要求选择合适的手术方式。

2. 术前充分准备　术前应对患者进行全面的检查和评估,了解患者的病情、身体状况和手术风险。术前应做好胃肠道准备、皮肤准备、抗生素预防应用等准备工作。

3. 术中严格遵守无菌原则　腹腔镜手术是一种微创手术,但术中仍应严格遵守无菌原则,避免手术野的污染和感染。术者应穿戴整洁的手术衣和手套,使用无菌器械和物品,保持手术野的清洁和干燥。

4. 术中密切监测患者生命体征　腹腔镜手术虽然创伤小,但仍需全身麻醉和建立气腹,对患者的生命体征有一定的影响。术中应密切监测患者的血压、心率、呼吸、血氧饱和度等生命体征,及时发现并处理异常情况。

5.术后加强护理和观察　腹腔镜手术虽然恢复快,但术后仍需加强护理和观察。应密切观察患者的生命体征、腹部情况、伤口情况等,及时发现并处理并发症。术后应给予患者适当的营养支持和抗感染治疗,促进患者早日康复。

第二节　机器人辅助胃肠外科手术

随着医疗技术的不断进步,微创治疗在胃肠外科领域的应用日益广泛。机器人辅助手术作为微创治疗的重要组成部分,以其高度的精准性、微创性和灵活性,为胃肠外科疾病的治疗提供了新的选择。

一、机器人辅助胃肠外科手术概述

机器人辅助手术,也称为机器人辅助微创手术,是一种利用先进的机器人系统来辅助外科医生执行手术的技术。这种技术通常包括一个控制台,外科医生在此操作精密的机器人手臂来执行手术操作。这些机器人手臂配备了微小的手术器械和高清摄像头,能够进入人体内部,进行精准操作。

机器人辅助手术系统主要由三个部分组成:控制中心、操作系统及影像显示系统。主刀医生坐在控制中心的手术台下,犹如玩 VR 游戏,通过双目镜可以获得高清放大的三维立体手术视野,并通过双手控制手柄及双脚控制踏板实现各种精细的操作。助手医生在手术床旁无菌区的机械臂系统旁工作,负责更换器械和内窥镜,协助主刀医生完成手术。

随着机械技术和计算机技术的迅猛发展,机器人科技的应用越来越广泛。而在医学领域,近年来机器人手术系统也逐渐应用于临床。自 2000 年起,外科医生已应用 Da Vinci 机器人手术系统相继施行了胆囊切除术、胃底折叠术、Heller 肌切开术、胃旁路术和结肠切除术等腹部外科手术。目前应用最广泛的是第三代达·芬奇机器人手术系统(Da Vinci Si),第四代手术系统(Da Vinci Xi)也已于 2018 年上市。

二、机器人辅助胃肠外科手术的技术特点

1.高精准度和控制性　机器人手术系统提供极高的精准度,机器人手臂可以稳定地执行复杂的手术操作,减少了人为的颤抖或误差。这种精准性在胃肠外科手术中尤为重要,特别是在进行淋巴结清扫和镜下缝合等精细操作时,机器人手术能够显著提高手术的精确度和安全性。

2.改善的操作视野　机器人手术通常使用高清、三维成像技术,提供比腹腔镜更清晰、更宽广的视野。这使得外科医生能够更清楚地看到手术区域,尤其是在狭小或复杂的解剖结构中。这种改善的操作视野有助于医生更好地判断手术情况,提高手术的成功率和安全性。

3.更大的灵活性　机器人手术的器械设计允许更大范围的运动,比传统腹腔镜的器械更灵活。这种灵活性使得在难以到达的区域进行精细化操作成为可能。在胃肠外科手术中,机器人手术能够更轻松地完成胃壁、肠壁的游离和吻合等操作,减少手术创伤和并发症。

4.更好的人体工程学设计　机器人手术为外科医生提供了更舒适的操作位置,减少了长时间手术造成的身体疲劳。这种人体工程学设计有助于提高医生的手术效率和手术质量,同时也有助于减少手术并发症的发生。

5.更短的恢复时间和较小的切口　尽管腹腔镜手术也是微创的,但机器人手术常常能实现更小的切口和更少的组织损伤,从而缩短患者的恢复时间和住院时间。在胃肠外科领域,机器人手术的应用使得患者可以更快地恢复正常生活和工作。

三、机器人辅助胃肠外科手术的适应证与禁忌证

1.适应证　机器人辅助胃肠外科手术适用于多种胃肠外科疾病的治疗,包括但不限于以下几种。

(1)胃癌:机器人辅助胃癌根治术可以实现对胃癌的精准切除,提高手术切除率和生存率。

(2)结直肠癌:机器人辅助结直肠癌根治术可以实现对结直肠癌的精准切除,降低术后复发率和死亡率。

(3)胃肠肿瘤切除术:机器人手术系统可以实现对胃肠肿瘤的精准切除,提高手术切除率和生存率。

(4)胃肠道重建术:机器人手术系统可以实现对胃肠道的精准重建,提高术后生活质量。

此外,机器人辅助手术还适用于需要精细操作的复杂胃肠外科手术,如胰十二指肠切除术等。

2.禁忌证　机器人辅助胃肠外科手术虽然具有许多优点,但并非所有患者都适合接受这种手术。以下是一些常见的禁忌证。

(1)严重心肺功能障碍:机器人手术需要全身麻醉和气腹,严重心肺功能障碍的患者可能无法耐受这种手术。

(2)完全肠梗阻:完全肠梗阻的患者可能无法进行气腹或建立操作口,因此不适合接受机器人手术。

(3)多次腹部手术史:多次腹部手术可能导致腹腔粘连严重,增加机器人手术的难度和风险。

在选择机器人辅助胃肠外科手术时,医生应充分考虑患者的具体情况和手术风险,确保手术的安全性和有效性。

四、机器人辅助胃肠外科手术步骤

机器人辅助胃肠外科手术步骤因具体手术类型和疾病而异,但一般包括以下几个基本步骤。

1.术前准备　术前准备是确保手术顺利进行的重要环节,包括患者评估和手术器械准备两个方面。

(1)患者评估:术前应对患者进行全面的评估和检查,了解患者的病史、病情、身体状况和手术风险。这包括血常规、尿常规、肝肾功能、心电图、胸部 X 射线片等常规检查,以及胃镜、肠镜、CT、MRI 等影像学检查。通过评估,医生可以确定患者是否适合接受机器人辅助胃肠外科手术,并制定相应的手术方案。

(2)手术器械准备:术前应准备好机器人手术系统及其相关器械和设备,包括机器人手臂、手术器械、高清摄像头、影像显示系统等。同时,还应准备好常规手术器械和急救设备,以备不时之需。

2.麻醉与体位　麻醉和体位是手术成功的关键因素之一。机器人辅助胃肠外科手术通常采用全身麻醉,以确保患者在手术过程中处于无痛状态。体位则根据具体手术类型和疾病而定,一般要求患者取仰卧位或侧卧位,并根据手术需要调整患者的体位和手术床的角度。

3.手术切口与机器人连接　在麻醉和体位确定后,医生会在患者的腹部切几个小孔,作为手术器械和机器人的进出通道。然后,将机器人手臂通过这些小孔插入患者腹腔内,并与机器人控制台连接。连接完成后,医生可以通过控制台操作机器人手臂进行手术操作。

4.手术操作　　手术操作是机器人辅助胃肠外科手术的核心环节。根据具体手术类型和疾病，医生会使用机器人手臂进行各种精细的操作，如胃壁或肠壁的游离、淋巴结清扫、管道吻合重建等。在手术过程中，医生应密切关注手术视野和患者的生命体征，确保手术的安全性和有效性。

5.术中监测与护理　　在手术过程中，医生应密切监测患者的生命体征和手术视野，及时发现并处理异常情况。同时，助手医生应协助主刀医生完成手术操作，并负责更换器械和内窥镜等工作。此外，手术室护士还应做好患者的护理工作，如输液、输血、保温等，确保手术顺利进行。

6.术后处理　　手术结束后，医生会对手术切口进行缝合和处理，并将患者送回病房进行术后护理。术后护理包括密切观察患者的生命体征、伤口情况、引流情况等，并给予相应的治疗和护理措施。同时，医生还应关注患者的营养支持和抗感染治疗等方面的工作，促进患者的早日康复。

五、机器人辅助胃肠外科手术的术后护理

术后护理是确保手术成功和患者康复的重要环节。机器人辅助胃肠外科手术的术后护理包括以下几个方面。

1.生命体征监测　　术后应密切监测患者的生命体征，包括血压、心率、呼吸、血氧饱和度等。如发现异常情况，应及时通知医生并采取相应的处理措施。

2.伤口护理　　术后应对手术切口进行定期换药和消毒处理，保持伤口清洁干燥。同时，还应注意观察伤口有无红肿、渗液等感染迹象，如有异常应及时处理。

3.引流管理　　术后患者可能需要放置引流管以引流腹腔内的积液或积血。医生应定期观察引流液的量、颜色和性质等情况，并根据需要及时调整引流管的位置和深度。

4.营养支持　　术后患者可能需要禁食一段时间以让胃肠道得到充分的休息和恢复。在此期间，医生应根据患者的具体情况给予适当的营养支持治疗，如静脉输液、肠内营养等。

5.抗感染治疗　　术后患者可能需要使用抗生素以预防感染的发生。医生应根据患者的具体情况选择合适的抗生素种类和剂量，并密切观察患者的病情变化以调整治疗方案。

6.早期活动与康复　　术后鼓励患者尽早下床活动以促进胃肠道功能的恢复和减少并发症的发生。医生应根据患者的具体情况制订相应的康复计划并指导患者进行康复训练。

六、机器人辅助胃肠外科手术的优势与挑战

1.优势　　机器人辅助胃肠外科手术相比传统开放手术和腹腔镜手术具有许多优势，包括但不限于以下几种。

（1）更高的精准度和控制性：机器人手术系统提供极高的精准度和控制性，可以减少手术创伤和并发症，提高手术的成功率和患者的康复速度。

（2）更短的学习曲线：尽管机器人手术技术相对新颖，但由于其高度的精准度和直观的操作界面，外科医生可以更快地掌握这种技术，缩短学习曲线。

（3）更少的术后疼痛：由于机器人手术通常使用更小的切口，患者术后经历的疼痛通常比传统开放手术要少。

（4）更快的恢复时间：机器人手术通常导致更少的组织损伤和出血，因此患者可以更快地恢复日常生活和工作。

（5）更好的美容效果：机器人手术使用的小切口通常愈合得更快，且瘢痕更小，从而可以有更好的美容效果。

2.挑战　尽管机器人辅助胃肠外科手术具有许多优势,但也面临一些挑战。

(1)高昂的成本:机器人手术系统的购置和维护成本非常高,这可能限制了其在一些医疗机构中的普及和应用。

(2)手术团队培训:虽然机器人手术的学习曲线相对较短,但仍然需要手术团队接受专门的培训和教育,以熟练掌握这种技术。

(3)手术时长:在某些情况下,机器人手术可能比传统手术需要更长的时间来完成,特别是在手术初期。

(4)技术限制:尽管机器人手术系统提供了高度的精准度和灵活性,但在某些复杂的手术情况下,它可能无法完全替代传统手术。

(5)患者选择:并非所有患者都适合接受机器人手术。对于某些患者,如那些有严重心肺功能障碍或多次腹部手术史的患者,机器人手术可能不是最佳选择。

第三节　内镜在胃肠外科中的应用

一、内镜技术的种类

根据检查部位和用途,内镜技术可分为多种类型,包括胃镜、结肠镜、小肠镜、胶囊内镜、胆道镜和胰管镜等。每种内镜都有其特定的适应证和操作步骤。①胃镜:主要用于观察食管、胃和十二指肠的黏膜病变,可进行活检、止血、息肉切除等操作。②结肠镜:用于检查结肠和直肠的病变,如炎症、溃疡、息肉和肿瘤等,并可进行息肉切除、止血等治疗。③小肠镜:主要用于小肠疾病的诊断和治疗,如小肠出血、小肠肿瘤等。④胶囊内镜:患者吞服胶囊内镜后,通过无线传输技术将胃肠道内的图像传输到体外接收器,主要用于小肠疾病的检查。⑤胆道镜和胰管镜:用于胆道和胰腺疾病的诊断和治疗,如胆结石、胆道肿瘤、胰腺炎等。

(一)胃镜

1.适应证与禁忌证

(1)适应证:上腹不适、疼痛、消化不良等症状;上消化道出血,如呕血、黑便等;疑有溃疡、肿瘤等上消化道疾病;需要随访观察的病变,如溃疡、萎缩性胃炎、癌前病变等。

(2)禁忌证:严重心肺疾患无法耐受胃镜检查者;怀疑有休克或消化道穿孔等危重患者;不能合作者,如精神异常、严重智力障碍者;口腔咽喉食管的急性炎症等。

2.操作步骤

(1)术前准备:患者需空腹6~8 h,术前半小时可给予镇静剂或解痉剂。医生需了解患者的病史和过敏史,评估手术风险。

(2)麻醉与体位:一般采用局部麻醉或静脉麻醉。患者取左侧卧位,双腿屈曲,头稍后仰。

(3)插入胃镜:医生手持胃镜,从患者口腔缓缓插入,经过咽喉、食管进入胃内。在插入过程中,需注意观察患者的反应和胃镜图像。

(4)观察与诊断:通过胃镜观察食管、胃和十二指肠的黏膜病变情况,如溃疡、息肉、肿瘤等。必要时可进行活检以明确诊断。

(5)治疗操作:根据病变情况,医生可进行相应的治疗操作,如息肉切除、止血、狭窄扩张等。

（6）术后护理：患者术后需禁食 2 ~ 4 h，观察有无出血、穿孔等并发症。如无异常，可逐渐恢复正常饮食。

3.并发症与预防

（1）并发症：主要包括出血、穿孔和感染。①出血：多由于活检或治疗操作引起，一般出血量较小，可自行止血。②穿孔：较少见，多由于操作不当或患者胃肠道壁较薄引起。③感染：由于胃镜消毒不彻底或患者免疫力低下引起。

（2）预防措施：①严格掌握适应证和禁忌证，避免对不宜进行胃镜检查的患者进行操作。②提高医生的操作技能，减少操作失误和并发症的发生。③加强胃镜的消毒和灭菌工作，确保胃镜的清洁和安全。

（二）结肠镜

1.适应证与禁忌证

（1）适应证：腹泻、便秘、便血、腹痛等下消化道症状；疑有结肠息肉、肿瘤等疾病；炎症性肠病（如溃疡性结肠炎、克罗恩病）的诊断和随访。

（2）禁忌证：严重心肺疾患无法耐受结肠镜检查者；急性腹膜炎、肠穿孔等急腹症患者；肠道梗阻或狭窄者；肛门、直肠严重狭窄者。

2.操作步骤

（1）术前准备：患者需进行肠道准备，如口服泻药或灌肠以清洁肠道。术前半小时可给予镇静剂或解痉剂。医生需了解患者的病史和过敏史，评估手术风险。

（2）麻醉与体位：一般采用局部麻醉或静脉麻醉。患者取左侧卧位，双腿屈曲。

（3）插入结肠镜：医生手持结肠镜，从患者肛门缓缓插入，经过直肠、乙状结肠、降结肠、横结肠、升结肠进入回盲部。在插入过程中，需注意观察患者的反应和结肠镜图像。

（4）观察与诊断：通过结肠镜观察结肠和直肠的黏膜病变情况，如炎症、溃疡、息肉和肿瘤等。必要时可进行活检以明确诊断。

（5）治疗操作：根据病变情况，医生可进行相应的治疗操作，如息肉切除、止血、狭窄扩张等。

（6）术后护理：术后患者需卧床休息，观察有无出血、穿孔等并发症。如无异常，可逐渐恢复正常饮食。

3.并发症与预防

（1）并发症主要包括 3 种。①出血：多由于活检或治疗操作引起，一般出血量较小，可自行止血。②穿孔：较少见，多由于操作不当或患者肠道壁较薄引起。③感染：由于结肠镜消毒不彻底或患者免疫力低下引起。

（2）预防措施：①严格掌握适应证和禁忌证，避免对不宜进行结肠镜检查的患者进行操作。②提高医生的操作技能，减少操作失误和并发症的发生。③加强结肠镜的消毒和灭菌工作，确保结肠镜的清洁和安全。

（三）小肠镜

1.适应证与禁忌证

（1）适应证：不明原因的小肠出血；疑有小肠肿瘤、息肉等疾病；炎症性肠病（如克罗恩病）的诊断和随访。

（2）禁忌证：严重心肺疾患无法耐受小肠镜检查者；急性腹膜炎、肠穿孔等急腹症患者；肠道梗阻或狭窄者；凝血功能障碍者。

2. 操作步骤

(1)术前准备:患者需进行肠道准备,如口服泻药或灌肠以清洁肠道。术前半小时可给予镇静剂或解痉剂。医生需了解患者的病史和过敏史,评估手术风险。

(2)麻醉与体位:一般采用全身麻醉或静脉麻醉。患者取左侧卧位或俯卧位。

(3)插入小肠镜:医生手持小肠镜,从患者口腔或肛门插入,经过胃或结肠进入小肠。在插入过程中,需注意观察患者的反应和小肠镜图像。

(4)观察与诊断:通过小肠镜观察小肠的黏膜病变情况,如溃疡、息肉、肿瘤等。必要时可进行活检以明确诊断。

(5)治疗操作:根据病变情况,医生可进行相应的治疗操作,如息肉切除、止血等。

(6)术后护理:术后患者需禁食 24～48 h,观察有无出血、穿孔等并发症。如无异常,可逐渐恢复正常饮食。

3. 并发症与预防

(1)并发症主要包括出血、穿孔、感染。①出血:多由于活检或治疗操作引起,一般出血量较小,可自行止血。②穿孔:较少见,多由于操作不当或患者肠道壁较薄引起。③感染:由于小肠镜消毒不彻底或患者免疫力低下引起。

(2)预防措施:①严格掌握适应证和禁忌证,避免对不宜进行小肠镜检查的患者进行操作。②提高医生的操作技能,减少操作失误和并发症的发生。③加强小肠镜的消毒和灭菌工作,确保小肠镜的清洁和安全。

(四)胶囊内镜

1. 适应证与禁忌证

(1)适应证:不明原因的小肠出血;疑有小肠肿瘤、息肉等疾病;炎症性肠病(如克罗恩病)的诊断和随访。

(2)禁忌证:消化道梗阻或狭窄者;吞咽困难或无法配合吞咽胶囊内镜者;有心脏起搏器或其他电子植入物者。

2. 操作步骤

(1)术前准备:患者需进行肠道准备,如口服泻药或灌肠以清洁肠道。术前半小时可给予镇静剂以减轻患者的紧张情绪。医生需详细向患者解释胶囊内镜的检查过程及注意事项,确保患者充分理解并能够配合检查。

(2)吞咽胶囊内镜:患者吞服胶囊内镜后,胶囊内镜将随着胃肠道的蠕动而前行,通过无线传输技术将胃肠道内的图像实时传输到体外接收器上。医生可通过接收器观察患者胃肠道内的情况。

(3)观察与记录:在胶囊内镜通过胃肠道的过程中,医生会仔细观察并记录胃肠道内的病变情况,如溃疡、息肉、肿瘤等。同时,医生还需注意胶囊内镜的运行情况,确保其顺利通过胃肠道。

(4)术后处理:胶囊内镜检查结束后,患者需等待胶囊内镜自然排出体外。通常,胶囊内镜在体内的停留时间为 8～72 h。在此期间,患者需注意观察自己的排便情况,一旦发现胶囊内镜排出,应及时告知医生。同时,患者还需注意避免进行高强度的体力活动,以免影响胶囊内镜的运行和排出。

(5)数据分析与诊断:医生将接收器上记录的图像数据进行整理和分析,结合患者的病史和临床表现,做出准确的诊断。如有需要,医生还可将图像数据与其他检查结果进行比对,以进一步提高诊断的准确性。

3. 并发症与预防

(1)并发症:主要包括两种。①胶囊滞留:胶囊内镜在胃肠道内停留时间过长,甚至无法排出,称为胶囊滞留。这可能是由于胃肠道狭窄、蠕动减弱或胶囊内镜本身故障等原因引起的。②过敏反应：部分患者对胶囊内镜的材料或成分过敏，可能出现皮肤瘙痒、呼吸困难等过敏反应。

（2）预防措施：①严格掌握适应证和禁忌证，避免对不宜进行胶囊内镜检查的患者进行操作。②在进行胶囊内镜检查前，详细询问患者的过敏史，对过敏体质的患者进行过敏试验。③对于存在胃肠道狭窄或蠕动减弱的患者，应谨慎使用胶囊内镜，并在检查过程中密切观察胶囊内镜的运行情况。④如发现胶囊内镜滞留，应及时采取措施进行处理，如使用胃肠促动药、内镜下取出等。

（五）其他内镜技术

除了上述常见的内镜技术外，还有一些特殊的内镜技术在胃肠外科中也有广泛的应用。例如，超声内镜可以将超声探头置于内镜前端，通过内镜直接观察胃肠道黏膜的同时进行超声扫描，从而了解病变的深度、范围及与周围组织的毗邻关系。胆道镜和胰管镜则可以用于胆道和胰腺疾病的诊断和治疗，如胆结石的取出、胆道肿瘤的活检，以及胰管结石的碎石等。

二、内镜技术的优势与局限

1. 优势　内镜技术具有直观、准确、微创等优势。通过内镜，医生可以直接观察胃肠道内的病变情况，进行准确的诊断。同时，内镜技术还可以进行多种治疗操作，如息肉切除、止血、狭窄扩张等，避免了传统开腹手术的创伤和痛苦。此外，内镜技术还具有恢复快、住院时间短、并发症少等优点，大大提高了患者的生活质量。

2. 局限性　尽管内镜技术具有诸多优势，但其也存在一定的局限性。首先，内镜技术的操作需要一定的技巧和经验，医生需要经过专业的培训和实践才能熟练掌握。其次，内镜技术的视野和操作范围有限，对于某些复杂或深在的病变可能难以达到或处理。此外，内镜技术还存在一定的并发症风险，如出血、穿孔、感染等，需要医生在操作过程中格外小心并采取相应的预防措施。

三、内镜技术在胃肠外科中的发展前景

随着医学技术的不断进步和创新，内镜技术在胃肠外科中的应用将越来越广泛。未来，内镜技术将向更高清晰度、更智能化、更微创化的方向发展。例如，高清电子内镜将提供更高清晰度的图像，使得医生能够更准确地观察和诊断胃肠道内的病变；智能内镜系统将结合人工智能技术和机器学习算法，实现病变的自动识别和分类，提高诊断的准确性和效率；而微创内镜技术则将进一步减少手术创伤和痛苦，提高患者的生活质量。

同时，内镜技术还将与其他治疗手段相结合，形成多学科综合治疗模式。例如，内镜技术可以与放疗、化疗、免疫治疗等手段相结合，共同治疗胃肠道肿瘤等复杂疾病；还可以与生物工程技术相结合，实现组织修复和再生等前沿治疗。

实习指导　微创治疗技术实习操作

微创治疗技术是现代医学发展的重要方向，尤其在胃肠外科领域得到了广泛的应用。通过微创技术，医生可以在减少创伤、减轻疼痛、缩短住院时间的同时，达到与传统开放手术相同甚至更好的治疗效果。

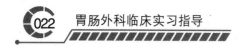

（一）实习目的

1. 掌握微创治疗技术的基本原理和适应证。

2. 熟悉各种微创治疗设备的操作方法和注意事项。

3. 通过案例分析，了解微创治疗技术在胃肠外科中的具体应用和效果评估。

（二）实习内容

1. 腹腔镜胃肠外科手术

（1）手术原理：腹腔镜胃肠外科手术是利用腹腔镜及其相关器械，通过腹部微小切口（通常为 0.5～1.5 cm）进入腹腔，对胃肠疾病进行诊断和治疗的一种微创手术方式。其原理在于利用腹腔镜的高清摄像系统和放大作用，使医生能够在体外清晰地观察腹腔内的情况，并通过特制的手术器械进行精确的操作。

（2）适应证：腹腔镜胃肠外科手术适用于多种胃肠疾病的治疗，包括但不限于以下几种。①胃癌、结直肠癌等恶性肿瘤的根治性切除。②胃溃疡、十二指肠溃疡等良性疾病的手术治疗。③胃肠道穿孔、出血等急腹症的紧急处理。④胃肠道良性肿瘤、息肉的切除。⑤胃肠道粘连松解、肠扭转复位等。

（3）操作步骤

1）术前准备：包括患者评估、麻醉选择、手术器械准备等。

2）建立气腹：在脐部或脐周做一小切口，插入气腹针建立人工气腹，使腹腔内压力维持在 12～15 mmHg。

3）置入腹腔镜：在脐部切口处置入腹腔镜，观察腹腔内情况，确定手术方案。

4）置入操作器械：根据手术需要，在腹部其他位置做微小切口，置入各种操作器械。

5）手术操作：利用腹腔镜及其相关器械进行手术操作，如分离、切除、吻合等。

6）关闭切口：手术结束后，逐一退出操作器械和腹腔镜，缝合或粘贴切口。

（4）操作技巧：在操作过程中，需要注意以下几点技巧。

1）熟练掌握腹腔镜及其相关器械的操作方法。

2）充分利用腹腔镜的放大作用，观察腹腔内细节。

3）轻柔操作，避免损伤周围组织和器官。

4）密切监测患者生命体征，及时处理并发症。

2. 机器人辅助胃肠外科手术

（1）手术原理：机器人辅助胃肠外科手术是利用先进的机器人系统，通过远程控制和精确操作，辅助医生完成胃肠外科手术的微创手术方式。机器人系统通常由控制台、机械臂、摄像系统等部分组成，医生可以在控制台上通过三维高清图像和精密的操作手柄，对机械臂进行远程控制，实现精确的手术操作。

（2）适应证：机器人辅助胃肠外科手术适用于多种胃肠疾病的治疗，包括但不限于：胃癌、结直肠癌等恶性肿瘤的根治性切除；复杂胃肠道重建手术，如食管胃结合部腺癌的根治性切除和消化道重建；胃肠道良性肿瘤、息肉的切除；胃肠道穿孔、出血等急腹症的紧急处理；胃肠道狭窄、梗阻等疾病的手术治疗。

（3）操作步骤

1）术前准备：包括患者评估、麻醉选择、手术器械准备等。

2）建立气腹：与腹腔镜胃肠外科手术相同。

3）置入机器人系统：在腹部适当位置做微小切口，置入机器人系统的摄像系统和机械臂。

4）连接控制台：将机器人系统与控制台连接，医生在控制台上进行远程操作。

5）手术操作：利用机器人系统进行手术操作，如分离、切除、吻合等。

6）关闭切口：手术结束后，逐一退出机器人系统各部件，缝合或粘贴切口。

（4）操作技巧：在操作过程中，需要注意以下几点技巧。

1）熟练掌握机器人系统的操作方法和注意事项。

2）充分利用机器人系统的三维高清图像和精密操作手柄，实现精确的手术操作。

3）密切监测患者生命体征和机器人系统的工作状态，及时处理并发症和系统故障。

3. 内镜在胃肠外科中的应用

（1）应用原理：内镜是一种通过人体自然腔道或人工建立的通道进入体内，对胃肠道等器官进行观察和治疗的微创技术。内镜技术包括胃镜、结肠镜、十二指肠镜等多种类型，通过光学设备将显微图像传送到显示屏上，使医生能够清晰地观察胃肠道内的病变情况，并进行相应的诊断和治疗。

（2）内镜在胃肠外科中的适应证：内镜在胃肠外科中广泛应用于多种疾病的诊断和治疗，包括但不限于以下几种。①胃肠道息肉、肿瘤的切除。②胃肠道出血的止血治疗。③胃肠道狭窄、梗阻的扩张和支架置入。④胃肠道异物取出。⑤胃肠道炎症性疾病的诊断和治疗。

（3）操作步骤

1）术前准备：包括患者评估、麻醉选择、内镜器械准备等。

2）内镜插入：根据手术需要，选择合适的内镜类型，通过口腔或肛门等自然腔道插入体内。

3）观察与诊断：利用内镜的高清摄像系统观察胃肠道内的病变情况，并进行必要的活检或细胞学检查。

4）治疗操作：根据病变情况，选择适当的内镜治疗技术，如息肉切除、止血、扩张、支架置入等。

5）退出内镜：治疗结束后，缓慢退出内镜，观察有无并发症发生。

（4）操作技巧：在操作过程中，需要注意以下几点技巧。

1）熟练掌握内镜及其相关器械的操作方法。

2）轻柔操作，避免损伤胃肠道黏膜和周围组织。

3）密切观察患者病情和内镜检查图像，及时发现并处理并发症。

（三）实习要求

1. 学生应认真阅读实习指导内容，掌握微创治疗技术的基本原理、操作技巧及案例分析。

2. 在实习过程中，学生应积极参与手术操作，并在老师的指导下进行练习。

3. 学生应仔细观察手术过程，注意患者的生命体征和手术效果，及时记录并总结经验。

4. 实习结束后，学生应撰写实习报告，总结实习过程中的收获和体会，并提出改进建议。

（四）考核与评估

1. 实习期间，老师将根据学生的表现进行日常考核，包括操作熟练度、手术效果、患者满意度等方面。

2. 实习结束后，学生应提交实习报告，老师将根据报告内容和质量进行评估。

3. 考核与评估结果将作为学生实习成绩的重要依据，并计入总成绩。

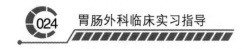 案例分析

腹腔镜下胃癌根治术

　　患者男性,60岁,因上腹痛、纳差、消瘦就诊,胃镜及病理检查确诊为胃癌。行腹腔镜下胃癌根治术,手术过程顺利,术后恢复良好,病理结果显示切缘阴性,淋巴结清扫彻底。术后随访未见复发或转移。

　　分析:腹腔镜下胃癌根治术具有创伤小、恢复快、并发症少等优点,对于早期胃癌患者尤为适用。通过精细的操作和淋巴结清扫,可以达到与传统开放手术相同甚至更好的治疗效果。

第三章 胃肠外科疾病的营养支持与康复

第一节　胃肠外科患者的营养评估与需求

胃肠外科疾病常常伴随着营养摄入和吸收的障碍,导致患者营养不良。合理的营养支持与康复对于患者的治疗、术后恢复及生活质量的提高至关重要。

一、营养评估方法

营养评估是胃肠外科患者治疗前、中、后不可或缺的一部分,它有助于识别患者的营养状况,为制订合适的营养支持计划提供依据。

1. 病史采集与临床检查

(1)病史采集:详细询问患者的饮食习惯、食物摄入量、体重变化、胃肠道症状(如恶心、呕吐、腹泻、便秘等)、既往手术史、慢性疾病史,以及药物使用情况。这些信息对于初步判断患者的营养状况至关重要。

(2)临床检查:观察患者的体型、皮肤弹性、黏膜颜色、肌肉量及肌力等,以评估患者的整体营养状态。特别注意检查有无消瘦、脱水、水肿等营养不良的体征。

2. 人体测量指标

(1)体重与体重指数(BMI):定期测量患者体重,计算 BMI,以评估患者的肥胖或消瘦程度。BMI=体重(kg)/身高^2(m^2),正常值范围为 18.5~24.9。

(2)皮褶厚度:通过测量上臂、大腿等部位的皮褶厚度来评估皮下脂肪储备情况,反映患者的营养状况。

(3)上臂肌围:测量上臂中点处的周长,减去皮褶厚度后得到的肌肉围度,用于评估患者的肌肉量。

3. 实验室检测

(1)血常规:检测血红蛋白、红细胞计数等指标,评估患者是否存在贫血。

(2)血生化:检测白蛋白、总蛋白、转氨酶、胆红素等肝功能指标,以及电解质、血糖、血脂等,以全面了解患者的营养状况和代谢情况。

(3)维生素与矿物质检测:根据需要检测维生素 D、维生素 B$_{12}$、铁、钙等营养素水平,以评估患者是否存在特定营养素的缺乏。

4. 综合评估工具

(1)营养风险筛查(NRS):采用专用的筛查工具,如 NRS-2002,对患者进行营养风险筛查,识别出需要营养支持的高风险患者。

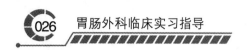

（2）主观全面评估（SGA）：通过详细的病史询问和临床观察，对患者进行主观全面评估，判断其营养状况。

二、胃肠外科患者的营养需求

胃肠外科患者的营养需求因其疾病类型、手术方式、术后恢复阶段，以及个体差异而有所不同。合理的营养支持应满足患者的能量需求、蛋白质需求及其他营养素的需求。

1. 能量需求

（1）基础能量消耗（BEE）：根据患者的年龄、性别、体重和身高计算 BEE，通常采用 Harris-Benedict 公式或世界卫生组织（WHO）推荐的公式。

（2）活动能量消耗：考虑患者的活动量，适当增加能量摄入以满足其日常活动需求。对于卧床患者，活动能量消耗较低；而对于术后康复期患者，随着活动量的增加，能量需求也相应增加。

（3）疾病与手术应激：胃肠外科疾病和手术应激会导致患者能量消耗增加，需要适当增加能量摄入以应对应激状态。

2. 蛋白质需求

（1）蛋白质是伤口愈合和组织修复的重要原料：胃肠外科患者术后需要增加蛋白质摄入，以促进伤口愈合和组织修复。一般建议术后患者蛋白质摄入量达到 $1.0 \sim 1.5 \text{ g}/(\text{kg} \cdot \text{d})$，对于严重营养不良或合并感染的患者，蛋白质摄入量可适当增加。

（2）优质蛋白来源：选择富含优质蛋白的食物，如瘦肉、鱼类、禽类、蛋类、奶类和豆制品等，这些食物不仅蛋白质含量高，而且氨基酸比例适中，易于消化和吸收。

3. 其他营养素需求

（1）碳水化合物：作为主要的能量来源，碳水化合物应占总能量的 50%～60%。选择富含膳食纤维的碳水化合物食物，如全谷类、薯类等，有助于促进肠道蠕动，预防便秘。

（2）脂肪：提供必需脂肪酸和能量，同时促进脂溶性维生素的吸收。建议脂肪摄入量占总能量的 20%～30%，并优先选择富含不饱和脂肪的食物，如橄榄油、坚果等。

（3）维生素与矿物质：维生素 A、C、E 及锌、铁等矿物质对于伤口愈合、免疫力提升和抗氧化等方面具有重要作用。建议通过多样化饮食或适当补充营养素制剂来满足患者的维生素与矿物质需求。

（4）水分与电解质：保持充足的水分摄入，维持水电解质平衡。对于术后患者，特别是存在呕吐、腹泻等症状的患者，更应注意及时补充水分和电解质。

三、制订个性化营养支持计划

根据患者的营养评估结果和营养需求，制订个性化的营养支持计划是胃肠外科患者康复的关键。

1. 营养支持途径的选择

（1）口服营养补充：对于能够正常进食的患者，优先选择口服营养补充。通过调整饮食结构和增加营养丰富的食物来满足患者的营养需求。

（2）肠内营养支持：对于存在进食障碍或营养不良风险较高的患者，可考虑采用肠内营养支持。通过鼻胃管、鼻肠管或口服营养制剂等方式提供营养支持。

（3）肠外营养：对于无法耐受肠内营养或肠内营养无法满足需求的患者,如严重肠道功能障碍、肠梗阻等,可采用肠外营养支持。通过静脉输注营养液来提供患者所需的能量和营养素。

2.营养支持计划的制订

（1）循序渐进：根据患者的胃肠道功能和恢复情况,逐步增加营养摄入量,避免一次性过多摄入导致胃肠道不适。

（2）均衡营养：确保患者摄入的营养素种类和数量符合其需求,避免单一营养素过量或缺乏。

（3）个体化调整：根据患者的具体情况和反馈,及时调整营养支持计划,以满足其个性化的营养需求。

（4）监测与评估：定期对患者的营养状况进行监测和评估,及时调整营养支持计划以达到最佳效果。

3.营养支持计划的实施与监督

（1）患者教育：向患者及其家属详细解释营养支持计划的目的、方法和注意事项,提高患者的配合度和依从性。

（2）实施记录：详细记录患者的营养摄入量、胃肠道反应、体重变化等信息,以便及时调整营养支持计划。

（3）定期随访：通过电话、门诊等方式对患者进行定期随访,了解其营养状况和康复情况,提供必要的指导和支持。

四、特殊情况下的营养支持

1.术前营养支持　　对于存在营养不良或营养风险较高的患者,在手术前进行营养支持可以改善患者的营养状况,提高手术耐受力和术后恢复速度。术前营养支持通常采用肠内营养或肠外营养的方式,根据患者的具体情况选择合适的营养制剂和途径。

2.术后早期营养支持　　术后早期是患者康复的关键时期,及时给予营养支持可以促进伤口愈合、减少并发症的发生。对于术后无法进食或进食量不足的患者,应尽早启动肠内或肠外营养支持。同时,注意观察患者的胃肠道反应和营养状况变化,及时调整营养支持方案。

3.出现并发症患者的营养支持　　对于出现并发症（如感染、吻合口瘘等）的患者,营养支持更加重要。应根据患者的具体情况制订个性化的营养支持计划,确保患者获得足够的能量和营养素以支持其康复。同时,积极治疗并发症,改善患者的整体状况。

4.老年患者的营养支持　　老年患者由于生理功能减退、代谢率降低等原因,对营养的需求和耐受性有所不同。在制订营养支持计划时,应充分考虑老年患者的特点,选择易于消化吸收的食物和营养制剂,避免过量摄入导致胃肠道负担加重。同时,关注老年患者的心理状态和饮食习惯,提高其营养支持的依从性和效果。

第二节　　肠内与肠外营养支持策略

胃肠外科疾病患者由于手术、疾病本身或治疗过程中的不良反应,常常面临营养摄入不足或吸收障碍的问题。合理的营养支持不仅能够改善患者的营养状况,还能促进伤口愈合,减少并发症,提高治疗效果和患者的生活质量。

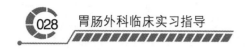

一、肠内与肠外营养的实施

（一）肠内营养支持

肠内营养（enteral nutrition，EN）是指通过口服或管饲途径，将营养物质直接送入胃肠道，利用胃肠道的消化和吸收功能，为患者提供所需的能量和营养素。肠内营养符合人体的生理特点，能够维持肠道黏膜的完整性和功能，促进肠道菌群的平衡，减少感染风险，是胃肠外科首选的营养支持方式。

1. 肠内营养的适应证

（1）胃肠道功能部分或完全恢复：患者能够耐受经口或管饲摄入营养物质，无严重胃肠道梗阻、穿孔或出血等禁忌证。

（2）营养不良或营养风险：患者存在营养不良或营养风险，需要通过营养支持来改善营养状况。

（3）术前准备与术后恢复：术前营养支持可以提高患者的手术耐受力，术后早期营养支持可以促进伤口愈合和恢复。

（4）特殊疾病治疗：如短肠综合征、克罗恩病等，需要长期的肠内营养支持。

2. 肠内营养的实施方法

（1）口服营养补充：对于能够正常进食的患者，可以通过增加饮食中的营养密度，如添加营养粉、营养液等，来满足患者的营养需求。

（2）管饲营养：对于无法经口进食或进食量不足的患者，可以通过鼻胃管、鼻肠管、胃造瘘管或肠造瘘管等管道，将营养物质直接送入胃肠道。管饲营养可以分为连续滴注和间歇推注两种方式，具体选择取决于患者的胃肠道功能和耐受情况。

3. 肠内营养制剂的选择　肠内营养制剂种类繁多，根据患者的营养需求和胃肠道功能，选择合适的营养制剂至关重要。常见的肠内营养制剂包括要素型、整蛋白型、疾病特异型等。要素型营养制剂易于消化吸收，适用于胃肠道功能较差的患者；整蛋白型营养制剂营养更全面，适用于胃肠道功能较好的患者；疾病特异型营养制剂则针对特定疾病设计，如糖尿病型、肝病型等。

4. 肠内营养的并发症与预防　肠内营养过程中可能出现的并发症包括胃肠道不适（如恶心、呕吐、腹泻、便秘等）、误吸、管道堵塞、感染等。预防并发症的关键在于合理调整营养制剂的配方和输注速度，保持管道的通畅和清洁，加强对患者的护理和监测。

（二）肠外营养支持

肠外营养（parenteral nutrition，PN）是指通过静脉途径，将营养物质直接输入血液循环，为患者提供所需的能量和营养素。肠外营养适用于胃肠道功能严重受损或无法耐受肠内营养的患者，是肠内营养无法实施时的替代方案。

1. 肠外营养的适应证

（1）胃肠道功能障碍：如严重肠梗阻、肠瘘、肠道坏死等，无法经胃肠道摄入营养物质。

（2）高代谢状态：如严重创伤、感染、烧伤等，能量需求大幅增加，肠内营养无法满足。

（3）特殊疾病治疗：如急性胰腺炎、重症胰腺炎等，需要禁食并给予肠外营养支持。

2. 肠外营养的实施方法　肠外营养的实施需要严格的无菌操作和专业的技术支持。通常通过中心静脉导管（如颈内静脉导管、锁骨下静脉导管等）或外周静脉导管（如手背静脉、肘静脉等）输注营养液。营养液由碳水化合物、脂肪乳剂、氨基酸、维生素、矿物质和电解质等组成，根据患者的营养需求和病情进行个体化配方。

3.肠外营养制剂的选择与配制　肠外营养制剂的选择和配制需要依据患者的营养需求、病情、肝肾功能和代谢状态等因素进行综合考虑。常见的肠外营养制剂包括单瓶营养液和多瓶混合营养液。单瓶营养液使用方便，但营养素的配比和浓度可能无法满足所有患者的需求；多瓶混合营养液可以根据患者的具体需求进行个体化配制，但操作相对复杂。

4.肠外营养的并发症与预防　肠外营养过程中可能出现的并发症包括感染、导管相关并发症（如导管堵塞、脱落、感染等）、代谢并发症（如高血糖、低血糖、电解质紊乱等）和肝胆并发症（如胆汁淤积、转氨酶升高等）。预防并发症的关键在于严格的无菌操作、定期的导管护理和监测、合理的营养液配方和输注速度，以及及时的并发症处理。

二、肠内与肠外营养的比较与选择

1.肠内营养与肠外营养的比较

（1）生理效应：肠内营养更符合人体的生理特点，能够维持肠道黏膜的完整性和功能，促进肠道菌群的平衡；肠外营养则绕过了胃肠道，可能导致肠道黏膜萎缩和菌群失调。

（2）安全性：肠内营养相对安全，并发症较少且易于处理；肠外营养需要严格的无菌操作和专业的技术支持，并发症风险相对较高。

（3）经济性：肠内营养成本较低，易于推广和应用；肠外营养成本较高，需要专业的设备和人员支持。

2.肠内营养与肠外营养的选择原则

（1）胃肠道功能：对于胃肠道功能部分或完全恢复的患者，应优先选择肠内营养；对于胃肠道功能严重受损或无法耐受肠内营养的患者，应选择肠外营养。

（2）营养需求：对于能量和营养素需求较高的患者，如高代谢状态、严重创伤等，可能需要肠外营养来满足其营养需求。

（3）患者情况：患者的年龄、病情、并发症情况等因素也会影响营养支持方式的选择。对于老年、病情危重或存在严重并发症的患者，应更加谨慎地选择营养支持方式。

三、肠内与肠外营养的实施与管理

1.营养支持团队的建立与协作　营养支持团队应由医生、营养师、护士等专业人员组成，共同负责患者的营养评估、营养支持方案的制定与实施，以及并发症的预防与处理。团队成员之间应保持良好的沟通与协作，确保营养支持工作的顺利进行。

2.营养支持方案的制定与调整　根据患者的营养评估结果和病情，制定个性化的营养支持方案。方案应包括营养支持方式（肠内或肠外）、营养制剂的选择与配制、输注速度与时间等。在实施过程中，应根据患者的反应和监测结果及时调整方案，确保营养支持的有效性和安全性。

3.营养支持的监测与评估　定期对患者的营养状况进行监测和评估，包括体重、BMI、血生化指标、免疫功能指标等。通过监测和评估结果，及时了解患者的营养状况和病情变化，为调整营养支持方案提供依据。

4.患者的教育与指导　向患者及其家属详细解释营养支持的目的、方法和注意事项，提高患者的配合度和依从性。指导患者正确使用营养制剂和输注设备，教会患者识别并处理常见的并发症。同时，关注患者的心理状态和饮食习惯，给予必要的心理支持和饮食建议。

四、特殊情况下的营养支持策略

1. 老年患者 老年患者由于生理功能减退、代谢率降低等原因,对营养的需求和耐受性有所不同。在制定营养支持方案时,应充分考虑老年患者的特点,选择易于消化吸收的营养制剂和输注方式,避免摄入过量导致胃肠道负担加重。同时,关注老年患者的心理状态和饮食习惯,提高其营养支持的依从性和效果。

2. 肥胖患者 肥胖患者由于体重过大和脂肪堆积,对营养的需求和代谢也有所不同。在制定营养支持方案时,应根据患者的肥胖程度和代谢状态,合理调整能量和营养素的摄入量。同时,鼓励患者进行适当的运动和控制体重,以改善营养状况和减少并发症风险。

3. 合并糖尿病患者 合并糖尿病的患者在营养支持过程中需要特别注意血糖的控制。应选择低糖或无糖的营养制剂,并根据患者的血糖水平和胰岛素使用情况调整输注速度和量。同时,加强血糖监测和胰岛素治疗的管理,确保血糖控制在理想范围内。

4. 肝肾功能不全患者 肝肾功能不全的患者在营养支持过程中需要特别注意营养素的代谢和排泄。应根据患者的肝肾功能情况,合理调整营养素的种类和摄入量。同时,加强肝肾功能监测和保肝保肾治疗的管理,确保营养支持的安全性和有效性。

第三节 胃肠外科术后的康复指导

胃肠外科手术是治疗胃肠道疾病的重要手段,但手术本身及术后恢复过程往往给患者带来较大的生理和心理负担。科学的康复指导不仅能够帮助患者顺利度过术后恢复期,还能有效减少并发症,提高患者的生活质量。

一、术后生理变化与康复需求

1. 术后生理变化

(1)疼痛:手术切口和腹腔内的操作会导致不同程度的疼痛,疼痛管理对术后康复至关重要。

(2)胃肠功能紊乱:手术对胃肠道的直接操作会暂时性地干扰其正常功能,如胃排空延迟、肠麻痹等。

(3)代谢变化:手术应激反应导致机体代谢率增加,能量需求增加,但胃肠道功能受限又限制了营养摄入。

(4)免疫功能下降:手术和麻醉药物对免疫系统有抑制作用,增加了感染的风险。

(5)心理应激:手术带来的恐惧、焦虑等负面情绪会影响患者的康复进程。

2. 康复需求

(1)疼痛管理:有效缓解术后疼痛,减少疼痛对康复的负面影响。

(2)促进胃肠功能恢复:通过饮食调整、药物使用等手段促进胃肠道功能的尽快恢复。

(3)营养支持:提供充足的能量和营养素,支持机体恢复和伤口愈合。

(4)预防感染:加强护理和监测,及时发现并处理感染风险。

(5)心理支持:提供心理疏导和支持,帮助患者建立积极的心态,促进康复。

二、康复原则

1. 个体化原则　根据患者的年龄、病情、手术方式、并发症情况等,制订个性化的康复计划。

2. 循序渐进原则　康复过程应循序渐进,从床上活动到下床活动,从少量饮食到正常饮食,逐渐增加活动量和营养摄入。

3. 综合治疗原则　康复指导应综合考虑药物治疗、物理治疗、营养支持、心理治疗等多种手段,形成综合治疗方案。

4. 安全第一原则　在康复过程中,应确保患者的安全,避免过度活动导致的伤口裂开、跌倒等意外事件。

三、具体康复措施

1. 术后疼痛管理

(1)药物镇痛:根据疼痛程度,合理使用镇痛药物,如非甾体抗炎药、阿片类药物等。

(2)物理镇痛:如冷敷、热敷、按摩等物理方法,可有效缓解局部疼痛。

(3)心理镇痛:通过分散注意力、深呼吸、冥想等心理方法,减轻疼痛感受。

2. 促进胃肠功能恢复

(1)早期活动:鼓励患者术后早期下床活动,以促进肠道蠕动和排气。

(2)饮食调整:根据胃肠道恢复情况,逐步从流质饮食过渡到半流质饮食、软食,最终恢复正常饮食。避免油腻、辛辣、刺激性食物,多吃易消化、富含纤维的食物。

(3)药物治疗:使用胃肠促动药,如多潘立酮、西沙必利等,帮助胃肠道功能恢复。

3. 营养支持

(1)肠内营养:对于胃肠道功能部分恢复的患者,可通过鼻胃管、鼻肠管等管道进行肠内营养支持,提供充足的能量和营养素。

(2)肠外营养:对于胃肠道功能严重受损或无法耐受肠内营养的患者,可通过静脉途径进行肠外营养支持,确保患者的营养需求得到满足。

4. 预防感染

(1)加强护理:保持伤口清洁干燥,定期更换敷料,避免伤口感染。

(2)监测体温:定期监测体温,及时发现并处理发热等感染症状。

(3)合理使用抗生素:根据病情和药敏试验结果,合理使用抗生素预防感染。

5. 并发症预防与处理

(1)出血:密切观察伤口和引流液情况,及时发现并处理出血症状。

(2)吻合口瘘:对于胃肠道手术患者,应密切关注吻合口瘘情况,及时发现并处理吻合口瘘。

(3)肠梗阻:鼓励患者早期活动,促进肠道蠕动,预防肠梗阻的发生。一旦发生肠梗阻,应及时就医处理。

6. 心理康复

(1)心理评估与干预

1)心理评估:通过问卷调查、访谈等方式,对患者的心理状态进行全面评估,了解患者的焦虑、抑郁等负面情绪程度。

2)心理干预:根据心理评估结果,采取认知行为疗法、放松训练、心理支持等心理干预措施,帮助患者调整心态,缓解负面情绪。

（2）建立社会支持系统

1）家庭支持：鼓励患者家属参与康复过程，为患者提供情感支持和生活照顾。

2）医护支持：医护人员应建立良好的医患关系，关注患者的心理需求，为患者提供专业的心理支持和指导。

3）病友支持：组织病友交流会，让患者之间互相分享康复经验，增强康复信心。

（3）应对策略培训

1）应对技巧培训：培训患者掌握应对负面情绪的技巧，如深呼吸、冥想、正念练习等。

2）问题解决策略：帮助患者学会面对和解决实际问题，提高应对能力。

7. 康复教育与指导

（1）健康教育：向患者及其家属普及胃肠外科术后康复知识，提高患者的自我保健意识。

（2）饮食指导：指导患者合理安排饮食，避免不良饮食习惯对康复的影响。

（3）活动指导：根据患者的恢复情况，制订个性化的活动计划，指导患者进行适当的康复锻炼。

四、特殊患者的康复指导

1. 老年患者

（1）关注生理功能：老年患者生理功能减退，对疼痛、药物等耐受性降低，康复过程中应更加谨慎。

（2）加强护理：增加护理频次，密切关注患者的生命体征和病情变化。

（3）预防并发症：老年患者易发生心肺功能异常、感染等并发症，应加强预防和监测。

2. 肥胖患者

（1）体重管理：术后鼓励患者控制体重，避免过度肥胖对康复的影响。

（2）营养调整：根据患者的肥胖程度，合理调整饮食结构和营养摄入量。

（3）活动指导：制订适合肥胖患者的康复锻炼计划，鼓励患者进行适当的有氧运动和力量训练。

3. 合并慢性疾病的患者

（1）疾病管理：术后应继续管理患者的慢性疾病，如糖尿病、高血压等，确保病情稳定。

（2）药物调整：根据手术和康复需求，合理调整患者的药物使用方案。

（3）监测与评估：加强慢性疾病相关指标的监测和评估，及时发现并处理异常情况。

五、康复效果评估与随访

1. 康复效果评估

（1）生理功能评估：通过评估患者的疼痛程度、胃肠功能恢复情况、活动能力等生理指标，判断康复效果。

（2）营养状况评估：通过评估患者的体重、BMI、血生化指标等，了解患者的营养状况改善情况。

（3）心理状态评估：通过问卷调查、访谈等方式，评估患者的心理状态改善情况。

2. 随访计划

（1）短期随访：出院后一周内进行首次随访，了解患者的康复进展和存在的问题。

（2）中期随访：出院后一个月内进行第二次随访，评估患者的康复效果，调整康复计划。

（3）长期随访：根据患者情况，定期（如每三个月或半年）进行随访，关注患者的远期康复效果和生活质量。

实习指导　营养支持与康复实习中的角色扮演与任务分配

在胃肠外科临床实习中,营养支持与康复是实习生必须掌握的重要技能之一。为了确保实习生能够全面、系统地学习和实践这一领域的知识,本节将阐述在营养支持与康复实习中的角色扮演与任务分配,以期达到最佳的教学效果。

(一)实习目标

在营养支持与康复实习中,实习生的主要目标如下。

1.掌握营养评估技能　学会如何对胃肠外科患者进行全面的营养评估,包括病史采集、体格检查、实验室检测等,以准确判断患者的营养状况。

2.理解营养需求　了解胃肠外科患者在不同疾病阶段和治疗过程中的营养需求变化,以及如何通过饮食调整或营养补充来满足这些需求。

3.熟悉营养支持策略　掌握肠内营养和肠外营养的基本原理、适应证、禁忌证及实施方法,能够根据患者的实际情况制定合理的营养支持方案。

4.掌握康复指导技能　学会如何对患者进行术后康复指导,包括疼痛管理、活动锻炼、心理调适等方面,以促进患者的全面康复。

5.培养团队协作能力　在实习过程中,与医生、护士、营养师等多学科团队成员紧密合作,共同为患者提供全方位的营养支持与康复治疗。

(二)角色扮演与任务分配

为了实现上述实习目标,可以将实习生在营养支持与康复实习中的角色分为以下几个部分,并明确各自的任务和责任。

1.营养评估师

(1)角色定位:营养评估师是实习团队中负责患者营养状况评估的关键成员。他们需要运用所学知识,对患者进行全面的营养评估,为后续的营养支持方案制定提供依据。

(2)任务分配

1)病史采集:详细询问患者的饮食史、疾病史、手术史等,了解患者的营养摄入情况和可能影响营养状况的因素。

2)体格检查:对患者进行身高、体重等基本指标的测量,观察患者的皮肤、黏膜、肌肉等营养相关体征,评估患者的营养状况。

3)实验室检测:根据医嘱,协助患者进行血常规、血生化等相关检测,进一步了解患者的营养状况及代谢情况。

4)评估报告撰写:将收集到的信息进行整理和分析,撰写营养评估报告,明确指出患者的营养问题,并提出初步的营养支持建议。

(3)技能要求:熟练掌握营养评估的基本方法和技巧。能够准确解读实验室检测结果,判断患者的营养状况。具备良好的沟通能力和书写能力,能够清晰、准确地表达评估结果和建议。

(4)指导老师角色:在这个角色中,指导老师应负责监督实习生的评估过程,确保评估的准确性和全面性。同时,指导老师还需要对实习生的评估报告进行审阅和修改,提出改进意见,帮助实习生提高评估能力。

2.营养支持方案制定者

(1)角色定位:营养支持方案制定者是实习团队中负责根据患者的营养评估结果,结合患者的实际情况和治疗需求,制定个性化营养支持方案的重要成员。

(2)任务分配

1)方案制定:根据营养评估报告,结合患者的疾病类型、手术情况、营养需求等因素,制定个性化的肠内或肠外营养支持方案。

2)方案调整:在营养支持过程中,密切关注患者的营养状况变化,根据需要及时调整营养支持方案,确保患者获得最佳的营养支持效果。

3)方案解释:向患者及其家属详细解释营养支持方案的目的、方法、注意事项等,提高患者的配合度和依从性。

(3)技能要求:深入了解肠内营养和肠外营养的基本原理和适应证。能够根据患者的实际情况,制定个性化的营养支持方案。具备良好的沟通能力和解释能力,能够清晰、准确地向患者及其家属解释营养支持方案。

(4)指导老师角色:指导老师应指导实习生如何根据患者的具体情况制定营养支持方案,并教授调整方案的技巧和方法。同时,指导老师还需要对实习生制定的方案进行审阅和评估,确保方案的合理性和有效性。

3.康复指导师

(1)角色定位:康复指导师是实习团队中负责患者术后康复指导的重要成员。他们需要运用所学知识,对患者进行疼痛管理、活动锻炼、心理调适等方面的指导,促进患者的全面康复。

(2)任务分配

1)疼痛管理指导:向患者传授疼痛管理的方法和技巧,如使用镇痛药物、物理镇痛方法、心理镇痛技巧等,帮助患者有效缓解术后疼痛。

2)活动锻炼指导:根据患者的手术情况和康复需求,制订个性化的活动锻炼计划,指导患者进行床上活动、下床活动、康复锻炼等,促进患者的身体恢复。

3)心理调适指导:关注患者的心理状态,及时发现并处理患者的焦虑、抑郁等负面情绪,为患者提供心理支持和调适指导。

(3)技能要求:了解术后康复的基本原理和流程。掌握疼痛管理、活动锻炼、心理调适等方面的知识和技巧。具备良好的沟通能力和指导能力,能够清晰、准确地指导患者进行康复锻炼。

(4)指导老师角色:指导老师应监督实习生的康复指导过程,确保指导的准确性和有效性。同时,指导老师还需要对实习生的康复指导效果进行评估和反馈,以帮助实习生提高康复指导能力。

4.多学科团队成员

(1)角色定位:在营养支持与康复实习中,实习生还需要扮演多学科团队成员的角色,与医生、护士、营养师等其他团队成员紧密合作,共同为患者提供全方位的营养支持与康复治疗。

(2)任务分配

1)参与团队讨论:积极参加医生、护士、营养师等多学科团队的讨论和会诊,了解患者的全面情况,为制定营养支持与康复方案提供意见和建议。

2)执行团队决策:根据团队的决策和分工,认真执行自己的任务和责任,确保营养支持与康复方案的顺利实施。

3)沟通协调:在团队中积极沟通协调,与其他团队成员保持良好的合作关系,共同解决患者在康复过程中遇到的问题和困难。

（3）技能要求：具备良好的团队合作精神和沟通能力。能够积极参与团队讨论和决策过程，为团队贡献自己的力量。能够认真执行团队的决策和分工，以确保任务的顺利完成。

（4）指导老师角色：指导老师应引导实习生如何参与多学科团队的讨论和决策过程，教授沟通协调的技巧和方法。同时，指导老师还需要对实习生在团队中的表现进行评估和反馈，帮助实习生提高团队合作能力。

（三）实习流程与安排

为了确保实习生能够全面、系统地学习和实践营养支持与康复领域的知识和技能，可以制订以下实习流程和安排。

1.实习前培训　在实习开始前，对实习生进行为期一周的实习前培训。培训内容包括营养评估的基本方法和技巧、营养支持的基本原理和适应证、康复指导的基本知识和技巧等。通过培训，使实习生对营养支持与康复领域有一个初步的了解和认识。

2.轮转实习　将实习生分配到不同的临床科室进行轮转实习。在每个科室中，实习生将分别扮演营养评估师、营养支持方案制定者、康复指导师以及多学科团队成员等角色，参与患者的营养评估、营养支持方案制定、康复指导，以及多学科团队讨论等工作。通过轮转实习，使实习生能够全面了解和实践营养支持与康复领域的工作内容和流程。

3.案例分析与讨论　定期组织实习生进行案例分析与讨论会。在会议上，实习生将分享自己在实习过程中遇到的典型案例和疑难问题，与其他实习生和指导老师进行交流和讨论。通过案例分析与讨论，帮助实习生加深对营养支持与康复领域知识的理解和应用。

4.实习总结与考核　在实习结束后，组织实习生进行实习总结与考核。实习生需要撰写实习总结报告，回顾自己在实习过程中的学习和成长经历，总结自己的收获和不足。同时，指导老师将对实习生的实习表现进行考核和评价，包括实习任务的完成情况、技能掌握程度、团队协作能力等方面。通过实习总结与考核，对实习生的实习效果进行全面的评估和总结。

（四）实习中的注意事项

在营养支持与康复实习中，实习生需要注意以下事项。

1.遵守医院规章制度　实习生需要严格遵守医院的各项规章制度和实习纪律，尊重患者和医护人员，保持良好的职业形象和态度。

2.保护患者隐私　在实习过程中，实习生需要尊重患者的隐私权和个人信息保护权，不得泄露患者的个人信息和病情资料。

3.确保安全操作　在进行营养评估、制定营养支持方案和康复指导等时，实习生需要严格遵守操作规程和安全要求，确保患者的安全和健康。

4.积极学习与思考　实习生需要保持积极的学习态度和思考习惯，不断学习和掌握新的知识和技能，提高自己的专业素养和实践能力。

5.与团队保持沟通　在实习过程中，实习生需要与指导老师和其他团队成员保持密切的沟通和联系，及时反馈实习进展和遇到的问题，寻求帮助和支持。

（五）实习效果评估与反馈

为了确保实习效果和质量，可对实习生的实习效果进行评估和反馈。评估内容主要包括实习任务的完成情况、技能掌握程度、团队协作能力、职业素养等方面。评估方式包括指导老师评价、患者评价、实习生自评，以及实习总结报告等。

通过评估和反馈，可以及时了解实习生在实习过程中的表现和存在的问题，为后续的实习提供

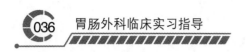

针对性的指导。同时,也可以帮助实习生更好地认识自己的优点和不足,明确未来的学习和发展方向。

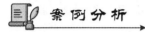 案例分析

结肠癌术后康复指导

患者女性,55 岁,因腹痛、便血、排便习惯改变入院,经肠镜及病理检查确诊为结肠癌,随后接受了腹腔镜下结肠癌根治术。手术成功切除病灶,术中生命体征平稳,术后转入普通病房观察。

术后初期,患者出现胃肠蠕动减弱、切口疼痛等情况。依据术后生理变化与康复需求,医护团队首先为其制定了个性化康复方案。在康复原则的指导下,采用循序渐进的方式开展康复工作。具体康复措施上,术后 6 h 鼓励患者在床上进行翻身活动,术后第 1 天协助患者坐起并床边站立,逐步增加活动量;饮食方面,术后禁食 24 h 后,先给予少量温开水,无不适后逐渐过渡到清流食、流食、半流食;同时配合腹部按摩,促进胃肠蠕动恢复。心理康复也同步进行,医护人员耐心解答患者疑问,缓解其焦虑情绪,增强康复信心。针对该患者无特殊基础疾病的情况,按照常规康复流程进行。在康复效果评估与随访中,术后第 3 天患者首次排气,第 5 天开始排便,切口愈合良好,疼痛明显减轻;术后 1 周进行康复效果评估,患者各项指标基本达标,准予出院。出院后建立随访档案,定期通过电话、门诊复查等方式跟踪患者恢复情况,3 个月后随访显示患者恢复良好,生活质量明显提高。

分析:胃肠外科术后康复指导需全面考虑术后生理变化、遵循康复原则,通过科学合理的具体康复措施、心理康复及康复效果评估与随访,帮助患者尽快恢复身体机能,提高生活质量。针对不同患者的个体差异,尤其是特殊患者,应制定相应的特殊康复指导,确保康复方案的有效性和安全性。

第四章　胃肠外科疾病的并发症与处理

第一节　胃肠外科手术的常见并发症

胃肠外科手术作为治疗胃肠道疾病的重要手段,尽管在技术和设备上取得了显著进步,但仍然伴随着一定的并发症风险。这些并发症不仅可能影响患者的康复进程,严重时甚至危及患者生命。

一、手术部位感染

1. 分类　手术部位感染(surgical site infection,SSI)是胃肠外科手术后最常见的并发症之一。根据感染发生的部位和深度,手术部位感染可分为浅表切口感染、深部切口感染和器官/腔隙感染。

2. 危险因素

(1)患者因素:高龄、肥胖、糖尿病、营养不良、免疫力低下等。

(2)手术因素:手术时间长、术中出血多、手术范围大、污染可能性大等。

(3)其他因素:术前未合理使用抗生素、术后伤口护理不当等。

3. 临床表现　浅表切口感染表现为切口红肿、疼痛、局部皮温升高,可有脓性分泌物;深部切口感染则可能伴有发热、寒战等全身症状,需通过超声检查或穿刺引流确诊;器官/腔隙感染则更为严重,可能引发腹膜炎、脓毒症等。

4. 预防与治疗

(1)预防:术前合理应用抗生素,加强患者营养支持,提高患者免疫力;术中严格无菌操作,减少组织损伤和出血;术后加强伤口护理,定期更换敷料。

(2)治疗:一旦确诊感染,应立即进行伤口清创、引流,并根据药敏结果选用敏感抗生素进行抗感染治疗。对于严重的器官/腔隙感染,可能需行二次手术清理感染灶。

二、术后出血

术后出血是胃肠外科手术后另一常见并发症,可因手术操作不当、凝血功能障碍、术后血压控制不佳等多种因素引起。

1. 临床表现　术后出血可表现为伤口渗血、引流管出血、腹腔内出血等。轻者仅表现为少量出血,重者则可出现大量出血,甚至导致休克。

2. 诊断与处理

(1)诊断:通过观察伤口情况、引流管出血量及性状、监测生命体征等,结合超声检查、CT 等影像学检查,可明确出血部位和程度。

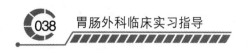

（2）处理：对于少量出血，可给予止血药物、输血等保守治疗；对于大量出血或保守治疗无效者，需立即行手术探查止血。

三、吻合口瘘

1. 发生机制　吻合口瘘是指胃肠手术后吻合口处发生的瘘管，是胃肠外科手术中较为严重的并发症之一。其发生机制与吻合口张力过大、血供不足、感染等因素有关。

2. 临床表现　吻合口瘘可表现为腹痛、腹胀、发热、寒战等全身症状，严重时可出现腹膜炎、脓毒症等。通过腹部平片、CT 等影像学检查，可发现吻合口处的瘘管或腹腔内积液。

3. 预防与治疗

（1）预防：术中应确保吻合口无张力、血供良好，术后加强抗感染治疗，减少感染风险。

（2）治疗：一旦确诊吻合口瘘，应立即禁食、胃肠减压，给予抗感染、营养支持等治疗。对于较小的瘘管，可通过保守治疗自行愈合；对于较大的瘘管或保守治疗无效者，需行手术修补或重建吻合口。

四、肠梗阻

1. 发生机制　肠梗阻是胃肠外科手术后常见的并发症之一，可因手术粘连、吻合口狭窄、肠扭转等多种因素引起。

2. 临床表现　肠梗阻表现为腹痛、腹胀、呕吐、停止排气排便等症状。通过腹部平片、CT 等影像学检查，可发现肠管扩张、积气、积液等征象。

3. 治疗　肠梗阻的治疗原则为解除梗阻、恢复肠管通畅。对于粘连性肠梗阻，可通过保守治疗如胃肠减压、灌肠等缓解症状；对于绞窄性肠梗阻或保守治疗无效者，需行手术解除梗阻。

五、腹腔感染与脓肿

1. 发生机制　腹腔感染与脓肿是胃肠外科手术后严重的并发症之一，多因手术污染、吻合口瘘、腹腔内出血等因素引起。感染可局限于腹腔内形成脓肿，也可扩散至全身引发脓毒症。

2. 临床表现　腹腔感染与脓肿可表现为腹痛、腹胀、发热、寒战等全身症状。通过腹部超声检查、CT 等影像学检查，可发现腹腔内积液、脓肿等征象。

3. 治疗　腹腔感染与脓肿的治疗原则为控制感染、引流脓液。对于较小的脓肿，可通过抗感染治疗使脓肿自行吸收；对于较大的脓肿或抗感染治疗无效者，需行手术引流脓液。同时，应加强营养支持、提高免疫力等辅助治疗。

六、术后胃排空障碍（胃瘫）

1. 发生机制　术后胃排空障碍（胃瘫）是指胃肠手术后胃排空功能受损，导致胃内容物潴留的一种并发症。其发生机制与手术创伤、迷走神经切断、胃动力紊乱等因素有关。

2. 临床表现　胃瘫表现为术后上腹饱胀、恶心、呕吐等症状。通过胃镜检查可发现胃内大量潴留物，胃蠕动减弱或消失。

3. 治疗　胃瘫的治疗原则为促进胃动力恢复、减轻胃内压力。可给予胃肠减压、胃肠促动药、营养支持等治疗。对于保守治疗无效者，可考虑行手术治疗如胃造瘘等。

七、早期和晚期并发症的综合管理

1. 早期并发症的管理　早期并发症如手术部位感染、术后出血等,重在预防和早期发现。实习生应熟练掌握无菌操作技术,加强术后病情观察,及时发现并处理并发症。同时,应积极参与术后护理和康复指导,促进患者早日康复。

2. 晚期并发症的管理　晚期并发症如吻合口瘘、肠梗阻等,治疗难度较大,需综合考虑患者的全身状况和手术情况。实习生应深入了解各种并发症的发生机制和临床表现,掌握诊断和治疗的基本原则。对于复杂病例,应积极参与多学科团队协作,共同制定治疗方案。

3. 并发症的预防策略　预防并发症的发生是降低患者痛苦和医疗费用的关键。实习生应重视术前准备,包括患者营养状况的评估和改善、抗生素的合理使用等。术中应严格遵守手术操作规范,减少组织损伤和出血。术后应加强病情监测和护理,及时发现并处理潜在风险。

第二节　并发症的预防措施与处理原则

并发症的预防是胃肠外科疾病治疗成功的基石。采取有效的预防措施,可以显著降低并发症的发生率,减轻患者痛苦,缩短住院时间,降低医疗费用,提高患者的生活质量和满意度。

一、并发症的预防措施

(一)术前评估与准备

1. 全面评估患者状况　在手术前,应对患者的全身状况进行全面评估,包括年龄、性别、营养状况、免疫功能、合并症等。特别要关注患者的凝血功能、心肺功能等重要脏器的功能状态,以评估手术风险和耐受性。

2. 优化患者状态　根据评估结果,采取相应措施优化患者状态。如纠正营养不良、控制血糖、改善心肺功能等,以提高患者对手术的耐受性和降低并发症风险。

3. 预防感染　术前合理使用抗生素,加强患者皮肤清洁和消毒,严格遵循无菌操作原则,以降低手术部位感染的风险。

(二)术中管理

1. 精细操作　在手术过程中,应严格遵守手术操作规范,精细操作,减少组织损伤和出血。特别是对于吻合口等关键部位,要确保吻合口无张力、血供良好,以降低吻合口瘘等并发症的风险。

2. 控制手术时间　手术时间越长,感染和其他并发症的风险越高。因此,应合理安排手术流程,提高手术效率,尽量缩短手术时间。

3. 保持术中体温　术中低体温会增加并发症的风险。应采取保温措施,如使用保温毯、加热输液等,保持患者术中体温正常。

(三)术后护理与康复

1. 密切监测生命体征　术后应密切监测患者的生命体征,包括血压、心率、呼吸、体温等,及时发现并处理异常情况。

2. 加强伤口护理　定期更换敷料,保持伤口清洁干燥,预防感染。对于伤口红肿、疼痛等异常情况,应及时处理。

3. 促进胃肠功能恢复　术后应鼓励患者早期下床活动,促进胃肠蠕动和排气。对于胃瘫等胃肠功能紊乱的情况,应及时采取措施促进胃肠功能恢复。

4. 营养支持　术后应根据患者的营养状况和需求,给予合理的营养支持。通过肠内或肠外营养途径,确保患者获得足够的能量和营养素,促进伤口愈合和康复。

二、并发症的处理原则

(一)早期诊断与评估

1. 密切观察病情变化　术后应密切观察患者的病情变化,包括生命体征、腹部症状、伤口情况等。对于出现异常症状的患者,应及时进行进一步的检查和评估。

2. 充分利用辅助检查　根据患者的症状和体征,选择合适的辅助检查手段,如超声检查、CT 检查、实验室检查等,以明确诊断和评估并发症的严重程度。

(二)及时治疗与干预

1. 保守治疗　对于部分轻度并发症,如轻度感染、少量出血等,可采取保守治疗措施,如使用抗生素、止血药物、胃肠减压等。同时,应加强对患者的营养支持和护理,促进患者康复。

2. 手术治疗　对于严重的并发症,如大量出血、吻合口瘘、肠梗阻等,应及时进行手术治疗。手术目的包括止血、修补瘘管、解除梗阻等,以挽救患者生命和恢复胃肠功能。

3. 多学科协作　在处理复杂的并发症时,应充分发挥多学科协作的优势。邀请相关科室的专家参与讨论和制定治疗方案,共同为患者提供最佳的治疗和护理服务。

(三)并发症的康复与预防复发

1. 康复治疗　对于并发症治疗后的患者,应进行康复治疗,包括物理治疗、心理治疗、营养支持等。通过康复治疗,可以促进患者身体功能的恢复,提高生活质量。

2. 预防复发　在康复治疗的同时,应关注并发症的复发风险。根据患者的具体情况,制定个性化的预防措施,如定期复查、调整饮食习惯、加强锻炼等,以降低并发症的复发率。

三、常见并发症的预防与处理

(一)手术部位感染

1. 预防　术前合理使用抗生素,加强患者皮肤清洁和消毒,严格遵循无菌操作原则。术中保持手术野清洁,减少污染机会。术后加强伤口护理,定期更换敷料。

2. 处理　一旦确诊感染,应立即进行伤口清创、引流,并根据药敏结果选用敏感抗生素进行抗感染治疗。同时,加强对患者的营养支持和护理,促进伤口愈合。

(二)术后出血

1. 预防　术中应精细操作,减少组织损伤和出血。术后密切监测生命体征,特别是血压和心率的变化。对于凝血功能障碍的患者,应给予相应的治疗。

2. 处理　对于少量出血,可给予止血药物、输血等保守治疗。对于大量出血或保守治疗无效者,应立即行手术探查止血。同时,应积极治疗原发病和并发症,促进患者康复。

(三)吻合口瘘

1. 预防　术中应确保吻合口无张力、血供良好。术后加强抗感染治疗,减少感染风险。对于高危患者,可考虑使用预防性造瘘等措施。

2. 处理　一旦确诊吻合口瘘,应立即禁食、胃肠减压,给予抗感染、营养支持等治疗。对于较小的瘘管,可通过保守治疗自行愈合;对于较大的瘘管或保守治疗无效者,需行手术修补或重建吻合口。同时,应加强对患者的护理和监测,预防并发症的发生。

(四)肠梗阻

1. 预防　术中应尽量减少对肠管的损伤和粘连。术后鼓励患者早期下床活动,促进胃肠蠕动和排气。对于高危患者,可考虑使用预防性肠粘连松解剂等药物。

2. 处理　对于粘连性肠梗阻,可通过保守治疗如胃肠减压、灌肠等缓解症状;对于绞窄性肠梗阻或保守治疗无效者,需行手术解除梗阻。同时,应加强对患者的营养支持和护理,促进肠功能恢复。

(五)腹腔感染与脓肿

1. 预防　术中应严格遵循无菌操作原则,减少污染机会。术后加强抗感染治疗,预防感染的发生。对于高危患者,可考虑使用预防性抗生素等药物。

2. 处理　对于腹腔感染与脓肿,应给予抗感染治疗,并根据患者病情选择合适的引流方式。对于较小的脓肿,可通过抗感染治疗使脓肿自行吸收;对于较大的脓肿或抗感染治疗无效者,需行手术引流脓液。同时,应加强对患者的营养支持和护理,促进感染的控制和康复。

第三节　胃肠外科重症患者的监护与治疗

一、胃肠外科重症患者的监护

胃肠外科重症患者的监护是确保患者安全、预防并发症、促进康复的重要环节。监护内容主要包括生命体征监测、出入量管理、疼痛管理、营养支持、感染预防等。

(一)生命体征监测

生命体征监测是评估患者病情、判断治疗效果的重要依据。对于胃肠外科重症患者,应密切监测心率、血压、呼吸、体温等生命体征,以及意识状态、尿量等关键指标。

1. 心率与血压　胃肠外科重症患者常因手术创伤、失血、感染等因素导致心率加快、血压波动。因此,应持续监测心率和血压,及时发现并处理异常情况。

2. 呼吸　胃肠外科重症患者常因术后疼痛、肺部感染、胸腔积液等因素导致呼吸困难。应密切观察患者的呼吸频率、节律和深度,必要时给予吸氧、吸痰、胸腔穿刺等处理。

3. 体温　胃肠外科重症患者常因手术创伤、感染等因素导致体温升高。应定期监测体温,及时发现并处理发热情况。对于高热患者,应给予物理降温或药物降温,并查找发热原因。

4. 意识状态　胃肠外科重症患者常因手术创伤、失血、感染等因素导致意识障碍。应密切观察患者的意识状态,及时发现并处理异常情况。对于意识不清的患者,应加强护理,预防并发症的发生。

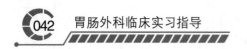

5.尿量　尿量是反映肾脏功能和循环状态的重要指标。应定期监测尿量,及时发现并处理少尿、无尿等异常情况。对于尿量减少的患者,应查找原因并给予相应处理。

(二)出入量管理

出入量管理对于维持胃肠外科重症患者的体液平衡至关重要。应详细记录患者的每日摄入量(包括饮水量、输液量、食物摄入量等)和排出量(包括尿量、粪便量、呕吐量、引流量等),并根据出入量情况及时调整治疗方案。

1.摄入量管理　对于需要禁食、禁饮的患者,应通过静脉输液、肠内营养等途径补充足够的液体和营养物质。同时,应严格控制输液速度和输液量,避免过量输液导致肺水肿、心力衰竭等并发症的发生。

2.排出量管理　应密切监测患者的尿量、粪便量、呕吐量、引流量等排出指标,及时发现并处理异常情况。对于尿量减少的患者,应查找原因并给予相应处理;对于引流量增多的患者,应评估引流液的性质和量,判断是否存在出血、感染等并发症的发生。

(三)疼痛管理

疼痛是胃肠外科重症患者常见的症状之一。有效的疼痛管理对于减轻患者痛苦、促进康复具有重要意义。应根据患者的疼痛程度和评估结果,采取适当的疼痛管理措施。

1.药物治疗　对于轻度疼痛的患者,可给予口服镇痛药物如非甾体抗炎药等;对于中重度疼痛的患者,可给予注射镇痛药物如阿片类药物等。同时,应注意药物的剂量和给药频率,避免过量用药导致不良反应的发生。

2.物理治疗　如冷敷、热敷、按摩等物理治疗方法可缓解患者的疼痛程度。应根据患者的具体情况选择合适的物理治疗方法。

3.心理支持　对于因疼痛而产生焦虑、恐惧等负面情绪的患者,应给予心理支持和安慰,缓解其紧张情绪。

(四)营养支持

营养支持是胃肠外科重症患者治疗的重要组成部分。应根据患者的营养状况和疾病特点,制定个性化的营养支持方案。

1.肠内营养　对于胃肠道功能正常的患者,应优先选择肠内营养途径。通过鼻胃管、鼻肠管等途径给予患者足够的营养物质,促进肠道功能的恢复和营养物质的吸收。

2.肠外营养　对于胃肠道功能障碍或无法耐受肠内营养的患者,应给予肠外营养支持。通过静脉输液途径给予患者足够的营养物质,维持其生命体征的稳定和营养物质的平衡。

3.营养监测与调整　应定期监测患者的营养指标(如白蛋白、前白蛋白、转铁蛋白等),并根据监测结果及时调整营养支持方案。同时,应关注患者的胃肠道功能恢复情况,适时由肠外营养过渡为肠内营养。

(五)感染预防

感染是胃肠外科重症患者常见的并发症之一。有效的感染预防对于降低感染发生率、促进康复具有重要意义。应采取综合措施预防感染的发生。

1.无菌操作　在进行手术、换药、穿刺等操作时,应严格遵守无菌操作原则,避免细菌污染的发生。

2.合理使用抗生素　应根据患者的感染情况和细菌培养结果,合理使用抗生素进行治疗。避免滥用抗生素导致细菌耐药性的产生。

3.加强护理　应加强对患者的口腔护理、皮肤护理、会阴护理等,预防口腔感染、压疮、尿路感染等并发症的发生。

4.环境消毒　应定期对病房环境进行消毒处理,减少细菌滋生的机会。

二、胃肠外科重症患者的治疗

(一)胃肠外科重症患者的一般治疗

胃肠外科重症患者的治疗需要综合考虑患者的病情、手术创伤、并发症等因素,制定个性化的治疗方案。治疗原则主要包括维持生命体征稳定、控制并发症、促进康复等。

1.维持生命体征稳定

维持生命体征稳定是胃肠外科重症患者治疗的首要任务。应采取综合措施维持患者的心率、血压、呼吸、体温等生命体征在正常范围内。

(1)补液治疗:对于因手术创伤、失血、感染等因素导致体液失衡的患者,应及时给予补液治疗。根据患者的出入量情况和电解质水平,选择合适的补液种类和补液量。

(2)升压治疗:对于因失血、感染等因素导致血压下降的患者,应及时给予升压治疗。常用的升压药物包括多巴胺、去甲肾上腺素等。

(3)呼吸支持:对于因术后疼痛、肺部感染、胸腔积液等因素导致呼吸困难的患者,应及时给予呼吸支持。包括吸氧、吸痰、胸腔穿刺等处理措施。

(4)降温治疗:对于因手术创伤、感染等因素导致高热的患者,应及时给予降温治疗。包括物理降温和药物降温两种方法。

2.控制并发症

(1)出血:出血是胃肠外科重症患者常见的并发症之一。对于术后出血的患者,应及时给予止血治疗。止血包括药物止血和手术止血两种方法。药物止血常用药物包括酚磺乙胺(止血敏)、维生素 K_1 等;手术止血则根据出血部位和出血量选择合适的手术方式。

(2)感染:感染是胃肠外科重症患者常见的并发症之一。对于术后感染的患者,应及时给予抗感染治疗。根据患者的感染情况和细菌培养结果选择合适的抗生素进行治疗。同时,应加强护理和对环境进行消毒等预防感染的发生。

(3)吻合口瘘:吻合口瘘是胃肠外科手术后严重的并发症之一。对于吻合口瘘的患者,应及时给予引流、抗感染等处理措施。必要时进行再次手术修复瘘管。

(4)腹腔脓肿:腹腔脓肿是胃肠外科重症患者常见的并发症之一。对于腹腔脓肿的患者,应及时给予穿刺引流或手术切开引流等处理措施。同时,应给予抗感染治疗以控制感染的发展。

(5)肠梗阻:肠梗阻是胃肠外科重症患者常见的并发症之一。对于肠梗阻的患者,应根据梗阻的原因和程度选择合适的处理措施,包括保守治疗和手术治疗两种方法。保守治疗常用方法包括禁食、胃肠减压、灌肠等;手术治疗则是根据梗阻部位和原因选择合适的手术方式。

3.促进康复

(1)早期活动:早期活动是促进康复的重要手段之一。对于术后病情稳定的患者,应鼓励其尽早下床活动,促进肠道功能的恢复和血液循环的改善。

(2)营养支持:营养支持是促进康复的重要保障之一。应根据患者的营养状况和疾病特点制定个性化的营养支持方案,保证患者获得足够的营养物质支持其康复进程。

（3）心理支持：心理支持是促进康复的重要辅助手段之一。对于因疾病和手术而产生焦虑、恐惧等负面情绪的患者，应给予心理支持和安慰，缓解其紧张情绪，增强其战胜疾病的信心。

（4）康复锻炼：康复锻炼是促进康复的重要手段之一。应根据患者的具体情况选择合适的康复锻炼项目，如床上活动、站立训练、步行训练等，促进患者肌肉力量的恢复和关节活动度的改善。

（二）胃肠外科重症患者的特殊治疗

1. 腹腔开放疗法　腹腔开放疗法是胃肠外科重症患者的一种特殊治疗方法。适用于腹腔内严重感染、腹腔高压等病情严重的患者。通过腹腔开放引流，降低腹腔内压力，减少细菌滋生和毒素吸收，促进病情的好转。

（1）适应证：腹腔开放疗法的适应证包括腹腔内严重感染、腹腔高压、多器官功能障碍综合征等。

（2）操作方法：腹腔开放疗法的操作方法包括切口扩大、腹腔冲洗、负压吸引等步骤。切口扩大后，用生理盐水等液体进行腹腔冲洗，清除腹腔内的脓液和坏死组织；然后用负压吸引装置进行持续吸引，降低腹腔内压力。

（3）注意事项：腹腔开放疗法应注意保持切口干燥清洁，避免感染的发生；同时，应密切监测患者的生命体征和腹腔内情况，及时调整治疗方案。此外，腹腔开放疗法可能导致患者大量体液丢失和电解质紊乱，因此应严格控制补液量和电解质平衡。

2. 肠外营养支持　对于胃肠外科重症患者，由于手术创伤、感染、禁食等原因，常常无法通过正常饮食满足机体营养需求。此时，肠外营养支持成为重要的治疗手段。肠外营养支持是指通过静脉途径给予患者营养物质，包括碳水化合物、脂肪、蛋白质、维生素、矿物质等，以满足患者的营养需求，促进康复。

（1）适应证：肠外营养支持的适应证包括胃肠道功能障碍、无法耐受肠内营养、高代谢状态、长期禁食等。

（2）营养配方：肠外营养支持的营养配方应根据患者的具体情况进行个性化定制。一般来说，营养配方包括葡萄糖、脂肪乳剂、氨基酸、电解质、维生素、矿物质等成分。应根据患者的营养需求、代谢状态和并发症情况调整配方比例和输注速度。

（3）输注途径：肠外营养支持可通过中心静脉或外周静脉途径输注。中心静脉途径适用于需要长期、大量输注的患者，如经颈内静脉或锁骨下静脉置管；外周静脉途径适用于短期、少量输注的患者，如经手背静脉或肘正中静脉置管。

（4）并发症防治：肠外营养支持可能导致多种并发症，如感染、血栓形成、代谢异常等。因此，在输注过程中应严格遵守无菌操作原则，定期更换输注管道和敷料，监测患者的生命体征和生化指标，及时发现并处理并发症。

3. 连续性肾脏替代治疗　连续性肾脏替代治疗（continuous renal replacement therapy，CRRT）是胃肠外科重症患者合并急性肾功能衰竭时的一种特殊治疗方法。CRRT可以清除体内的代谢废物、毒物和过多的水分，纠正电解质紊乱和酸碱平衡失调，维持内环境的稳定。

（1）适应证：CRRT的适应证包括急性肾功能衰竭、严重水电解质紊乱、酸碱平衡失调、多器官功能障碍综合征等。

（2）治疗原理：CRRT通过体外循环装置，将患者的血液引出体外，经过滤器过滤后，再输回体内。过滤器可以清除血液中的代谢废物、毒物和过多的水分，同时纠正电解质紊乱和酸碱平衡失调。

（3）治疗方式：CRRT的治疗方式包括连续性静脉−静脉血液滤过（CVVH）、连续性静脉−静脉血液透析(CVVHD)和连续性静脉–静脉血液透析滤过(CVVHDF)等。应根据患者的具体情况选择合适的治疗方式。

(4)注意事项:在进行CRRT时,应密切监测患者的生命体征、生化指标和出入量,及时调整治疗方案。同时,应注意保持滤器和管道的通畅,避免感染的发生。此外,CRRT可能导致患者大量体液丢失和电解质紊乱,因此应严格控制补液量和电解质平衡。

三、胃肠外科重症患者的康复与出院指导

胃肠外科重症患者的康复与出院指导是确保患者顺利康复、预防并发症、提高生活质量的重要环节。康复与出院指导应包括康复训练、饮食指导、复诊指导等方面。

(一)康复训练

康复训练是胃肠外科重症患者康复的重要手段之一。应根据患者的具体情况制定个性化的康复训练方案,包括床上活动、站立训练、步行训练、呼吸训练等。通过康复训练,可以促进患者肌肉力量的恢复、关节活动度的改善和心肺功能的提高。

1.床上活动　对于术后早期或病情较重的患者,应以床上活动为主,如翻身、拍背、抬臀等,预防压疮和肺部感染的发生。

2.站立训练和步行训练　对于病情稳定、能够下床活动的患者,应进行站立训练和步行训练。通过站立和步行训练,可以促进患者下肢肌肉力量的恢复和关节活动度的改善。

3.呼吸训练　对于肺部功能受损的患者,应进行呼吸训练,如深呼吸、咳嗽训练等,提高肺部通气功能和咳嗽排痰能力。

(二)饮食指导

1.术后早期饮食　术后早期应以流质饮食为主,如米汤、藕粉、果汁等,逐渐过渡到半流质饮食和普食。同时,应避免食用辛辣、油腻、刺激性食物,以免影响伤口愈合和胃肠道功能恢复。

2.营养均衡　患者应保持营养均衡,摄入足够的蛋白质、碳水化合物、脂肪、维生素和矿物质等营养物质。同时,应注意控制热量摄入,避免过度肥胖或消瘦。

3.饮食禁忌　对于某些特殊疾病或并发症的患者,应注意饮食禁忌。如对于胃十二指肠溃疡的患者,应避免食用过硬、过酸、过甜的食物;对于肠梗阻的患者,应避免食用高纤维、易产气的食物等。

(三)复诊指导

1.复诊时间　患者应按照医生的建议定期复诊,以便及时发现并处理并发症或异常情况。复诊时间应根据患者的病情和恢复情况而定,一般建议在术后1个月、3个月、6个月和1年进行复诊。

2.复诊内容　复诊内容应包括伤口愈合情况、胃肠道功能恢复情况、营养状况、并发症情况等方面。医生应根据复诊结果给予相应的治疗和建议。

3.注意事项　在复诊前,患者应准备好相关病历资料和检查报告,以便医生更好地了解患者的病情和恢复情况。同时,患者应保持积极乐观的心态,配合医生的检查和治疗。

实习指导　并发症处理实习中的应急演练与团队协作

（一）应急演练的目的与重要性

应急演练是提升医疗团队应对突发事件能力的重要手段,特别是在胃肠外科这样高风险、高压力的领域。模拟真实的临床场景,可以让实习生在接近实战的环境中,学习和掌握并发症处理的流程、技巧和注意事项,提高其在紧急情况下的反应速度和决策能力。

1. 提升应急反应能力　应急演练能够训练实习生在紧急情况下迅速识别问题、评估病情、制定并执行处理方案的能力。通过反复练习,使实习生在面对真实并发症时,能够迅速而准确地采取行动。

2. 增强团队协作意识　在应急演练中,实习生需要与团队成员紧密合作,共同应对紧急情况。这有助于培养实习生的团队协作意识,使其学会在团队中发挥自己的作用,同时也能够理解和支持其他团队成员的工作。

3. 熟悉并发症处理流程　通过应急演练,实习生可以熟悉并掌握胃肠外科手术并发症的处理流程,包括病情评估、紧急处理、后续治疗等环节。这有助于实习生在实际工作中更加从容地应对各种并发症。

4. 提高心理承受能力　应急演练还能够锻炼实习生的心理承受能力,使其在面对紧急情况和压力时能够保持冷静和理智,从而更好地完成医疗任务。

（二）应急演练的组织与实施

1. 演练前的准备

（1）确定演练目标:根据实习生的学习需求和胃肠外科的实际情况,确定应急演练的具体目标,如提高某种特定并发症的处理能力、加强团队协作等。

（2）设计演练场景:根据演练目标,设计贴近实际的演练场景。场景应包含并发症的发生、发展、处理及后续观察等各个环节,确保演练的全面性和真实性。

（3）分配角色与任务:根据演练场景,为实习生和医护人员分配具体的角色和任务。确保每个参与者都清楚自己的职责和需要完成的任务。

（4）准备演练物资:根据演练需求,准备相应的医疗器材、药品、模拟患者等物资。确保演练过程中所需物资齐全且符合实际使用要求。

（5）制定演练方案:根据以上准备,制定详细的演练方案,包括演练时间、地点、流程、评估标准等。确保演练过程有序进行。

2. 演练的实施

（1）场景模拟:按照演练方案,模拟并发症的发生场景。可以通过使用模拟患者、医疗器材和药品等,营造真实的临床环境。

（2）角色扮演:实习生和医护人员按照分配的角色和任务,进行角色扮演。实习生应积极参与,发挥自己的专业知识和技能,与团队成员紧密合作,共同应对紧急情况。

（3）实时评估与指导:在演练过程中,教师应实时评估实习生的表现,包括病情评估的准确性、处理方案的合理性、团队协作的默契度等。同时,给予必要的指导和建议,帮助实习生改进和提高。

（4）记录与总结：演练结束后，教师应记录实习生的表现情况，包括优点和不足。同时，组织实习生进行总结讨论，分享经验和学习心得，促进相互学习和进步。

3.演练后的反馈与改进

（1）反馈意见：教师应向实习生反馈演练过程中的表现情况，指出其存在的问题和不足，并提出具体的改进建议。同时，鼓励实习生积极发表自己的意见和建议，共同完善演练方案。

（2）分析总结：教师应组织实习生对演练过程进行分析总结，梳理出成功的经验和存在的问题。针对问题制定改进措施，为今后的应急演练和临床工作提供参考。

（3）持续改进：根据反馈意见和分析总结，教师应对演练方案进行持续改进，确保演练更加贴近实际、更加有效。同时，加强对实习生的培训和指导，提高其处理并发症的实际能力。

（三）团队协作在并发症处理中的重要性

在胃肠外科并发症的处理中，团队协作至关重要。一个高效、默契的团队能够迅速应对紧急情况，减少并发症对患者的危害，提高治疗效果。

1.提高处理效率　团队协作能够集合多个医护人员的力量和智慧，共同应对并发症。通过分工合作、相互支持，可以迅速完成病情评估、制定处理方案、执行治疗措施等任务，提高处理效率。

2.确保处理质量　团队协作能够确保并发症处理的全面性和准确性。不同专业的医护人员可以从各自的专业角度出发，为患者提供全方位的治疗和护理。同时，团队成员之间的相互监督和提醒，能够避免疏漏和错误，确保处理质量。

3.增强患者信心　团队协作能够给患者带来更加专业、有序的治疗体验。看到医护人员紧密合作、共同努力，患者会更加信任医疗团队，增强战胜疾病的信心。

4.促进医护人员成长　团队协作能够促进医护人员之间的相互学习和交流。通过共同面对和处理并发症，医护人员可以相互借鉴经验、分享知识，提高自己的专业素养和临床技能。

（四）团队协作在应急演练中的实践

1.建立团队架构与职责分工　在应急演练中，应首先建立明确的团队架构和职责分工。通常，团队由外科医生、麻醉师、护士、实习生等多个成员组成。每个成员都应清楚自己的职责和任务，如外科医生负责手术操作、麻醉师负责麻醉管理、护士负责患者护理和记录等。实习生则应在指导老师的带领下，参与病情评估、处理方案制定和执行等任务。

2.加强沟通与协作　在应急演练中，团队成员之间的沟通与协作至关重要。团队成员应保持密切沟通，及时交流患者的病情、处理进展和需要注意的事项。同时，团队成员应相互支持、相互配合，共同应对紧急情况。例如，在模拟胃穿孔并发症的演练中，外科医生需要迅速判断病情并决定手术方案，麻醉师需要确保患者处于稳定的麻醉状态，护士则需要准备手术器材和药品，并协助外科医生进行手术操作。实习生则应在指导老师的指导下，参与病情评估、手术准备和术后护理等工作。

3.培养团队默契与信任　在应急演练中，团队成员之间的默契与信任是团队协作的基础。通过反复练习和共同面对紧急情况，团队成员可以逐渐建立起默契和信任。这有助于团队成员在紧急情况下更加迅速、准确地采取行动，提高处理效率和质量。同时，默契与信任还能够增强团队成员之间的凝聚力和归属感，促进团队的长期稳定发展。

4.强化团队培训与考核　为了提高团队协作能力和处理并发症的实际能力，应加强对团队成员的培训和考核。通过定期组织培训课程、分享会和研讨会等活动，可以让团队成员不断更新知识、提高技能。同时，通过定期考核和评估团队成员的表现情况，可以及时发现存在的问题和不足，

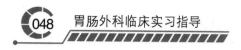

并制定改进措施。这有助于团队成员不断提高自己的专业素养和临床技能,为更好地处理并发症打下坚实的基础。

(五)实习生在团队协作中的角色与责任

作为实习生,在胃肠外科并发症处理的应急演练和团队协作中,扮演着重要的角色。实习生不仅需要积极参与演练过程,提高自己的临床技能和应急处理能力;还需要在团队协作中发挥自己的作用,为团队的成功贡献力量。

1.积极参与演练 实习生应积极参与应急演练,认真学习和掌握并发症处理的流程、技巧和注意事项。在演练过程中,实习生应主动思考、勇于尝试,不断提高自己的临床技能和应急处理能力。

2.承担具体任务 在团队协作中,实习生应根据自己的能力和专业背景,承担具体的任务。例如,参与病情评估、协助手术准备、进行术后护理等。通过承担任务,实习生可以更加深入地了解并发症处理的实际过程,提高自己的实践能力。

3.加强与团队成员的沟通与协作 实习生应加强与团队成员的沟通与协作,及时交流自己的想法和意见,听取他人的建议和指导。同时,实习生应积极配合团队成员的工作,相互支持、相互帮助,共同应对紧急情况。

4.主动学习和进步 在团队协作中,实习生应保持谦虚好学的态度,主动向团队成员请教和学习。通过借鉴他人的经验和知识,实习生可以不断完善自己的知识体系和技能结构,为更好地处理并发症打下坚实的基础。

5.承担团队责任 作为团队的一员,实习生应承担起相应的团队责任。在团队协作中,实习生应积极参与讨论和决策,为团队的成功贡献自己的力量。同时,实习生还应关注团队的整体利益和长远发展,为团队的稳定和发展作出贡献。

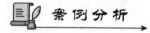
案例分析

应急演练与团队协作在并发症处理中的应用

案例一 胃穿孔并发症的应急处理

1.背景 某医院胃肠外科组织了一次胃穿孔并发症的应急处理演练。演练场景为一名胃溃疡患者突然出现剧烈腹痛、呕吐等症状,疑似胃穿孔。

2.过程

(1)病情评估:外科医生迅速对患者进行病情评估,确认患者为胃穿孔并伴有腹腔感染。同时,麻醉师评估患者的麻醉风险,护士准备急救器材和药品。

(2)制定处理方案:团队成员共同讨论并制定处理方案,决定立即进行手术治疗。外科医生制订手术计划,麻醉师制定麻醉方案,护士准备手术所需器材和药品。

(3)执行处理方案:在外科医生的指导下,实习生参与手术准备和辅助工作。手术过程中,团队成员紧密合作,共同应对手术中的各种情况。

(4)术后护理与观察:手术后,护士负责患者的术后护理和观察工作。实习生在指导老师的带领下,参与患者的术后护理和病情监测。

3.结果 通过团队成员的共同努力和紧密合作,患者成功接受手术治疗并顺利恢复。演练过程中,实习生积极参与、表现突出,得到了团队成员的肯定和认可。

4.分析　本次应急处理演练成功地模拟了胃穿孔并发症的实际处理过程。通过演练,实习生熟悉了胃穿孔并发症的处理流程,掌握了病情评估、手术准备、术后护理等关键环节的技能和注意事项。同时,在团队协作中,实习生学会了与不同专业医护人员沟通与协作,提高了自己的团队协作能力和应急处理能力。

案例二　术后腹腔出血的应急处理

1.背景　一名患者在接受胃大部切除术后出现腹腔出血的并发症,需要紧急处理。

2.过程

(1)病情发现与报告:护士在术后巡视中发现患者腹腔引流液呈血性,且引流量逐渐增加,立即报告外科医生。

(2)紧急评估:外科医生迅速到达病房,对患者进行紧急评估,确认存在腹腔出血。同时,麻醉师评估患者的生命体征和麻醉风险。

(3)启动应急预案:团队成员立即启动应急预案,准备进行紧急手术止血。外科医生制定手术计划,麻醉师准备麻醉,护士准备手术器材和血液制品。

(4)团队协作处理:在手术室中,团队成员紧密合作。外科医生进行手术止血,麻醉师维持患者生命体征稳定,护士协助手术并监测患者病情变化。实习生在指导老师的带领下,参与手术准备和辅助工作,如传递手术器械、记录手术过程等。

(5)后续治疗与护理:手术成功后,患者转入病房进行后续治疗和护理。实习生参与患者的术后观察、换药、记录病情等工作,并在指导老师的指导下进行患者教育和心理疏导。

3.结果　通过团队成员的迅速反应和紧密合作,患者成功接受紧急手术止血并顺利恢复。实习生在演练中得到了宝贵的实践经验,提高了自己的临床技能和团队协作能力。

4.分析　本次应急处理案例展示了术后腹腔出血这一严重并发症的处理过程。通过演练,实习生深刻体会到了团队协作在并发症处理中的重要性。在紧急情况下,团队成员需要迅速反应、紧密合作,共同应对挑战。同时,实习生也学到了如何在实际工作中运用所学知识和技能,提高自己的临床实践能力。

第五章　胃肠外科疾病的特殊问题与挑战

第一节　老年与儿童胃肠外科疾病

一、疾病的特点及诊疗策略

(一)老年胃肠外科疾病

1. 生理特点　老年人随着年龄的增长,身体各器官和系统逐渐出现退化和功能减退,这对胃肠外科疾病的诊断和治疗带来了一定的挑战。具体表现如下。

(1)免疫功能下降:老年人的免疫系统功能减退,对感染的抵抗能力下降,容易发生术后感染和其他并发症。

(2)心血管系统功能减退:老年人的心血管系统功能下降,对手术的耐受能力降低,手术风险增加。

(3)代谢能力下降:老年人的代谢能力下降,对药物的吸收、分布、代谢和排泄能力减弱,容易导致药物不良反应和中毒。

(4)营养状况不良:老年人由于消化吸收能力下降和慢性疾病的影响,常存在营养不良和贫血等问题,影响手术效果和术后恢复。

2. 疾病特点　老年胃肠外科疾病在临床表现、诊断、治疗等方面具有独特的特点,具体表现如下。

(1)临床表现不典型:老年人由于生理机能的减退,对疾病的反应能力下降,临床表现往往不典型,容易误诊和漏诊。

(2)并发症多且严重:老年人由于身体机能下降,容易发生各种并发症,如肺部感染、尿路感染、深静脉血栓等,且并发症的严重程度较高。

(3)治疗效果差:老年人由于身体机能下降和慢性疾病的影响,治疗效果往往较差,恢复时间较长。

(4)手术风险高:老年人由于身体机能下降和慢性疾病的影响,手术风险较高,容易发生术后出血、感染、心肺功能不全等并发症。

3. 诊断与治疗策略　针对老年胃肠外科疾病的特点,需要采取特殊的诊断与治疗策略。

(1)全面细致的病史询问和体格检查:对于老年患者,需要全面细致地询问病史和进行体格检查,了解患者的全身状况和疾病特点,以便做出准确的诊断。

(2)综合评估手术风险:在决定手术治疗前,需要对老年患者的身体状况进行综合评估,包括心肺功能、肝肾功能、凝血功能等,以评估手术风险。

（3）个体化治疗：针对老年患者的身体状况和疾病特点，制定个体化的治疗方案，包括手术方式、麻醉方式、术后管理等。

（4）加强术后监测和管理：老年患者术后需要加强监测和管理，及时发现和处理并发症，促进患者早日康复。

（二）儿童胃肠外科疾病

1. 生理特点　儿童处于生长发育阶段，身体各器官和系统尚未完全发育成熟，这对胃肠外科疾病的诊断和治疗带来了一定的挑战。具体表现如下。

（1）解剖结构特点：儿童的胃肠道解剖结构与成人存在差异，如胃容量较小、肠道较长等，这会影响疾病的临床表现和手术效果。

（2）生理功能特点：儿童的胃肠道生理功能与成人存在差异，如消化吸收能力较强、肠道蠕动较快等，这会影响疾病的诊断和治疗。

（3）心理行为特点：儿童处于心理行为发展的关键时期，对疾病的认知和应对能力较弱，容易出现恐惧、焦虑等心理问题。

2. 疾病特点　儿童胃肠外科疾病在临床表现、诊断、治疗等方面具有独特的特点，具体表现如下。

（1）临床表现多样：儿童由于生理和心理的特殊性，胃肠外科疾病的临床表现往往多样且复杂，容易误诊和漏诊。

（2）病情变化快：儿童的疾病往往起病急、病情变化快，需要及时准确的诊断和治疗。

（3）并发症多且严重：儿童由于身体机能尚未发育成熟，容易发生各种并发症，如营养不良、水电解质紊乱等，且并发症的严重程度较高。

（4）治疗效果易受多种因素影响：儿童的治疗效果易受多种因素影响，如年龄、营养状况、心理状态等，需要综合考虑这些因素制定治疗方案。

3. 诊断与治疗策略　针对儿童胃肠外科疾病的特点，需要采取特殊的诊断与治疗策略。

（1）详细询问病史和体格检查：对于儿童患者，需要详细询问病史和进行体格检查，了解患者的生长发育状况和疾病特点，以便做出准确的诊断。

（2）综合评估病情：在决定治疗方案前，需要对儿童患者的病情进行综合评估，包括年龄、营养状况、心理状态等，以评估手术风险和治疗效果。

（3）个体化治疗：针对儿童患者的身体状况和疾病特点，制定个体化的治疗方案，包括手术方式、麻醉方式、术后管理等。

（4）注重心理行为干预：在治疗过程中，需要注重儿童患者的心理行为干预，减轻其恐惧、焦虑等心理问题，提高其治疗的依从性。

（5）加强术后监测和管理：儿童患者术后需要加强监测和管理，及时发现和处理并发症，促进患者早日康复。

二、特殊问题与挑战

（一）老年胃肠外科疾病

1. 手术风险高　老年人由于身体机能下降和慢性疾病的影响，手术风险较高，容易发生术后出血、感染、心肺功能不全等并发症。

2.治疗效果差　老年人由于身体机能下降和慢性疾病的影响,治疗效果往往较差,恢复时间较长。

3.药物不良反应多　老年人由于代谢能力下降,容易发生药物不良反应和中毒。

4.营养状况不良　老年人由于消化吸收能力下降和慢性疾病的影响,常存在营养不良和贫血等问题,影响手术效果和术后恢复。

(二)儿童胃肠外科疾病

1.病情变化快　儿童的疾病往往起病急、病情变化快,需要及时准确的诊断和治疗。

2.并发症多且严重　儿童由于身体机能尚未发育成熟,容易发生各种并发症,且并发症的严重程度较高。

3.心理行为问题突出　儿童处于心理行为发展的关键时期,对疾病的认知和应对能力较弱,容易出现恐惧、焦虑等心理问题。

4.治疗依从性差　儿童由于年龄较小,治疗依从性较差,需要采取特殊的治疗方法和手段。

三、应对策略与建议

(一)老年胃肠外科疾病

1.全面评估,个体化治疗　在治疗前,应对老年患者的身体状况进行全面评估,包括心肺功能、肝肾功能、凝血功能等,以评估手术风险和制定个体化的治疗方案。

根据患者的具体情况,选择适合的手术方式,如腹腔镜手术、开放手术等,并考虑是否需要术前辅助治疗。

2.加强围术期管理　术前应充分准备,包括肠道准备、营养支持、预防感染等,以降低手术风险。术中应精细操作,减少创伤和出血,缩短手术时间,降低并发症发生率。术后应加强监测和管理,及时发现和处理并发症,如肺部感染、尿路感染、深静脉血栓等,促进患者早日康复。

3.注重营养支持　老年患者常存在营养不良和贫血等问题,应给予足够的营养支持,包括蛋白质、维生素、矿物质等,以改善患者的营养状况和免疫功能。

对于不能进食或消化吸收能力较差的患者,应给予肠外营养或肠内营养支持。

4.重视心理支持　老年患者对疾病的认知和应对能力较弱,容易出现焦虑、抑郁等心理问题,应给予心理支持和干预,减轻其心理负担,提高其治疗信心。

(二)儿童胃肠外科疾病

1.及时准确诊断　儿童胃肠外科疾病临床表现多样且复杂,容易误诊和漏诊。因此,应详细询问病史和进行体格检查,结合相关辅助检查,及时做出准确的诊断。

2.个体化治疗　根据儿童的年龄、身体状况和疾病特点,制定个体化的治疗方案,包括手术方式、麻醉方式、术后管理等。对于年龄较小或病情较重的患儿,应给予特殊的关注和护理,确保治疗的安全性和有效性。

3.注重心理干预　儿童处于心理行为发展的关键时期,对疾病的认知和应对能力较弱。因此,在治疗过程中应注重心理行为干预,减轻其恐惧、焦虑等心理问题,提高其治疗依从性。可以采用游戏、音乐、讲故事等方式转移患儿的注意力,缓解其紧张情绪。

4.加强术后康复　儿童术后康复较快,但也需要加强监测和管理,及时发现和处理并发症,如伤口感染、肠粘连等。

应给予患儿足够的营养支持和康复治疗,促进其早日康复和回归正常生活。

第二节　妊娠合并胃肠外科疾病的处理

一、处理原则

1.早期发现与诊断　妊娠合并胃肠外科疾病的早期诊断至关重要。医生应详细询问孕妇的病史,包括既往胃肠道疾病史、饮食习惯、药物使用等,并进行全面的体格检查。对于疑似胃肠外科疾病的患者,应及时进行相关的辅助检查,如血常规、尿常规、大便常规、生化检查、超声检查、CT 检查等,以明确诊断。

2.权衡治疗利弊　在处理妊娠合并胃肠外科疾病时,医生应充分权衡治疗的利弊。一方面,疾病的治疗可能对孕妇和胎儿造成不良影响,如药物不良反应、手术风险等;另一方面,若不及时进行治疗,疾病可能进一步发展,甚至威胁孕妇和胎儿生命安全。因此,医生应根据患者的具体情况,制定个体化的治疗方案,确保母婴安全。

3.多学科协作　妊娠合并胃肠外科疾病的处理涉及多个学科,如妇产科、胃肠外科、麻醉科、儿科等。因此,在处理这类疾病时,应加强多学科协作,共同制定治疗方案,确保母婴安全。

4.心理支持与干预　孕妇在妊娠期间可能面临较大的心理压力和焦虑情绪。对于妊娠合并胃肠外科疾病的孕妇,医生应给予充分的心理支持和干预,减轻其心理负担,提高其治疗依从性。

二、处理方法

(一)妊娠合并阑尾炎的处理

1.临床表现与诊断　妊娠合并阑尾炎是妊娠期间常见的外科急腹症之一。其临床表现与急性阑尾炎相似,但由于妊娠期间子宫的增大,阑尾的位置可能发生改变,导致腹痛部位不典型。此外,孕妇的腹壁张力增加,腹肌紧张不明显,也可能掩盖病情。因此,对于疑似妊娠合并阑尾炎的孕妇,医生应详细询问病史,进行仔细的体格检查,并结合相关辅助检查,如血常规、尿常规、超声检查等,以明确诊断。

2.处理原则　一旦确诊妊娠合并阑尾炎,应尽早进行手术治疗,以防止炎症扩散和并发症的发生。手术方式可选择开腹手术或腹腔镜手术,取决于患者的具体情况和手术医生的经验。手术时应注意保护胎儿,避免手术操作对胎儿造成不良影响。术后应加强抗感染治疗,密切监测孕妇和胎儿的生命体征,确保母婴安全。

3.注意事项

(1)麻醉选择:妊娠合并阑尾炎的孕妇应选择对胎儿影响较小的麻醉方式,如腰硬联合麻醉或全身麻醉。

(2)术后护理:术后应加强孕妇的营养支持,促进其早日康复。同时,应密切监测胎儿的生长发育情况,确保母婴安全。

(二)妊娠合并肠梗阻的处理

1.临床表现与诊断　妊娠合并肠梗阻是指肠道内容物不能正常运行和通过肠道。其临床表现包括腹痛、呕吐、腹胀、便秘等。由于妊娠期间子宫的增大,肠梗阻的症状可能不典型。医生应根据患者的病史、体格检查和相关辅助检查,如 X 射线检查、CT 检查等,以明确诊断。

2. 处理原则　妊娠合并肠梗阻的处理原则应根据梗阻的原因、部位、程度,以及孕妇和胎儿的情况综合考虑。对于单纯性、不完全性肠梗阻,可先尝试保守治疗,如禁食、胃肠减压、补液、纠正水电解质紊乱等。若保守治疗无效或出现绞窄性肠梗阻,应及时进行手术治疗。手术方式可选择开腹手术或腹腔镜手术,具体取决于患者的具体情况和手术医生的经验。手术时应注意保护胎儿,避免手术操作对胎儿造成不良影响。

3. 注意事项

(1)保守治疗期间:应密切监测孕妇的生命体征和胎儿的情况,及时调整治疗方案。

(2)手术治疗时:应选择对胎儿影响较小的麻醉方式和手术方式,确保母婴安全。

(三)妊娠合并胃肠道肿瘤的处理

1. 临床表现与诊断　妊娠合并胃肠道肿瘤较为少见,但其诊断和治疗具有一定的特殊性。孕妇可能出现恶心、呕吐、腹痛、便血等症状。医生应根据患者的病史、体格检查和相关辅助检查,如胃镜、肠镜、CT 检查等,以明确诊断。

2. 处理原则　妊娠合并胃肠道肿瘤的处理原则应根据肿瘤的性质、部位、分期,以及孕妇和胎儿的情况综合考虑。对于良性肿瘤,若无明显症状,可暂时观察,待分娩后再行处理。对于恶性肿瘤,应根据肿瘤的分期和孕妇的身体状况,制定个体化的治疗方案。早期肿瘤可考虑手术切除,中晚期肿瘤则可能需要综合治疗,包括手术、化疗、放疗等。在处理过程中,应充分权衡治疗的利弊,确保母婴安全。

3. 注意事项

(1)化疗药物的选择:妊娠期间应避免使用对胎儿有害的化疗药物。若必须使用化疗药物,应在医生指导下进行,并密切监测胎儿的情况。

(2)放疗的影响:妊娠期间应避免进行放疗,以免对胎儿造成不良影响。

(四)妊娠合并其他胃肠外科疾病的处理

妊娠期间还可能发生其他胃肠外科疾病,如胃十二指肠溃疡穿孔、急性胆囊炎等。这些疾病的处理原则应根据具体病情综合考虑。一般来说,对于需要手术治疗的疾病,应尽早进行手术,以防止病情恶化。手术时应注意保护胎儿,避免手术操作对胎儿造成不良影响。术后应加强抗感染治疗,密切监测孕妇和胎儿的生命体征,确保母婴安全。

三、疾病的预防

1. 加强健康教育　孕妇在妊娠期间应加强健康教育,了解胃肠外科疾病的预防知识。应保持良好的生活习惯和饮食习惯,避免暴饮暴食、过度劳累等不良行为。同时,应定期进行产前检查,及时发现并处理潜在的健康问题。

2. 注意饮食卫生　孕妇在妊娠期间应注意饮食卫生,避免食用不洁食物和过期食品。应多吃新鲜蔬菜和水果,保持营养均衡。同时,应避免食用辛辣、油腻等刺激性食物,以免刺激胃肠道黏膜,增加患胃肠外科疾病的风险。

3. 定期体检　孕妇在妊娠期间应定期进行体检,包括血常规、尿常规、大便常规、生化检查等。通过体检可以及时发现并处理潜在的健康问题,降低患胃肠外科疾病的风险。

4. 积极治疗基础疾病　孕妇在妊娠前应积极治疗基础疾病,如胃十二指肠溃疡、慢性胆囊炎等。通过治疗可以降低患胃肠外科疾病的风险,并减少孕期并发症的发生。

第三节　免疫缺陷患者的胃肠外科治疗

一、免疫缺陷患者的特点

1.免疫缺陷的分类　免疫缺陷是指免疫系统功能低下或丧失,导致机体无法有效抵御外界病原体和肿瘤细胞的侵袭。免疫缺陷可以分为先天性和获得性两类。

(1)先天性免疫缺陷:由遗传因素导致,患者自出生起即存在免疫系统异常。

(2)获得性免疫缺陷:由于后天因素(如感染、药物、放疗、化疗等)导致免疫系统受损。

2.免疫缺陷患者的临床特点

(1)易感性增加:由于免疫系统功能低下,患者容易感染各种病原体,包括细菌、病毒、真菌等。

(2)病情复杂:免疫缺陷患者往往合并多种基础疾病,使得病情复杂多变,治疗难度增加。

(3)治疗反应差:免疫缺陷患者对常规治疗的反应较差,容易出现药物耐受和不良反应。

二、术前准备

1.病情评估　在术前,需要对免疫缺陷患者的病情进行全面评估。具体如下。

(1)疾病严重程度:评估患者的胃肠外科疾病严重程度,以及是否合并其他系统疾病。

(2)免疫功能状态:检测患者的免疫功能指标,如淋巴细胞计数、免疫球蛋白水平等,以了解患者的免疫缺陷程度。

(3)感染风险:评估患者的感染风险,包括既往感染史、当前感染状况及潜在感染源。

2.抗感染治疗　术前应积极进行抗感染治疗,以降低手术风险。

(1)经验性用药:根据患者的临床表现和实验室检查结果,经验性选择广谱抗生素进行抗感染治疗。

(2)病原学检测:在抗感染治疗的同时,进行病原学检测,如血培养、痰培养、尿培养等,以明确感染病原体并指导后续治疗。

3.营养支持　免疫缺陷患者往往存在营养不良状况,术前应进行充分的营养支持。

(1)肠内营养:通过鼻胃管或鼻空肠管给予患者肠内营养制剂,以改善患者的营养状况。

(2)肠外营养:对于无法耐受肠内营养的患者,可采用肠外营养支持,通过静脉输注营养物质以维持患者的生命活动。

4.心理疏导　免疫缺陷患者在面对胃肠外科疾病时,往往存在较大的心理压力和焦虑情绪。术前应进行心理疏导,帮助患者缓解焦虑情绪,增强治疗信心。

三、手术策略

1.手术时机的选择　对于免疫缺陷患者的胃肠外科治疗,手术时机的选择至关重要。

(1)急性期处理:对于急性胃肠外科疾病,如急性阑尾炎、消化道穿孔等,应在控制感染、纠正水和电解质紊乱等急性期处理后进行手术治疗。

(2)择期手术:对于非急性胃肠外科疾病,如胃癌、结直肠癌等,应在患者免疫功能相对稳定、感染得到有效控制后进行择期手术。

2.手术方式的选择　手术方式的选择应根据患者的具体情况而定,包括疾病类型、病情严重程度、免疫功能状态等因素。

（1）微创手术:对于病情较轻、免疫功能相对较好的患者,可选择微创手术,如腹腔镜手术、内镜手术等,以减少手术创伤和术后并发症。

（2）开放手术:对于病情较重、免疫功能较差的患者,可选择开放手术,以确保手术的安全性和彻底性。

3.无菌操作与感染控制　在手术过程中,应严格遵守无菌操作原则,以降低感染风险。

（1）手术器械与敷料的消毒:确保手术器械和敷料经过严格消毒处理,以减少术中感染的风险。

（2）手术室的空气净化:保持手术室的空气净化,减少空气中的病原体数量。

（3）术后抗生素的应用:术后应根据患者的具体情况,合理应用抗生素以预防感染。

四、并发症预防

1.切口感染　切口感染是胃肠外科手术后常见的并发症之一。对于免疫缺陷患者而言,切口感染的风险更高。因此,在术后应密切观察切口情况,及时发现并处理感染迹象。

2.腹腔感染　腹腔感染也是胃肠外科手术后常见的并发症之一。对于免疫缺陷患者而言,由于免疫系统功能低下,腹腔感染的风险更高。因此,在术后应加强腹腔引流和抗感染治疗,以降低腹腔感染的发生率。

3.吻合口瘘　吻合口瘘是胃肠外科手术后严重的并发症之一。对于免疫缺陷患者而言,由于组织愈合能力较差,吻合口瘘的风险更高。因此,在手术过程中应确保吻合口的质量,并在术后加强观察和护理,及时发现并处理吻合口瘘的迹象。

4.肺部感染　免疫缺陷患者术后容易出现肺部感染。因此,在术后应鼓励患者进行深呼吸和咳嗽锻炼,以促进肺部痰液排出。同时,应合理使用抗生素以预防肺部感染的发生。

实习指导　特殊病例实习中的伦理考量与沟通技巧

（一）特殊病例实习中的伦理考量

1.老年患者的伦理考量

（1）尊重自主权:老年患者可能因年龄、疾病等因素而面临决策困难,医生应尊重其自主权,耐心解释治疗方案,帮助其做出明智选择。

（2）保护隐私:在诊疗过程中,应特别注意保护老年患者的隐私,避免在公共场合讨论其病情。

（3）关注生活质量:在制定治疗方案时,除考虑疾病治疗外,还应关注老年患者的生活质量,尽量减轻其痛苦和不适。

2.儿童患者的伦理考量

（1）最佳利益原则:儿童患者无法自主决策,医生应以其最佳利益为出发点,制定治疗方案。

（2）知情同意:对于需手术治疗的儿童患者,医生应向家长详细解释手术风险、收益及替代方案,获取其知情同意。

（3）心理关怀:关注儿童患者的心理需求,给予适当的安慰和陪伴,减轻其恐惧和焦虑。

3.妊娠患者的伦理考量

（1）母婴安全：在处理妊娠合并胃肠外科疾病时，应首先考虑母婴的安全，尽量在保障胎儿健康的前提下进行治疗。

（2）尊重生育权：对于可能影响生育能力的治疗，医生应充分告知患者，尊重其生育权。

（3）心理支持：妊娠期间，患者可能因疾病和手术而产生焦虑、抑郁等情绪，医生应给予适当的心理支持和疏导。

4.免疫缺陷患者的伦理考量

（1）预防感染：免疫缺陷患者易感染，医生应严格遵守无菌操作规范，预防术后感染。

（2）知情同意：向患者详细解释治疗方案、可能的风险及预防措施，获取其知情同意。

（3）保护隐私：免疫缺陷患者的病情可能涉及个人隐私，医生应严格保密，避免泄露。

（二）特殊病例实习中的沟通技巧

1.沟通技巧的重要性　在特殊病例的实习中，有效的沟通技巧是建立良好医患关系、提高治疗效果的关键。通过有效的沟通，医生可以更好地了解患者的病情和需求，向其解释治疗方案，获取其信任和配合。

2.沟通技巧的具体应用

（1）倾听与同理心：在沟通时，医生应耐心倾听患者的陈述，表现出同理心，让患者感受到被理解和尊重。

（2）清晰表达：使用简单明了的语言解释医学术语和复杂概念，确保患者能够充分理解。对于老年患者和儿童患者，更应注重语言的通俗易懂。

（3）非语言沟通：医生的肢体语言、面部表情等也是沟通的重要组成部分。通过微笑、点头等动作，可以传递出友好、关心的信息，增强患者的信任感。

（4）情绪管理：在沟通中，医生应学会控制自己的情绪，保持冷静、专业的态度。同时，也要关注患者的情绪变化，及时给予安慰和疏导。

（5）家属沟通：对于无法直接沟通的患者（如儿童、昏迷患者），医生应与家属保持密切沟通，及时告知病情和治疗进展，获取家属的支持和配合。

3.特殊病例中的沟通策略

（1）老年患者：与老年患者沟通时，应放慢语速，提高音量，确保其能够听清并理解。同时，要关注其心理状态，给予适当的安慰和鼓励。

（2）儿童患者：与儿童患者沟通时，应采用儿童易于理解的语言和方式，如通过玩具、图画等辅助沟通。同时，要关注其情绪变化，给予适当的陪伴和安慰。

（3）妊娠患者：与妊娠患者沟通时，应特别注重其心理需求，给予适当的心理支持和疏导。同时，要向其详细解释治疗方案对胎儿的影响，消除其顾虑。

（4）免疫缺陷患者：与免疫缺陷患者沟通时，应强调预防感染的重要性，向其详细讲解预防措施和注意事项。同时，要关注其心理状态，给予适当的安慰和鼓励。

（三）特殊病例实习方法

1.案例分析　通过具体案例分析，帮助医学生更好地理解特殊病例实习中的伦理考量与沟通技巧。例如，分析一个老年胃癌患者的治疗过程，讨论如何在治疗过程中尊重患者的自主权、保护其隐私、关注其生活质量；分析一个儿童先天性巨结肠患者的治疗过程，讨论如何与家长沟通、如何安抚儿童患者等。

2. 角色扮演　通过角色扮演的方式,让医学生模拟特殊病例的诊疗过程,练习沟通技巧。例如,让医学生扮演医生,与模拟患者(可由其他同学扮演)进行沟通,练习解释治疗方案、获取知情同意、处理患者疑虑等。

3. 实地观察与学习　跟随带教医生参与特殊病例的诊疗过程,实地观察医生如何与患者沟通、如何处理伦理问题。通过实地学习,医学生可以更加直观地了解伦理与沟通在临床实践中的应用。

4. 反思与总结　每次实习结束后,医学生都应进行反思与总结,分析自己在伦理考量与沟通技巧方面的表现,识别存在的问题和不足,提出改进计划。通过不断的反思与总结,医学生可以逐渐提升自己的伦理素养和沟通能力。

(四)提升伦理素养与沟通技巧的建议

1. 加强伦理教育　医学院校应加强对医学生的伦理教育,将伦理学课程纳入必修体系,培养学生的伦理意识和道德责任感。通过案例教学、伦理讨论等方式,引导学生深入思考伦理问题,培养其解决伦理冲突的能力。

2. 注重实践锻炼　实践是提升伦理素养和沟通技巧的重要途径。医学生应积极参与临床实习,通过处理特殊病例,锻炼自己的伦理判断能力和沟通能力。同时,要珍惜每一次与患者沟通的机会,将所学知识应用于实践中。

3. 寻求专业指导　在遇到复杂的伦理问题或沟通技巧挑战时,医学生应积极向带教医生、伦理委员会或专业机构寻求帮助和指导。通过专业人士的点拨和建议,医学生可以更快地成长和进步。

4. 关注患者需求　医学生应始终将患者的需求放在首位,关注患者的身体状况、心理状态和情感需求。通过耐心倾听、细心观察和积极回应,与患者建立良好的关系,为其提供优质的医疗服务。

5. 持续自我提升　伦理素养和沟通技巧的提升是一个持续的过程。医学生应保持谦逊和学习的态度,不断阅读相关书籍、参加培训课程和学术会议,更新自己的知识和技能。同时,要关注医疗领域的伦理动态和沟通技巧的新进展,努力跟上时代的步伐。

(五)特殊病例实习中的伦理与沟通挑战及应对策略

1. 伦理挑战及应对策略

(1)治疗决策冲突:在特殊病例中,患者或其家属可能与医生在治疗决策上存在分歧。例如,老年患者可能因担心手术风险而选择保守治疗,而医生可能认为手术是最佳选择。此时,医生应尊重患者的自主权,同时充分告知其治疗方案的利弊,帮助患者做出明智决策。若冲突无法调和,可寻求伦理委员会或专业机构的帮助。

(2)隐私保护难题:特殊病例往往涉及患者的敏感信息,如免疫缺陷患者的病情可能引发社会歧视。医生应严格遵守医疗保密原则,确保患者隐私不被泄露。在需要公开患者信息以进行教学或科研时,应事先征得患者或其家属的同意,并采取必要的脱敏措施。

(3)资源分配困境:在医疗资源有限的情况下,特殊病例可能面临资源分配的困境。例如,重症监护室床位紧张时,如何决定哪位患者需要优先入住?医生应遵循公平、公正的原则,根据患者的病情、治疗需求和预后情况做出决策。同时,要与患者及其家属进行充分沟通,解释资源分配的依据和过程。

2. 沟通挑战及应对策略

(1)患者理解能力有限:老年患者、儿童患者或文化水平较低的患者可能难以理解复杂的医学信息。医生应采用简单明了的语言和方式进行沟通,必要时可借助图画、模型等辅助工具。同时,要鼓励患者提问,及时解答其疑虑。

（2）患者情绪波动大：特殊病例中的患者可能因疾病、疼痛或治疗过程中的不适而产生强烈的情绪波动。医生应保持冷静、专业的态度，给予患者足够的安慰和支持。同时，要关注患者的心理状态，及时发现并处理其心理问题。

（3）家属参与度不高：在某些情况下，患者家属可能因工作、生活等原因无法全程参与患者的治疗过程。医生应主动与家属保持联系，定期向其通报患者的病情和治疗进展。同时，要鼓励家属参与患者的日常护理和康复过程，增强患者的家庭支持。

（4）跨文化沟通障碍：随着国际化进程的加快，医生可能面临来自不同文化背景的患者。跨文化沟通中可能因语言、习俗、价值观等差异而产生障碍。医生应尊重患者的文化背景和信仰习俗，采用合适的方式进行沟通。必要时可寻求翻译人员或文化中介的帮助。

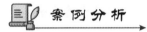 案例分析

案例一　老年胃癌

1. 背景　患者男性，72 岁，因上腹痛、食欲减退、体重下降等症状就诊。胃镜检查发现胃体部巨大溃疡，病理诊断为胃癌。

2. 过程

（1）术前评估：患者存在高血压、糖尿病等慢性疾病，心肺功能较差，手术风险较高。经过综合评估，决定采用腹腔镜胃癌根治术。

（2）手术治疗：手术过程顺利，切除肿瘤及周围淋巴结，术后恢复良好。

（3）术后管理：患者术后出现肺部感染等并发症，经过积极治疗后好转。术后给予营养支持和康复治疗，促进患者早日康复。

3. 结果　患者术后恢复良好，无严重并发症发生，顺利出院。

4. 分析　老年胃癌患者在治疗过程中需要全面考虑其身体状况和手术风险，制定个体化的治疗方案。术后需要加强监测和管理，及时发现和处理并发症，促进患者早日康复。

案例二　老年肠梗阻

1. 背景　患者女性，80 岁，因腹痛、腹胀、呕吐等症状就诊。腹部 CT 检查发现肠梗阻。

2. 过程

（1）保守治疗：患者年龄较大，身体状况较差，决定采用保守治疗。给予胃肠减压、灌肠、补液等治疗措施。

（2）病情观察：密切观察患者病情变化，及时调整治疗方案。

（3）手术治疗：保守治疗无效后，决定采用手术治疗。手术过程中发现为肿瘤性肠梗阻，行肿瘤切除及肠吻合术。

3. 结果　患者术后恢复良好，无严重并发症发生，顺利出院。

4. 分析　老年肠梗阻患者在治疗过程中需要全面考虑其身体状况和手术风险，制定个体化的治疗方案。保守治疗无效时需要及时采取手术治疗，术后需要加强监测和管理，促进患者早日康复。

案例三　儿童先天性巨结肠症

1. 背景　患儿男性,3岁,因便秘、腹胀等症状就诊。钡剂灌肠检查发现先天性巨结肠症。

2. 过程

(1)术前准备:患儿年龄较小,需要进行充分的术前准备,包括肠道准备、营养支持等。

(2)手术治疗:采用经肛门巨结肠根治术,手术过程顺利。

(3)术后管理:术后给予营养支持和康复治疗,促进患儿早日康复。

3. 结果　患儿术后恢复良好,无严重并发症发生,顺利出院。

4. 分析　儿童先天性巨结肠症在治疗过程中需要充分考虑患儿的年龄和身体状况,制定个体化的治疗方案。术后需要加强监测和管理,及时发现和处理并发症,促进患儿早日康复。

案例四　儿童急性阑尾炎

1. 背景　患儿女性,8岁,因转移性右下腹痛就诊。腹部B超检查发现急性阑尾炎。

2. 过程

(1)术前评估:患儿年龄较小,身体状况良好,手术风险较低。决定采用腹腔镜阑尾切除术。

(2)手术治疗:手术过程顺利,切除阑尾后无并发症发生。

(3)术后管理:术后给予营养支持和康复治疗,促进患儿早日康复。

3. 结果　患儿术后恢复良好,无严重并发症发生,顺利出院。

4. 分析　儿童急性阑尾炎在治疗过程中需要充分考虑患儿的年龄和身体状况,制定个体化的治疗方案。术后需要加强监测和管理,及时发现和处理并发症,促进患儿早日康复。同时,对于儿童患者,还需要特别注意其心理行为问题,及时给予心理支持和干预,减轻其恐惧和焦虑情绪,提高其治疗依从性。

各 论 篇

第六章　食管疾病

第一节　食管的解剖与生理

食管是人体消化系统中的重要组成部分,连接咽和胃,负责将食物从口腔输送到胃中进行消化。了解其解剖结构与生理功能对于理解食管疾病的发生、诊断与治疗至关重要。

一、食管的解剖结构

食管,作为人体消化系统的重要组成部分,是一条既长且狭窄的肌性管道,其全长在25～30 cm,扮演着将食物从咽部输送至胃部的关键角色。这一精细结构始于咽部的下缘,具体起点位于第六颈椎的下缘,随后它深入胸腔,紧贴脊柱前方下行,直至穿越膈肌的食管裂孔,最终进入腹腔,与胃的贲门相接。食管的解剖结构依据其走行路径可分为颈部食管、胸部食管和腹部食管三大部分,每一部分都展现出了独特的解剖特征和相应的临床意义。

1. 颈部食管

(1)位置:颈部食管位于下咽与颈静脉切迹之间,是食管最上端的一段。

(2)特点:此段食管相对较短,大约仅有5 cm的长度。它前方被气管所覆盖,后方则紧邻脊柱,这种特殊的解剖位置使得颈部食管在空间上显得较为局促。

(3)临床意义:由于颈部食管紧邻多个重要结构,如气管和脊柱,因此该区域的疾病,如肿瘤、炎症等,不仅可能直接影响吞咽功能,导致吞咽困难或疼痛,而且在治疗过程中,尤其是手术操作时,空间极为有限,大大增加了治疗的难度和风险。此外,颈部食管的病变还可能侵犯周围结构,引起更广泛的症状和并发症。

2. 胸部食管

(1)位置:胸部食管起始于颈静脉切迹,向下延伸至膈肌的食管裂孔,是食管最长的一段。

(2)特点:此段食管长度为18～20 cm,它穿行于胸腔内,沿途与众多重要结构紧密相邻,包括主动脉弓、左主支气管、心包等。这种解剖上的邻近关系使得胸部食管的疾病容易累及或影响这些周边器官。

(3)临床意义:胸部食管的疾病,如食管癌、食管炎等,不仅可能导致吞咽障碍,还可能影响呼吸和循环系统的功能,如引起呼吸困难、胸痛等症状。此外,由于胸部食管周围环绕着众多维持生命的关键结构,手术治疗时需在极其复杂的解剖环境中进行,稍有不慎便可能引发严重并发症,因此手术风险相对较高。

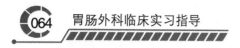

3. 腹部食管

(1)位置:腹部食管起始于膈肌的食管裂孔,终止于胃的贲门,是食管最末端的一段。

(2)特点:此段食管较短,长度仅为 2~3 cm,它位于腹腔内,直接与胃底相连,是食管与胃之间的过渡区域。

(3)临床意义:腹部食管的疾病往往与胃部疾病紧密相关,如胃食管反流病、胃食管连接处肿瘤等。治疗这类疾病时,医生需综合考虑食管与胃的功能状态,以及两者之间的相互作用,制定合适的治疗方案。此外,腹部食管的疾病也可能影响食物的排空和消化过程,导致消化不良、腹胀等症状。

食管的管壁结构精细而复杂,从内向外依次为黏膜层、黏膜下层、肌层和外膜层。黏膜层是食管最内层,由复层鳞状上皮和固有层组成,具有保护食管免受食物摩擦损伤和分泌润滑物质的功能;黏膜下层为疏松结缔组织,富含血管和神经丛,为食管提供血液供应和感觉传导;肌层由内环行肌和外纵行肌组成,通过协调的收缩和舒张,实现食管的蠕动和排空功能;外膜层则是由纤维组织构成,它将食管与周围组织紧密相连,起到固定和支撑作用。

食管在解剖上还存在三处生理性狭窄,这些部位分别是食管起始处(咽与食管交界处)、食管与左主支气管交叉处及食管穿过膈肌的食管裂孔处。这些狭窄部位由于管腔相对缩小,成为异物易滞留的区域,同时也是食管癌等肿瘤的好发部位,具有重要的临床意义。了解并掌握食管的解剖结构和生理特点,对于准确诊断食管疾病、制定合理治疗方案以及评估预后具有重要意义。

二、食管的生理功能

食管,作为消化系统的重要通道,承担着将食物从口腔安全、高效地输送至胃部的重任。这一功能的实现,依赖于食管精细而复杂的生理功能,主要包括蠕动功能、分泌功能和抗反流功能。这些功能相互协调,共同确保食物在食管内的顺利通行,同时还能有效防止食物及胃内容物的反流,保护食管黏膜免受损伤。

1. 蠕动功能

(1)原理:食管的蠕动功能是其最为核心的生理功能之一,它依赖于食管肌层中环行肌和纵行肌的精确配合。当食物被吞咽进入食管后,首先触发的是食管上端的环行肌收缩,这一动作类似于一个"闸门",将食物紧紧包裹并推向下方。紧接着,下方的纵行肌开始收缩,它们像一条条"传送带",通过连续的、波浪式的推进运动,即食管蠕动波,将食物一步步推向胃部。这种蠕动波的产生和传递,是由食管平滑肌的自律性收缩和神经调节共同作用的结果,确保了食物在食管内的快速、有效移动。

(2)作用:食管的蠕动功能不仅确保了食物能够被迅速且有效地从口腔输送到胃中,还通过其连续的、向下的推进力,有效防止了食物的反流。这种精细的协调机制,使得人体在进食时能够保持高效的消化过程,同时避免了因食物反流而可能引发的呛咳、误吸等风险。

2. 分泌功能

(1)原理:食管黏膜层内分布着众多微小的腺体,这些腺体能够持续分泌黏液,形成一层薄薄的黏液层,覆盖在食管黏膜表面。这层黏液层就像是一层"润滑剂",能够显著减少食物在食管内移动时对黏膜的摩擦和损伤。

(2)作用:食管的分泌功能对于保护食管黏膜至关重要。黏液层的存在,不仅为食物提供了一个顺畅的通道,减少了因摩擦而产生的炎症和溃疡风险,还通过其湿润作用,使得食管内环境更加适宜食物的通过。此外,黏液层还具有一定的抗菌作用,能够抵御外界病原体的侵入,进一步维护食管的健康。

3.抗反流功能

(1)原理:食管的抗反流功能主要由食管下括约肌(LES)承担。LES是位于食管与胃交界处的一圈环形肌肉,它平时处于紧张收缩状态,形成一个高压区,有效阻止胃内容物(包括胃酸、胃蛋白酶等)逆流进入食管。当食物进入胃中时,LES会暂时松弛,允许食物顺利进入胃内;一旦食物通过,LES便迅速恢复收缩状态,再次形成高压区,确保抗反流功能的持续有效。

(2)作用:食管的抗反流功能对于保护食管黏膜免受胃酸、胃蛋白酶等有害物质的侵蚀至关重要。胃酸和胃蛋白酶是消化食物的重要物质,但它们对食管黏膜却具有强烈的腐蚀性。如果LES功能失常,导致胃内容物频繁反流进入食管,就会引发食管炎症、溃疡甚至更严重的疾病,如反流性食管炎、巴雷特食管(Barrett食管)等。因此,抗反流功能是食管生理功能中不可或缺的一部分,它确保了食管内环境的稳定和安全。

三、食管疾病的解剖与生理基础

食管疾病的发生往往与食管的解剖结构和生理功能异常密切相关。了解这些异常有助于更好地理解食管疾病的病因、病理生理过程及临床表现,从而指导诊断和治疗。

1.解剖结构异常

(1)食管狭窄:食管的生理狭窄部位,包括食管起始处、食管与左主支气管交叉处及食管穿过膈肌的食管裂孔处,是异物易滞留和食管癌的高发区域。当这些部位因炎症、肿瘤、外伤或先天性因素发生狭窄时,食管的通透性将受到严重影响,导致吞咽困难、食物反流、胸骨后疼痛等症状。狭窄的程度和性质不同,临床表现也会有所差异,从轻度的进食不畅到严重的完全性梗阻,都可能发生。

(2)食管憩室:是指食管壁向外突出的囊袋状结构,多发生于食管的中下段。这种解剖异常可能由于食管壁肌肉层的先天性薄弱、后天性退行性变,或是食管内压力长期增高而形成。憩室内容物易滞留食物残渣和分泌物,成为细菌滋生的温床,从而引发感染、炎症,甚至形成脓肿。患者可能出现吞咽困难、食物反流、颈部或胸部不适等症状,严重时还可能并发出血、穿孔等危及生命的并发症。

(3)食管裂孔疝:是指腹腔内脏器(如胃的一部分)通过扩大的膈肌食管裂孔进入胸腔的一种解剖异常。这种疝气的存在,破坏了食管与胃之间的正常解剖关系,导致胃内容物容易反流进入食管,引起胃食管反流病。患者常表现为烧心、反酸、嗳气、胸痛等症状,严重时可影响生活质量,甚至并发食管狭窄、出血、溃疡等严重并发症。

2.生理功能异常

(1)食管蠕动功能障碍:食管蠕动波是确保食物顺利从口腔输送到胃部的关键。当食管蠕动功能减弱或消失时,食物在食管内的推进速度将减慢,甚至停滞不前,导致吞咽困难、食物反流等症状。这种异常可能由神经调节异常(如食管神经肌肉疾病)、肌肉结构改变(如食管平滑肌萎缩)、药物不良反应(如某些抗胆碱能药物)等多种因素引起。长期蠕动功能障碍,还可能引起食管扩张、食物滞留性食管炎等继发性病变。

(2)LES功能障碍:食管下括约肌是防止胃内容物反流进入食管的重要屏障。当LES松弛不全或张力下降时,胃内容物容易逆流而上,进入食管,引起胃食管反流病。这种功能障碍可能由神经调节异常(如迷走神经功能障碍)、药物不良反应(如钙通道阻滞剂、镇静剂)、食管炎症、手术损伤等多种因素导致。患者常表现为烧心、反酸、胸痛等症状,严重时还可能并发食管炎、食管狭窄、Barrett食管等病变,增加患食管癌的风险。

(3)食管黏膜屏障功能减弱:食管黏膜屏障是保护食管黏膜免受反流物、食物残渣、胃酸等有害物质损伤的重要防线。当这层屏障功能减弱时,食管黏膜将变得更加脆弱,容易受到各种刺激因素的损伤,导致炎症、糜烂、溃疡等病变。长期反复的损伤,还可能促进食管黏膜上皮的化生,即 Barrett 食管的形成,这是食管癌的重要癌前病变。食管黏膜屏障功能减弱的原因可能包括反流性疾病的长期刺激、食管炎症、药物损伤、吸烟饮酒等不良生活习惯。

第二节　胃食管反流病

胃食管反流病(gastroesophageal reflux disease,GERD)是指胃内容物(包括胃酸、胃蛋白酶、胆汁等)反流入食管,引起食管黏膜损伤和(或)症状的一种慢性疾病。该病的主要症状包括烧心、反酸、胸骨后疼痛等,严重时可导致食管狭窄、Barrett 食管等并发症,甚至演变为食管癌。GERD 是全球范围内常见的消化系统疾病之一,对患者的生活质量造成严重影响。

一、流行病学

胃食管反流病的发病率在不同国家和地区存在差异,但总体呈上升趋势。在西方国家,GERD的发病率较高,可能与饮食习惯、生活方式、肥胖率等多种因素有关。在我国,随着生活水平的提高和饮食结构的改变,GERD 的发病率也逐渐上升,尤其是在城市地区。此外,GERD 的发病还受到年龄、性别、遗传因素等多种因素的影响。

二、病因

胃食管反流病的发病机制错综复杂,它并非由单一因素所致,而是多种因素相互交织、共同作用的结果。以下是对其主要病因的详细阐述。

1. 食管下括约肌功能障碍　食管下括约肌作为食管与胃之间的关键环形肌肉,其正常收缩功能对于防止胃内容物反流至关重要。当 LES 出现功能障碍,如松弛不全或张力下降时,胃内容物便容易突破这道屏障,反流入食管。这种反流不仅破坏了食管的正常生理环境,还可能导致食管黏膜的损伤和炎症,从而引发 GERD。LES 功能障碍的原因可能包括神经调节异常、肌肉结构改变,以及药物不良反应等。

2. 食管黏膜屏障功能减弱　食管黏膜是保护食管免受外界刺激和损伤的重要屏障。当食管黏膜屏障功能减弱时,反流物中的胃酸、胃蛋白酶等有害物质便容易穿透黏膜层,直接损伤食管黏膜细胞,引发炎症和糜烂。长期反复的损伤还可能导致食管黏膜上皮的化生,形成 Barrett 食管,进而增加食管癌的风险。食管黏膜屏障功能减弱的原因可能包括黏膜细胞损伤、修复能力下降,以及免疫功能紊乱等。

3. 胃内压力升高　胃内压力升高是推动胃内容物向食管反流的重要动力。当胃内压力升高时,胃内容物便容易突破 LES 的阻挡,反流入食管。胃内压力升高的原因多种多样,包括胃排空延迟、胃扩张、胃内气体增多等。这些因素可能单独或联合作用,导致胃内压力持续升高,从而诱发 GERD。

4. 精神心理因素　精神紧张、焦虑、抑郁等情绪因素在 GERD 的发病中扮演着重要角色。这些情绪因素可通过影响神经调节和激素分泌,导致食管和胃的动力异常,从而诱发 GERD。具体来说,精神紧张和焦虑可能刺激迷走神经,导致 LES 松弛和食管蠕动减弱;而抑郁情绪则可能影响胃肠激素的分泌,进一步加剧食管和胃的动力异常。因此,在治疗 GERD 时,除了针对病因进行药物治疗外,还应重视患者的心理调适和情绪管理。

此外,生活习惯与饮食因素也是影响胃内压力的重要因素。高脂肪、高蛋白、低纤维的饮食,以及过度饮酒、吸烟、咖啡和浓茶等刺激性物质的摄入,都可能增加胃内压力,从而增加 GERD 的发病风险。因此,改善饮食习惯和生活方式对于预防和治疗 GERD 具有重要意义。

三、病理生理

胃食管反流病的病理生理过程是一个复杂而多环节的过程,它涉及反流物的形成与反流、食管黏膜损伤以及神经调节与激素分泌异常等多个方面。

1.反流物的形成与反流 在 GERD 的病理生理过程中,反流物的形成与反流是首要环节。胃内容物,包括胃酸、胃蛋白酶、胆汁等,在胃内压力的作用下,通过松弛的食管下括约肌反流入食管。这些反流物中的物质,特别是胃酸和胃蛋白酶,对食管黏膜具有强烈的损伤作用。它们能够破坏食管黏膜的完整性,导致黏膜屏障功能受损,从而引发后续的病理生理变化。

2.食管黏膜损伤 反流物与食管黏膜接触后,会立即对黏膜产生损伤作用。这种损伤主要表现为黏膜炎症、糜烂、溃疡等。这些损伤不仅破坏了食管黏膜的完整性,还影响了黏膜的正常生理功能。长期反复的损伤更是会促进食管黏膜上皮的化生,形成 Barrett 食管。Barrett 食管是一种癌前病变,它的出现大大增加了食管癌的风险。因此,食管黏膜损伤是 GERD 病理生理过程中的重要环节,也是导致疾病进展和恶化的关键因素。

3.神经调节与激素分泌异常 在 GERD 的病理生理过程中,神经调节与激素分泌异常也扮演着重要角色。GERD 患者的食管和胃的动力异常与神经调节和激素分泌异常密切相关。例如,迷走神经张力增高可促进食管下段括约肌松弛,导致反流的发生。而胃泌素、胃动素等激素的分泌异常也会影响食管和胃的动力功能,进一步加剧反流和食管黏膜损伤。这些神经调节和激素分泌异常可能是由多种因素引起的,包括精神紧张、焦虑、抑郁等情绪因素,以及饮食习惯、生活方式等环境因素。因此,在治疗 GERD 时,除了针对反流和食管黏膜损伤进行药物治疗外,还应重视调节患者的神经和激素水平,以达到更好的治疗效果。

四、临床表现

胃食管反流病的临床表现多样,主要包括以下几个方面。

1.典型症状 烧心、反酸是 GERD 的典型症状。烧心是指胸骨后或剑突下的烧灼感,常由胸骨下段向上延伸;反酸是指胃内容物在无恶心和不用力的情况下涌入口腔或咽部的感觉。

2.非典型症状 除典型症状外,GERD 患者还可能出现胸痛、吞咽困难、咳嗽、哮喘、咽喉炎等非典型症状。这些症状可能与反流物刺激食管、咽喉、气管等组织有关。

3.并发症 GERD 的并发症包括食管狭窄、Barrett 食管、食管癌等。食管狭窄可导致吞咽困难;Barrett 食管是食管癌的癌前病变,需定期监测;食管癌是 GERD 的严重并发症,需及时诊治。

五、诊断方法

胃食管反流病的诊断主要依据患者的病史、临床表现和辅助检查。常用的诊断方法如下。

1.病史询问与临床表现评估 详细询问患者的病史,包括症状的出现时间、持续时间、诱发因素、缓解因素等,以及有无并发症的表现。结合患者的临床表现,可初步判断是否为 GERD。

2. 上消化道内镜检查 上消化道内镜检查是诊断 GERD 的重要手段。通过内镜可观察食管黏膜的损伤情况,如炎症、糜烂、溃疡等,并可评估食管狭窄、Barrett 食管等并发症。

3. 24 h 食管 pH 监测 24 h 食管 pH 监测可动态监测食管内 pH 的变化,了解反流物的酸度和反流时间,有助于确诊 GERD 并评估病情严重程度。

4. 食管测压检查 食管测压检查可评估食管下括约肌的功能状态,了解食管的动力异常,有助于诊断 GERD 并指导治疗。

5. 钡餐造影与 CT 检查 钡餐造影可观察食管的形态和蠕动情况,有助于排除食管占位性病变;CT 检查可了解食管周围组织的结构和病变情况,有助于诊断食管狭窄等并发症。

六、治疗

胃食管反流病作为一种慢性且可能影响生活质量的疾病,其治疗策略旨在全面管理症状、预防疾病复发,并有效防止可能出现的并发症。治疗 GERD 的方法主要包括一般治疗、药物治疗、内镜治疗以及手术治疗,每种治疗方法都有其特定的适应证和目的。

(一)一般治疗

一般治疗是 GERD 管理的基础,它侧重于通过调整生活习惯和饮食结构来减轻症状。GERD 患者应避免高脂肪、高蛋白、低纤维的饮食,因为这些食物可能增加胃内压力,促进反流。同时,减少刺激性物质的摄入,如酒精、咖啡、浓茶等,也是非常重要的,因为这些物质可能直接刺激食管黏膜,加剧症状。

除了饮食调整,保持心情愉悦,避免精神紧张和焦虑也是一般治疗的重要组成部分。精神紧张和焦虑可能通过影响神经调节和激素分泌,导致食管和胃的动力异常,从而诱发或加重 GERD。因此,患者可以通过冥想、瑜伽、深呼吸等放松技巧来减轻精神压力,改善 GERD 症状。

(二)药物治疗

药物治疗是 GERD 的主要治疗手段,它通过直接作用于疾病病理生理过程的不同环节来缓解症状。常用的药物包括抑酸药、促胃肠动力药、黏膜保护剂等。

1. 抑酸药 如质子泵抑制剂(PPI),这类药物能够强效抑制胃酸分泌,从而减少反流物的酸度,减轻食管黏膜的损伤。PPI 是治疗 GERD 的一线药物,特别是对于症状严重或伴有食管炎的患者。然而,长期使用 PPI 可能导致一些不良反应,如骨质疏松、肠道菌群失调等,因此需要在医生指导下使用。

2. 促胃肠动力药 如多潘立酮,这类药物能够促进胃排空,降低胃内压力,从而减少反流的发生。促动力药通常与抑酸药联合使用,以增强治疗效果。

3. 黏膜保护剂 如硫糖铝,这类药物能够在食管黏膜表面形成一层保护膜,防止反流物对黏膜的直接损伤,并促进黏膜的修复。黏膜保护剂通常用于辅助治疗,以加速症状的缓解和黏膜的愈合。

(三)内镜治疗

对于药物治疗无效或不愿长期服药的患者,内镜治疗提供了一种有效的替代选择。内镜治疗直接作用于食管下括约肌或胃底,旨在增强 LES 的张力,减少反流。

1. 射频治疗 射频治疗是一种通过射频能量刺激 LES 肌肉组织,促进其收缩和增强的方法。这种治疗方法通常需要在内镜下进行,具有创伤小、恢复快等优点。然而,射频治疗的效果可能因个体差异而有所不同,部分患者可能需要多次治疗才能达到满意的效果。

2. 内镜下缝合术 内镜下缝合术是一种通过缝合 LES 周围的胃壁组织,增强 LES 张力的方法。

这种治疗方法通常适用于 LES 松弛较为严重的患者。内镜下缝合术的效果相对持久,但也可能存在一些并发症,如缝合处感染、出血等。

(四)手术治疗

对于严重 GERD 患者,如食管狭窄、Barrett 食管等并发症,或药物治疗和内镜治疗无效的患者,手术治疗是最后的选择。手术方式的选择应根据患者的具体情况和医生的经验来决定,旨在重建抗反流屏障,恢复食管和胃的正常功能。

1. 胃底折叠术 是一种通过手术将胃底部分折叠并固定于食管下段,以增强 LES 张力和防止反流的方法。这种手术通常需要在腹腔镜或开腹下进行,具有创伤相对较大、恢复时间较长的特点。然而,胃底折叠术对于严重 GERD 患者,特别是伴有食管狭窄或 Barrett 食管的患者,可能是一种有效的治疗方法。

手术过程中,医生会根据患者的具体情况选择合适的折叠方式和固定方法。术后,患者需要遵循医生的指导进行饮食调整和生活习惯的改变,以促进恢复和防止复发。虽然胃底折叠术在某些情况下可能取得良好的效果,但并非所有 GERD 患者都适合接受这种手术。因此,在决定手术前,医生要对患者进行全面的评估和讨论。

2. 抗反流手术 是一种通过手术重建抗反流屏障,恢复食管和胃的正常功能的方法。这种手术通常适用于 LES 功能障碍严重、药物治疗和内镜治疗无效的患者。抗反流手术的方式多种多样,包括 LES 重建、胃底固定术等。

(1)LES 重建:LES 重建是一种通过手术修复或重建 LES 肌肉组织,增强其收缩和张力的方法。这种手术通常适用于 LES 松弛或损伤严重的患者。LES 重建手术的效果可能因个体差异而有所不同,部分患者可能需要结合其他治疗方法来达到最佳效果。

(2)胃底固定术:胃底固定术是一种通过手术将胃底部分固定于腹腔内其他结构,以减少胃内压力和防止反流的方法。这种手术通常适用于胃内压力升高、胃扩张等导致反流的患者。胃底固定术的效果相对持久,但也可能存在一些并发症,如手术部位感染、出血等。

在选择抗反流手术时,医生会根据患者的具体情况、症状的严重程度以及手术的风险和益处进行综合评估。手术前后,患者需要与医生密切合作,遵循医生的指导进行术前准备和术后康复。

3. 手术的并发症 与风险虽然手术治疗 GERD 可能取得良好的效果,但并非没有风险和并发症。手术并发症可能包括手术部位感染、出血、吻合口瘘等。此外,手术还可能导致一些远期并发症,如吞咽困难、胃排空障碍等。

为了减少手术并发症和风险,患者需要在手术前进行全面的评估和准备。这包括详细的病史询问、体格检查、实验室检查和影像学检查等。医生会根据患者的具体情况制定个性化的手术方案,并在手术过程中采取必要的预防措施。

术后,患者需要遵循医生的指导进行饮食调整和生活习惯的改变。这包括避免高脂肪、高蛋白、低纤维的饮食,减少刺激性物质的摄入,保持心情愉悦等。同时,患者还需要定期随访和复查,以便及时发现并处理可能出现的并发症和其他问题。

七、预防措施

胃食管反流病的预防措施主要包括以下几个方面。

1. 调整饮食习惯 保持合理的饮食结构,避免高脂肪、高蛋白、低纤维的饮食,增加膳食纤维的摄入,如蔬菜、水果等。减少刺激性物质的摄入,如酒精、咖啡、浓茶等。

2. 控制体重　肥胖是 GERD 的发病因素之一。通过控制饮食和增加运动,保持合理的体重,可降低 GERD 的发病风险。

3. 避免精神紧张和焦虑　精神紧张和焦虑可影响食管和胃的动力功能,诱发 GERD。因此,应保持心情愉悦,避免精神紧张和焦虑。

4. 定期体检　定期体检可及时发现食管和胃的病变,如食管炎症、胃溃疡等,有助于早期诊治GERD 并防止并发症的发生。

第三节　贲门失弛缓症

贲门失弛缓症是一种以食管下括约肌(LES)松弛障碍、食管蠕动缺乏为特征的疾病。该病的特点是 LES 不能完全松弛,从而导致食物通过食管进入胃时受阻,食物滞留于食管内,引起一系列临床症状。贲门失弛缓症是食管动力障碍性疾病中最常见的一种,可对患者的日常生活和营养摄入造成严重影响。

一、流行病学

贲门失弛缓症的发病率在全球范围内存在一定差异,但普遍认为是相对罕见的疾病。然而,在某些地区或特定人群中,其发病率可能较高。该病的发病年龄跨度较大,从青少年到老年人均可发病,但多数患者在中年时期出现症状。此外,贲门失弛缓症的发病还受到遗传因素、环境因素等多种因素的影响,其具体机制尚未完全明确。

二、病因

贲门失弛缓症的病因至今尚未完全明确,但多数研究认为该病的发生与神经肌肉功能障碍密切相关。

1. 神经调节异常　LES 的松弛和收缩受到神经系统的精确调控。当食管壁内的神经调节出现异常时,可能导致 LES 的舒张功能受损。这种神经调节异常可能源于中枢神经系统或周围神经系统的病变,如脊髓损伤、脑干病变等。此外,迷走神经张力异常增高也可能导致 LES 过度收缩,从而引发贲门失弛缓症。

2. 肌肉结构改变　LES 的肌肉结构异常也是贲门失弛缓症的重要病因之一。LES 由环形平滑肌组成,其结构和功能完整性对于维持食管与胃之间的正常通道至关重要。当 LES 的肌肉纤维发生变性、萎缩或纤维化时,其收缩和舒张功能可能受到影响,导致 LES 不能完全松弛,从而引发贲门失弛缓症。

3. 遗传因素　遗传因素在贲门失弛缓症的发病中扮演着重要角色。研究表明,该病在家族中有明显的聚集现象,提示遗传因素可能参与其中。具体而言,某些基因变异可能导致 LES 的神经肌肉功能异常,从而增加贲门失弛缓症的发病风险。然而,目前关于贲门失弛缓症的遗传学研究仍处于起步阶段,尚需进一步深入探索。

4. 自身免疫因素　自身免疫因素也可能与贲门失弛缓症的发病有关。自身免疫性疾病是指机体免疫系统对自身组织产生异常免疫反应,导致组织损伤和功能异常。在贲门失弛缓症患者中,可能存在针对 LES 的自身免疫反应,导致 LES 的神经肌肉功能受损。然而,这一观点尚需更多研究来证实。

5. 感染因素　部分研究还表明,感染因素可能与贲门失弛缓症的发病有一定的关联。某些病毒或细菌感染可能损伤食管壁内的神经肌肉组织,导致 LES 的功能异常。然而,这一观点尚未得到广泛认可,尚需进一步研究来明确感染因素在贲门失弛缓症发病中的作用。

三、病理生理

贲门失弛缓症的病理生理过程主要涉及 LES 的功能异常和食管的排空障碍。

1. LES 功能异常　LES 是食管与胃之间的关键环形肌肉,其正常收缩和舒张功能对于维持食管与胃之间的正常通道至关重要。在贲门失弛缓症患者中,LES 的舒张功能受损,导致食物通过食管进入胃时受阻。这种舒张功能异常可能源于神经调节异常、肌肉结构改变等多种因素。

2. 食管排空障碍　由于 LES 不能完全松弛,食物在食管内滞留时间延长,导致食管排空障碍。长期滞留的食物可能刺激食管黏膜,引发炎症和溃疡等病变。此外,食管排空障碍还可能导致食管内压力升高,进一步加重 LES 的功能异常。

3. 食管扩张与代偿　随着疾病的进展,食管壁可能因长期承受高压而逐渐扩张。这种扩张可能是食管壁对 LES 功能异常的代偿反应,旨在增加食管的容量和降低食管内压力。然而,食管扩张也可能导致食管壁的功能和结构异常,如食管蠕动减弱、黏膜损伤等。

4. 胃食管反流　虽然贲门失弛缓症的主要特征是 LES 舒张功能受损,但在某些情况下,患者也可能出现胃食管反流。这可能是由于 LES 的短暂松弛或食管内压力升高导致的。胃食管反流可能进一步加重食管黏膜的损伤和炎症。

四、临床表现

贲门失弛缓症的临床表现多样,主要包括以下几个方面。

1. 吞咽困难　吞咽困难是贲门失弛缓症最常见的症状。患者可能感到食物通过食管时受阻,需要用力吞咽或多次吞咽才能将食物送入胃内。随着疾病的进展,吞咽困难可能逐渐加重,甚至导致患者无法进食。

2. 反流症状　部分患者可能出现反流症状,如反酸、嗳气等。这是由于 LES 功能异常,导致胃内容物反流入食管所致。反流症状可能加重食管黏膜的损伤和炎症,进一步影响患者的进食和营养摄入。

3. 胸痛　胸痛也是贲门失弛缓症的常见症状之一。胸痛可能源于食管内压力升高、食管壁肌肉痉挛或食管黏膜损伤等因素。胸痛通常表现为胸骨后或上腹部疼痛,可能呈阵发性或持续性。

4. 体重下降与营养不良　由于吞咽困难和反流症状的影响,患者可能出现体重下降和营养不良。长期无法摄入足够的食物和营养,导致患者身体状况逐渐恶化,可能出现消瘦、贫血等症状。

5. 其他症状　此外,贲门失弛缓症患者还可能出现其他症状,如咳嗽、哮喘、声音嘶哑等。这些症状可能与反流物刺激食管、咽喉、气管等组织有关。部分患者还可能出现精神症状,如焦虑、抑郁等,这可能与疾病对患者生活质量的影响有关。

五、诊断方法

贲门失弛缓症的诊断主要依据患者的病史、临床表现和辅助检查。常用的诊断方法如下。

1. 病史询问与临床表现评估　详细询问患者的病史,包括症状的出现时间、持续时间、诱发因素、缓解因素等,以及有无并发症的表现。结合患者的临床表现,如吞咽困难、反流症状、胸痛等,可初步判断是否为贲门失弛缓症。

2.上消化道内镜检查 上消化道内镜检查是诊断贲门失弛缓症的重要手段。通过内镜可观察食管黏膜的损伤情况,如炎症、溃疡等,并可评估食管扩张、LES功能异常等病变。此外,内镜检查还可排除其他食管疾病,如食管癌、食管炎等。

3.钡餐造影 钡餐造影可观察食管的形态和蠕动情况,有助于评估LES的功能状态和食管的排空能力。在钡餐造影中,患者吞咽含有钡剂的液体,通过X射线观察食管的蠕动和排空情况。若LES功能异常,食管排空可能延迟,钡剂在食管内滞留时间延长。

4.食管测压检查 食管测压检查可评估LES的功能状态,了解食管的动力异常。通过食管测压仪,可测量食管内不同部位的压力变化,从而判断LES的松弛和收缩功能。在贲门失弛缓症患者中,LES的松弛功能受损,测压检查可显示LES压力升高,松弛不完全。

5.其他检查 此外,还可进行CT、MRI等影像学检查,了解食管周围组织的结构和病变情况。对于疑似存在并发症的患者,如食管狭窄、食管癌等,可进行相应的检查以明确诊断。

六、治疗

贲门失弛缓症的治疗方法主要包括一般治疗、药物治疗、内镜治疗和手术治疗。每种治疗方法都有其特定的适应证和目的,应根据患者的具体情况选择合适的治疗方案。

1.一般治疗 一般治疗是贲门失弛缓症管理的基础,它侧重于通过调整饮食习惯和生活方式来减轻症状。患者应避免高脂肪、高蛋白、低纤维的饮食,因为这些食物可能增加食管内压力,促进反流。同时,减少刺激性物质的摄入,如酒精、咖啡、浓茶等,也是非常重要的。此外,患者还应保持心情愉悦,避免精神紧张和焦虑,因为这些情绪因素可能加剧症状。

2.药物治疗 药物治疗是贲门失弛缓症的主要治疗手段之一。常用的药物包括硝酸酯类药物、钙通道阻滞剂、抗胆碱能药物等。这些药物可通过松弛LES、降低食管内压力等方式来缓解症状。然而,药物治疗通常只能暂时缓解症状,无法根治疾病。此外,长期使用药物可能导致一些不良反应,如头痛、心悸、口干等。因此,在使用药物治疗时,应权衡利弊,根据患者的具体情况选择合适的药物和剂量。

3.内镜治疗 对于药物治疗无效或不愿长期服药的患者,内镜治疗提供了一种有效的替代选择。内镜治疗直接作用于LES,旨在降低其压力、改善其功能。常用的内镜治疗方法包括气囊扩张术、肉毒杆菌毒素注射术等。

(1)气囊扩张术:气囊扩张术是一种通过内镜将气囊置于LES部位,然后进行扩张的方法。这种治疗方法可暂时松弛LES,缓解症状。然而,气囊扩张术的效果可能因个体差异而有所不同,部分患者可能需要多次治疗才能达到满意的效果。此外,气囊扩张术还可能导致一些并发症,如食管穿孔、出血等。

(2)肉毒杆菌毒素注射术:肉毒杆菌毒素注射术是一种通过内镜将肉毒杆菌毒素注射到LES中,使其松弛并降低食管下括约肌张力的方法。肉毒杆菌毒素可阻断神经肌肉接头处的乙酰胆碱释放,从而导致肌肉松弛。这种治疗方法通常可以持续数月,但可能需要重复注射以维持效果。然而,肉毒杆菌毒素注射术也可能导致一些不良反应,如吞咽困难加重、反流症状增加等。

4.手术治疗 对于药物治疗和内镜治疗无效的患者,或存在严重并发症如食管狭窄、食管癌等的患者,手术治疗是最后的选择。手术方式的选择应根据患者的具体情况和医生的经验来决定。

(1)黑勒(Heller)贲门肌切开术:Heller肌切开术是一种通过手术切开LES肌肉组织,降低其张力和阻力的方法。这种手术通常需要在腹腔镜下进行,具有创伤小、恢复快等优点。手术后,LES的松弛功能能得到改善,患者吞咽困难等症状得到缓解。然而,Heller肌切开术也可能导致一些并发症,如胃食管反流、气胸等。

(2)胃底折叠术:胃底折叠术是一种通过手术将胃底部分折叠并固定于食管下段,以增强抗反流屏障的方法。这种手术通常适用于同时存在食管反流症状的患者。胃底折叠术可以进一步降低食管反流的风险,提高手术效果。然而,该手术也可能导致一些并发症,如吞咽困难、胃排空障碍等。

(3)其他手术:除了Heller肌切开术和胃底折叠术外,还有其他一些手术方式可用于治疗贲门失弛缓症,如LES部分切除术、食管切除术等。这些手术方式的选择应根据患者的具体情况和手术风险来决定。

七、并发症与风险管理

贲门失弛缓症患者可能面临多种并发症的风险,这些并发症可能进一步影响患者的生活质量和健康状况。因此,在治疗过程中,应密切关注患者的病情变化,及时识别并处理可能的并发症。

1.食管狭窄　食管狭窄是贲门失弛缓症的常见并发症之一。由于LES功能异常,食管内压力升高,导致食管壁肌肉痉挛和黏膜损伤。长期慢性的炎症刺激和损伤可能导致食管壁纤维化,进而形成食管狭窄。食管狭窄可能导致患者吞咽困难加重,甚至无法进食。对于食管狭窄的患者,可采用内镜扩张术、支架置入术等方法进行治疗。

2.食管癌　贲门失弛缓症患者患食管癌的风险较高。由于LES功能异常,胃内容物容易反流入食管,导致食管黏膜长期受到胃酸、胃蛋白酶等有害物质的刺激和损伤。这种长期的炎症刺激和损伤可能促进食管黏膜上皮的化生和癌变。因此,贲门失弛缓症患者应定期进行胃镜检查,以便及时发现并处理可能的食管癌前病变或早期食管癌。

3.吸入性肺炎　贲门失弛缓症患者可能出现反流症状,如反酸、嗳气等。当反流物进入呼吸道时,可能导致吸入性肺炎。吸入性肺炎是一种严重的并发症,可能导致患者出现呼吸困难、发热、咳嗽等症状。对于出现吸入性肺炎的患者,应立即进行抗感染治疗,并采取措施减少反流症状的发生。

4.其他并发症　贲门失弛缓症患者还可能面临其他并发症的风险,如食管穿孔、出血等。这些并发症可能由内镜治疗或手术治疗等操作不当或患者自身病情严重等因素引起。因此,在治疗过程中,应严格遵守操作规程,确保手术安全;同时,密切关注患者的病情变化,及时识别并处理可能的并发症。

八、预防措施

为了降低贲门失弛缓症的发病风险并改善患者的生活质量,应采取一系列预防措施和健康管理策略。这些措施包括调整饮食习惯、控制体重、避免精神紧张和焦虑、定期体检和避免诱发因素等。

1.调整饮食习惯　保持合理的饮食结构对于预防贲门失弛缓症具有重要意义。患者应避免高脂肪、高蛋白、低纤维的饮食,因为这些食物可能加重LES的负担,诱发或加重症状。相反,应增加膳食纤维的摄入,如蔬菜、水果等,以促进肠道蠕动,减少胃内压力。

2. 控制体重　肥胖是贲门失弛缓症的发病因素之一。通过控制饮食和增加运动,保持合理的体重,可以降低 LES 的负担,减少症状的发生。建议定期进行体重监测,并根据需要调整饮食和运动计划。

3. 避免精神紧张和焦虑　精神紧张和焦虑可能通过影响神经调节和激素分泌,导致 LES 功能障碍,从而诱发或加重贲门失弛缓症。因此,患者应保持心情愉悦,避免精神紧张和焦虑。可以通过冥想、瑜伽、深呼吸等放松技巧来减轻精神压力。

4. 定期体检　定期体检可以及时发现食管和胃的病变,如食管炎症、胃溃疡等,有助于早期诊治贲门失弛缓症并防止并发症的发生。建议定期进行胃镜检查,特别是对于有家族史或相关症状的人群。

5. 避免诱发因素　除了上述措施外,患者还应避免一些可能诱发贲门失弛缓症的因素,如吸烟、饮酒、过度饮用咖啡和浓茶等刺激性物质。这些物质可能刺激食管和胃黏膜,加重症状。

第四节　食管癌与贲门癌

食管癌与贲门癌是消化系统常见的恶性肿瘤,严重威胁人类的生命健康。食管癌主要发生在食管黏膜上皮细胞,而贲门癌则多起源于胃贲门部的黏膜上皮细胞。两者在病因、病理、临床表现、诊断及治疗方面既有相似之处,又有各自的特点。

一、流行病学

食管癌是全球范围内常见的恶性肿瘤之一,其发病率和死亡率在不同国家和地区存在显著差异。在亚洲、非洲和南美洲的一些地区,食管癌的发病率较高,尤其在中国、印度和伊朗等国家。而在欧美国家,食管癌的发病率相对较低。食管癌的发病年龄多在 40 岁以上,且男性患者多于女性患者。

贲门癌的发病率相对较低,但近年来呈上升趋势。与食管癌相似,贲门癌的发病年龄也多在40 岁以上,且男性患者多于女性。此外,贲门癌的发病与地域、饮食习惯、生活习惯、遗传因素等密切相关。

二、病因与发病机制

(一)食管癌

食管癌的发病机制复杂,涉及多种因素的相互作用。

1. 化学因素　长期摄入亚硝胺类化合物、霉变食物、腌制食品等,可增加食管癌的发病风险。这些物质中的化学物质对食管黏膜具有损伤作用,长期刺激可诱发癌变。

2. 物理因素　长期食用过热、过硬、粗糙的食物,以及咀嚼不充分的槟榔等,可对食管黏膜造成机械性损伤,诱发慢性炎症,进而增加癌变的风险。

3. 生物因素　某些真菌及其代谢产物可能具有致癌作用,如黄曲霉毒素等。长期摄入含有这些真菌及其代谢产物的食物,可能增加食管癌的发病风险。

4. 遗传因素　食管癌的发病与遗传因素密切相关。家族中有食管癌病史的人群,其发病风险显著高于普通人群。

5. 营养因素 缺乏维生素 A、维生素 C、维生素 E、B 族维生素等营养素,以及微量元素如钼、锌、硒等的缺乏,可能增加食管癌的发病风险。这些营养素和微量元素在抗氧化、防癌等方面具有重要作用。

6. 生活习惯与行为因素 吸烟、饮酒等不良生活习惯,以及长期精神紧张、焦虑等情绪因素,也可能增加食管癌的发病风险。

(二)贲门癌

贲门癌的发病机制与食管癌相似,也涉及多种因素的相互作用。

1. 饮食习惯 长期摄入高盐、高脂肪、低纤维的饮食,以及腌制、熏制、烧烤等加工食品,可能增加贲门癌的发病风险。

2. 生活习惯 吸烟、饮酒等不良生活习惯是贲门癌的重要致病因素。吸烟可导致胃黏膜血管收缩,减少胃黏膜的血液供应,进而增加胃黏膜的损伤和癌变的风险。饮酒则可直接刺激胃黏膜,诱发慢性炎症和癌变。

3. 遗传因素 家族中有贲门癌病史的人群,其发病风险显著高于普通人群。这可能与遗传物质的改变、基因多态性等因素有关。

4. 环境因素 长期接触某些化学物质、重金属等环境因素,也可能增加贲门癌的发病风险。

5. 胃部疾病 慢性胃炎、胃溃疡、胃息肉等胃部疾病,如不及时治疗,可能发展为贲门癌。这些疾病可导致胃黏膜的长期慢性炎症和损伤,进而增加癌变的风险。

三、病理类型与分期

(一)食管癌

食管癌的病理类型主要包括鳞状细胞癌和腺癌。鳞状细胞癌是最常见的类型,约占食管癌的 90% 以上。腺癌则相对较少见,但近年来呈上升趋势。

食管癌的分期通常采用 TNM 分期系统,根据肿瘤的大小(T)、淋巴结转移情况(N)和远处转移情况(M)进行分期。具体分期如下。

0 期:原位癌,肿瘤局限于黏膜上皮层内,未突破基底膜。

Ⅰ 期:肿瘤局限于黏膜下层或肌层,无淋巴结转移。

Ⅱ 期:肿瘤侵犯食管肌层及周围结缔组织,但无淋巴结转移或仅有少量淋巴结转移。

Ⅲ 期:肿瘤侵犯食管全层或邻近器官,伴有淋巴结转移。

Ⅳ 期:肿瘤有远处转移,如肝、肺、骨等。

(二)贲门癌

贲门癌的病理类型也主要包括腺癌和鳞状细胞癌,但以腺癌为主。腺癌约占贲门癌的 90% 以上,而鳞状细胞癌则较为少见。

贲门癌的分期也采用 TNM 分期系统,但具体的分期标准与食管癌略有不同。以下是贲门癌的 TNM 分期系统。

T 分期

T_x:原发肿瘤无法评估。

T_0:无原发肿瘤证据。

T_{is}:原位癌,肿瘤局限于黏膜上皮层内,未突破基底膜。

T_1：肿瘤侵犯黏膜下层或肌层（黏膜肌层）。

T_2：肿瘤侵犯固有肌层。

T_3：肿瘤穿透浆肌层（无脏器或邻近结构侵犯）。

T_4：肿瘤侵犯邻近结构或器官，如胰腺、脾脏、横结肠、网膜、腹主动脉旁淋巴结等。

N 分期

N_x：区域淋巴结无法评估。

N_0：无区域淋巴结转移。

N_1：1～2 个区域淋巴结转移。

N_2：3～6 个区域淋巴结转移。

N_3：≥7 个区域淋巴结转移；或任何数量的腹主动脉旁淋巴结、肠系膜上动脉根部淋巴结、肝十二指肠韧带淋巴结的转移。

M 分期

M_x：远处转移无法评估。

M_0：无远处转移。

M_1：有远处转移。

基于 T、N、M 分期，贲门癌的总体分期如下。0 期：$T_{is}N_0M_0$；Ⅰ 期：$T_1N_0M_0$；Ⅱ 期：$T_1N_1M_0$、$T_2N_0M_0$、$T_3N_0M_0$；ⅢA 期：$T_2N_1M_0$、$T_3N_1M_0$；ⅢB 期：$T_{4a}N_{0-1}M_0$、$T_3N_2M_0$、$T_{2-3}N_3M_0$；ⅢC 期：$T_{4a}N_2M_0$、$T_{4b}N_{0-1}M_0$（任何 N，M_1 均为Ⅳ期）；Ⅳ期：包括 M_1 的任何 T 和 N。

四、临床表现

(一)食管癌

食管癌的临床表现多样，早期可能无明显症状。随着病情的进展，患者可能出现以下症状。

1. 吞咽困难　这是食管癌最常见的症状。患者可能感到进食时食物通过食管有梗阻感或停滞感，尤其在进食固体食物时更为明显。随着病情的加重，患者可能逐渐无法进食。

2. 胸骨后疼痛　患者可能感到胸骨后或剑突下疼痛，疼痛性质多为隐痛、烧灼痛或刺痛。疼痛可能与吞咽动作有关，也可能在静息时出现。

3. 体重下降与消瘦　由于进食困难，患者可能出现营养不良、体重下降和消瘦等症状。

4. 其他症状　患者还可能出现声音嘶哑、饮水呛咳、呕血、黑便等症状。这些症状可能与食管癌侵犯喉返神经、气管、食管-支气管瘘或消化道出血等有关。

(二)贲门癌

贲门癌的临床表现与食管癌相似，但也有一些不同之处。

1. 上腹痛　贲门癌患者可能出现上腹部疼痛，疼痛性质多为隐痛或钝痛。疼痛可能与进食有关，也可能在静息时出现。

2. 进食梗阻感　患者可能感到进食时食物通过贲门有梗阻感或停滞感。随着病情的加重，患者可能逐渐出现吞咽困难。

3. 体重下降与消瘦　由于进食困难和消化不良，患者可能出现营养不良、体重下降和消瘦等症状。

4. 呕吐　患者可能出现呕吐症状，呕吐物多为胃内容物或血液。呕吐可能与贲门癌导致的胃出口梗阻有关。

5. 其他症状　患者还可能出现贫血、低热、腹水、黄疸等症状。这些症状可能与贲门癌侵犯邻近器官或发生远处转移有关。

五、诊断方法

(一)食管癌

食管癌的诊断主要依据患者的病史、临床表现和辅助检查。

1. 病史询问与临床表现评估　详细询问患者的病史，包括症状的出现时间、持续时间、诱发因素、缓解因素等，以及有无并发症的表现。结合患者的临床表现，可初步判断是否为食管癌。

2. 影像学检查

(1)X 射线钡餐造影：通过吞服钡剂后拍摄 X 射线片，可观察食管黏膜的形态和蠕动情况，有助于发现食管黏膜的溃疡、充盈缺损等异常表现。

(2)CT 检查：CT 检查可以清晰地显示食管及周围组织的结构，有助于判断食管癌的浸润深度和淋巴结转移情况。通过增强 CT 扫描，还可以观察肿瘤的血供情况，为手术治疗提供重要参考。

3. 内镜检查

(1)普通胃镜检查：通过胃镜可以直观地观察食管黏膜的病变情况，如糜烂、溃疡、肿块等。同时，还可以进行活检，取病变组织进行病理学检查，以明确肿瘤的性质和分期。

(2)超声内镜：超声内镜可以进一步了解食管癌的浸润深度和周围淋巴结的转移情况。通过超声探头的扫描，可以清晰地显示食管壁各层的结构及周围淋巴结的大小和形态。

4. 病理学检查　病理学检查是食管癌诊断的金标准。通过活检或手术切除的标本进行病理学检查，可以明确肿瘤的组织学类型、分化程度、浸润深度和淋巴结转移情况等关键信息。

5. 肿瘤标志物检查　虽然肿瘤标志物检查在食管癌的诊断中并非必需，但某些肿瘤标志物(如鳞状细胞癌相关抗原、癌胚抗原等)的升高可能提示食管癌的存在或复发。因此，肿瘤标志物检查可以作为食管癌的辅助诊断手段之一。

(二)贲门癌

贲门癌的诊断方法与食管癌相似，但也有一些不同之处。

1. 病史询问与临床表现评估　与食管癌同，详细询问患者的病史并评估其临床表现是贲门癌诊断的第一步。通过了解患者的症状、体征和病史，可以初步判断是否存在贲门癌的可能性。

2. 影像学检查

(1)X 射线钡餐造影：虽然 X 射线钡餐造影在贲门癌的诊断中不如胃镜直观，但仍可以作为一种辅助诊断手段。通过吞服钡剂后拍摄 X 射线片，可以观察贲门部位的形态和蠕动情况，有助于发现贲门部位的狭窄、充盈缺损等异常表现。

(2)CT 检查：CT 检查可以清晰地显示贲门及周围组织的结构，有助于判断贲门癌的浸润深度和淋巴结转移情况。同时，CT 检查还可以观察肿瘤与周围血管、器官的关系，为手术治疗提供重要参考。

(3)MRI 检查：MRI 检查在贲门癌的诊断中具有一定的优势，可以更加清晰地显示肿瘤与周围组织的关系，特别是与血管的关系。这对于判断手术的可行性和制定手术方案具有重要意义。

3. 内镜检查

(1)胃镜检查：胃镜检查是贲门癌诊断的首选方法。通过胃镜可以直观地观察贲门部位的病变情况，如糜烂、溃疡、肿块等。同时，还可以进行活检，取病变组织进行病理学检查，以明确肿瘤的性质和分期。

（2）超声内镜：与食管癌相同，超声内镜可以进一步了解贲门癌的浸润深度和周围淋巴结的转移情况。通过超声探头的扫描，可以清晰地显示贲门壁各层的结构及周围淋巴结的大小和形态。

4. 病理学检查　病理学检查是贲门癌诊断的金标准。通过活检或手术切除的标本进行病理学检查，可以明确肿瘤的组织学类型、分化程度、浸润深度和淋巴结转移情况等关键信息。这对于制定治疗方案和评估预后具有重要意义。

5. 肿瘤标志物检查　虽然肿瘤标志物检查在贲门癌的诊断中并非必需，但某些肿瘤标志物（如癌胚抗原、糖类抗原等）的升高可能提示贲门癌的存在或复发。因此，肿瘤标志物检查可以作为贲门癌的辅助诊断手段之一。

六、治疗

（一）食管癌

食管癌的治疗策略主要包括手术治疗、放射治疗、化学治疗和综合治疗等。

1. 手术治疗

（1）早期食管癌：对于早期食管癌（如 T_1 期），手术切除是首选的治疗方法。通过手术切除病变的食管段，并重建食管的连续性，可以达到根治的目的。

（2）中晚期食管癌：对于中晚期食管癌（如 $T_2 \sim T_4$ 期），手术治疗的效果可能不如早期食管癌。然而，对于部分中晚期食管癌患者，如果肿瘤未侵犯周围重要器官且淋巴结转移较少，仍可考虑进行手术切除。术后需要结合放射治疗或化学治疗等辅助治疗手段，以提高治疗效果。

2. 放射治疗

（1）术前放射治疗：术前放射治疗可以缩小肿瘤体积，降低手术难度，并减少术后并发症的发生。同时，术前放射治疗还可以提高手术切除的完整性和安全性。

（2）术后放射治疗：术后放射治疗主要用于预防肿瘤的复发和转移。通过杀灭残留的肿瘤细胞和抑制肿瘤细胞的增殖，可以降低肿瘤的复发率并提高患者的生存率。

（3）姑息性放射治疗：对于无法手术切除的晚期食管癌患者，姑息性放射治疗可以缓解患者的症状，如减轻疼痛、改善进食等，从而提高患者的生活质量。

3. 化学治疗

（1）新辅助化学治疗：新辅助化学治疗是指在手术前进行的化学治疗。通过杀灭或抑制肿瘤细胞的增殖，新辅助化学治疗可以缩小肿瘤体积，降低手术难度，并提高手术切除的完整性。同时，新辅助化学治疗还可以减少术后肿瘤复发和转移的风险。

（2）辅助化学治疗：辅助化学治疗是指在手术后进行的化学治疗。通过杀灭残留的肿瘤细胞和抑制肿瘤细胞的增殖，辅助化学治疗可以降低肿瘤的复发率并提高患者的生存率。

（3）姑息性化学治疗：对于无法手术切除或放射治疗的晚期食管癌患者，姑息性化学治疗可以缓解患者的症状，延长生存期。

4. 综合治疗　是指将手术、放射治疗、化学治疗等多种治疗手段相结合，以提高治疗效果和患者的生存率。对于中晚期食管癌患者，综合治疗通常比单一治疗手段更具优势。通过制定个性化的综合治疗方案，可以根据患者的具体情况和肿瘤的特点，选择最合适的治疗手段和方法。

（二）贲门癌

贲门癌的治疗策略与食管癌相似，但也有一些不同之处。

1. 手术治疗

(1)对于早期贲门癌(如 T_1 期),手术切除是首选的治疗方法。通过手术切除病变的胃壁和周围组织,并重建消化道的连续性,可以达到根治的目的。

(2)对于中晚期贲门癌(如 $T_2 \sim T_4$ 期),手术治疗的效果可能不如早期贲门癌。然而,对于部分中晚期贲门癌患者,如果肿瘤未侵犯周围重要器官且淋巴结转移较少,仍可考虑进行手术切除。术后需要结合放射治疗或化学治疗等辅助治疗手段,以提高治疗效果。

2. 放射治疗 放射治疗在贲门癌的治疗中具有一定的作用。通过杀灭或抑制肿瘤细胞的增殖,放射治疗可以缩小肿瘤体积,降低手术难度,并提高手术切除的完整性。同时,放射治疗还可以预防肿瘤的复发和转移。

3. 化学治疗 化学治疗在贲门癌的治疗中同样具有重要作用。通过杀灭或抑制肿瘤细胞的增殖,化学治疗可以降低肿瘤的复发率并提高患者的生存率。对于无法手术切除或放射治疗的晚期贲门癌患者,化学治疗可以缓解患者的症状,延长生存期。

4. 综合治疗 综合治疗同样适用于贲门癌的治疗。通过制定个性化的综合治疗方案,可以根据患者的具体情况和肿瘤的特点,选择最合适的治疗手段和方法。综合治疗通常包括手术、放射治疗、化学治疗等多种治疗手段的结合,以提高治疗效果和患者的生存率。

七、预防措施

食管癌与贲门癌的预防措施主要包括以下几个方面。

1. 调整饮食习惯 保持合理的饮食结构,增加膳食纤维的摄入,如蔬菜、水果等。避免高脂肪、高蛋白、低纤维的饮食,减少刺激性物质的摄入,如酒精、咖啡、浓茶等。同时,要注意饮食卫生,避免食用霉变、腌制、熏烤等含有致癌物质的食物。

2. 控制体重 肥胖是食管癌与贲门癌的发病因素之一。通过控制饮食和增加运动,保持合理的体重,可降低食管癌与贲门癌的发病风险。

3. 避免吸烟和酗酒 吸烟和酗酒是食管癌与贲门癌的重要发病因素。因此,要尽量避免吸烟和酗酒,以减少对食管和胃黏膜的刺激和损伤。

4. 定期体检 定期体检可以及时发现食管和胃的病变,如食管炎症、胃溃疡等。对于存在高危因素的人群,如家族遗传史、长期不良饮食习惯等,应定期进行食管癌与贲门癌的筛查,以便早期发现和治疗。

5. 保持良好的心态和生活习惯 保持良好的心态和生活习惯对于预防食管癌与贲门癌同样重要。要避免过度紧张和焦虑,保持心情愉悦;同时,要养成良好的生活习惯,如规律作息、适度运动等。这些措施可以增强身体免疫力,降低食管癌与贲门癌的发病风险。

第五节 食管良性肿瘤与食管憩室

一、食管良性肿瘤

食管良性肿瘤虽然相对于恶性肿瘤来说较为少见,但其对患者的生活质量和健康状况仍可能产生显著影响。

（一）分类

食管良性肿瘤按组织来源主要分为上皮性肿瘤、间质瘤和血管瘤三大类。

1. 上皮性肿瘤

（1）乳头状瘤：这是最常见的食管良性肿瘤，通常起源于食管鳞状上皮。乳头状瘤多呈息肉状，可有蒂，表面常有乳头状突起。

（2）腺瘤：腺瘤起源于食管的腺上皮，多见于食管中下段。腺瘤多为单发，也可为多发，呈圆形或椭圆形，边界清楚。

2. 间质瘤

（1）平滑肌瘤：平滑肌瘤是食管间质瘤中最常见的一种，起源于食管壁的平滑肌组织。平滑肌瘤多为单发，呈圆形或椭圆形，质地较硬。

（2）脂肪瘤：脂肪瘤较少见，起源于食管壁的脂肪组织。脂肪瘤多为单发，呈圆形或椭圆形，质地柔软。

3. 血管瘤：主要是海绵状血管瘤。海绵状血管瘤起源于食管壁的血管组织，由大量扩张的薄壁血管组成，呈海绵状。

（二）病因

食管良性肿瘤的确切病因尚未完全明确，可能与以下因素有关。

1. 遗传因素　部分食管良性肿瘤可能与家族遗传有关，家族中有食管良性肿瘤病史的人患病风险较高。

2. 环境因素　长期摄入刺激性食物、化学物质或放射性物质等环境因素可能对食管上皮产生损伤，从而诱发良性肿瘤。

3. 慢性炎症　食管黏膜长期受到慢性炎症的刺激，可能导致上皮细胞增生，进而形成良性肿瘤。

4. 生活习惯　不良的生活习惯，如吸烟、饮酒等，可能增加食管良性肿瘤的发病风险。

（三）临床表现

食管良性肿瘤的临床表现因其生长部位、大小和性质而异，主要表现为吞咽困难、胸骨后疼痛、异物感等症状。

1. 吞咽困难　肿瘤体积较大时，可能阻塞食管腔，导致患者进食时出现吞咽困难。吞咽困难的程度与肿瘤的大小和位置有关。

2. 胸骨后疼痛　肿瘤生长过程中可能压迫或刺激食管周围的神经组织，导致胸骨后疼痛。疼痛多为隐痛或钝痛，可阵发性发作。

3. 异物感　部分患者可能感到食管内有异物感，尤其是在吞咽时更加明显。

4. 其他症状　部分患者可能伴有恶心、呕吐、消瘦等全身症状。

（四）诊断方法

食管良性肿瘤的诊断主要依据患者的病史、临床表现和辅助检查。常用的诊断方法如下。

1. 病史询问与临床表现评估　详细询问患者的病史，包括症状的出现时间、持续时间、诱发因素等，并结合临床表现进行初步评估。

2. 上消化道内镜检查　上消化道内镜检查是诊断食管良性肿瘤的重要手段。通过内镜可观察肿瘤的大小、形态、位置以及表面情况，并可取活检进行病理学检查。

3. 影像学检查

（1）钡餐造影：钡餐造影可显示食管黏膜的形态和蠕动情况，有助于发现食管内的占位性病变。

（2）CT检查：CT检查可清晰显示食管及周围组织的结构，有助于评估肿瘤的浸润深度和淋巴结转移情况。

（3）MRI检查：MRI检查可提供食管及周围组织的软组织分辨率，有助于更准确地评估肿瘤的大小和位置。

4.病理学检查 通过内镜活检或手术切除的标本进行病理学检查，可明确肿瘤的性质和类型。

（五）治疗

食管良性肿瘤的治疗策略主要取决于肿瘤的大小、位置、性质，以及患者的身体状况。常用的治疗方法包括手术治疗、内镜治疗和随访观察。

1.手术治疗

（1）肿瘤切除术：对于体积较大、有症状或生长迅速的食管良性肿瘤，应考虑手术切除。手术可通过胸腔镜或腹腔镜进行，具有创伤小、恢复快等优点。

（2）食管重建术：对于肿瘤切除后食管缺损较大的患者，可进行食管重建术，以恢复食管的连续性。

2.内镜治疗 对于体积较小、位置表浅的食管良性肿瘤，可考虑内镜下肿瘤切除术。该方法具有创伤小、恢复快等优点，但需注意术后出血、穿孔等并发症的预防。

3.随访观察 对于无症状或体积较小的食管良性肿瘤，可进行随访观察。定期进行内镜检查和影像学检查，以监测肿瘤的生长情况和病情变化。

（六）预防措施

食管良性肿瘤的预防措施主要包括调整饮食习惯、避免有害物质暴露、定期体检等方面。

1.调整饮食习惯 保持合理的饮食结构，避免长期摄入刺激性食物和化学物质。增加膳食纤维的摄入，如蔬菜、水果等，有助于促进食管蠕动和减少炎症发生。

2.避免有害物质暴露 尽量避免接触放射性物质和化学物质，减少这些因素对食管上皮的损伤。

3.定期体检 定期进行上消化道内镜检查和影像学检查，有助于及时发现食管良性肿瘤并采取相应的治疗措施。

4.改善生活习惯 戒烟限酒，避免不良生活习惯对食管黏膜的刺激和损伤。同时，保持心情愉悦，避免精神紧张和焦虑等不良情绪对食管健康的影响。

二、食管憩室

食管憩室是指食管壁向外膨出的囊袋状结构，可分为先天性和后天性两种。先天性食管憩室多与胚胎发育异常有关，后天性食管憩室则多与食管炎症、食管痉挛等因素有关。

（一）分类

食管憩室按其发生部位和形态可分为多种类型，常见的包括咽食管憩室、Zenker憩室、膈上憩室等。

1.咽食管憩室 位于咽与食管的交界处，多为后天性，与食管炎症和食管痉挛有关。

2.Zenker憩室 又称下咽憩室，位于环咽肌后方的咽食管交界处，多为先天性或后天性因素共同作用的结果。Zenker憩室是食管憩室中最常见的一种类型。

3.膈上憩室 位于食管与膈肌之间的胸腔内，多为后天性，与食管炎症和食管蠕动减弱有关。

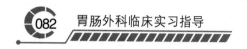

（二）病因

食管憩室的病因复杂,可能与以下因素有关。

1. 胚胎发育异常　先天性食管憩室多与胚胎发育异常有关,如 Zenker 憩室等。

2. 食管炎症　长期存在的食管炎症可能导致食管壁黏膜下层组织疏松,易于形成憩室。

3. 食管痉挛　食管痉挛时,食管壁肌肉收缩不协调,可能导致局部膨出形成憩室。

4. 食管压力变化　食管内压力增高或降低时,可能使食管壁受到不均匀的牵拉力,从而形成憩室。

5. 其他因素　如食管周围组织的病变、食管手术后的并发症等,也可能导致食管憩室的形成。

（三）临床表现

食管憩室的临床表现因其类型、大小和位置而异,主要表现为吞咽困难、胸骨后疼痛、反流等。

1. 吞咽困难　憩室较大时,可能阻塞食管腔,导致患者进食时出现吞咽困难。吞咽困难的程度与憩室的大小和位置有关。

2. 胸骨后疼痛　憩室内食物残留或炎症感染时,可能刺激食管周围的神经组织,导致胸骨后疼痛。疼痛多为隐痛或钝痛,可阵发性发作。

3. 反流　憩室内食物残留或炎症感染时,可能导致食管反流症状,如反酸、烧心等。

4. 其他症状　部分患者可能伴有恶心、呕吐、消瘦等全身症状。若憩室内发生感染或出血,还可能出现发热、呕血等症状。

（四）诊断方法

食管憩室的诊断主要依据患者的病史、临床表现和辅助检查。常用的诊断方法如下。

1. 病史询问与临床表现评估　详细询问患者的病史,包括症状的出现时间、持续时间、诱发因素等,并结合临床表现进行初步评估。

2. 上消化道内镜检查　上消化道内镜检查是诊断食管憩室的重要手段。通过内镜可观察憩室的大小、形态、位置及表面情况,并可取活检进行病理学检查。内镜检查时,应注意憩室内有无食物残留、炎症感染或出血等情况。

3. 影像学检查

（1）钡餐造影:钡餐造影可显示食管黏膜的形态和蠕动情况,有助于发现食管内的憩室结构。憩室在钡餐造影中常表现为囊袋状充盈缺损,边缘光滑。

（2）CT 检查:CT 检查可清晰显示食管及周围组织的结构,有助于评估憩室的浸润深度和周围组织的关系。CT 检查还可用于排除食管占位性病变和其他并发症。

（3）MRI 检查:MRI 检查可提供食管及周围组织的软组织分辨率,有助于更准确地评估憩室的大小和位置。MRI 检查还可用于评估憩室内有无感染或出血等情况。

4. 病理学检查　通过内镜活检或手术切除的标本进行病理学检查,可明确憩室的性质和类型。病理学检查对于排除食管恶性肿瘤具有重要意义。

（五）治疗

食管憩室的治疗策略主要取决于憩室的大小、位置、症状严重程度,以及患者的整体健康状况。以下是一些常见的治疗策略。

1. 保守治疗

（1）饮食调整:对于无症状或症状较轻的食管憩室患者,可通过调整饮食来缓解症状。建议患者避免摄入过硬、过粗糙或刺激性食物,以减少对憩室的刺激。

（2）药物治疗：对于伴有炎症感染的食管憩室，可使用抗生素和抗炎药进行治疗。这些药物可减轻憩室内的炎症和感染，缓解症状。

2. 内镜治疗

（1）内镜下切除：对于较小且位置适宜的食管憩室，可考虑通过内镜进行切除。这种方法创伤小、恢复快，且能保留食管的完整性。

（2）内镜下缝合：对于部分食管憩室，可通过内镜下的缝合技术来封闭憩室口，减少食物残留和炎症感染。

3. 手术治疗

（1）憩室切除术：对于较大、症状严重的食管憩室，或伴有严重并发症（如穿孔、出血等）的憩室，需进行手术治疗。手术时，可根据憩室的大小和位置选择合适的切除方式，如憩室单纯切除术、憩室及部分食管切除术等。

（2）食管重建术：在切除憩室后，若食管受损严重或切除范围较大，需进行食管重建术。常见的重建方式包括食管胃吻合术、食管空肠吻合术等。

4. 并发症处理

（1）感染：若食管憩室内发生感染，需及时进行抗感染治疗。同时，需保持引流通畅，以促进炎症消退。

（2）出血：若食管憩室破裂或穿孔导致出血，需立即进行止血处理。必要时，可进行手术治疗以控制出血。

（3）狭窄：若食管憩室切除后导致食管狭窄，可进行食管扩张术或食管支架置入术以缓解症状。

（六）预防措施

食管憩室的预防措施主要包括以下几个方面。

1. 合理饮食 保持合理的饮食结构，避免过硬、过粗糙或刺激性食物的摄入。增加膳食纤维的摄入，以促进食管蠕动和减少炎症发生。

2. 避免不良生活习惯 戒烟限酒，避免长期吸入有害气体或化学物质。同时，保持心情愉悦，避免精神紧张和焦虑等不良情绪对食管健康的影响。

3. 定期体检 定期进行上消化道内镜检查和影像学检查，以便及时发现食管憩室并采取相应的治疗措施。对于高危人群（如长期食管炎症患者、食管手术史患者等），应增加体检频次。

4. 积极治疗食管疾病 对于患有食管炎症、食管痉挛等食管疾病的患者，应积极治疗原发病，以减少食管憩室的发生风险。

第六节　先天性食管闭锁与气管食管瘘

先天性食管闭锁（congenital esophageal atresia）与气管食管瘘（tracheoesophageal fistula）是新生儿期常见的先天性消化道畸形之一，其发病率在活产婴儿中为 $1 \sim (2\,500 : 3\,000)$。该疾病主要表现为食管上段与中段之间的不连续（食管闭锁），以及食管与气管之间的异常通道（气管食管瘘）。

先天性食管闭锁与气管食管瘘是一种复杂的先天性畸形，涉及食管和气管的发育异常。该疾病的发生可能与胚胎期食管和气管的分离过程受阻有关，导致食管上段与中段之间形成盲端，而食管下段则与气管形成异常通道。这种畸形严重影响新生儿的吞咽功能和呼吸功能，如不及时治疗，将危及患儿的生命。

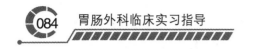

一、病因与病理生理

(一)病因

先天性食管闭锁与气管食管瘘的病因尚未完全明确,可能与以下因素有关。

1. 遗传因素　遗传因素在先天性食管闭锁与气管食管瘘的发病中占据重要地位。家族中有类似病史的个体,其后代患病风险可能增加。

2. 环境因素　孕妇在妊娠期间接触某些有害物质或受到感染,可能影响胎儿食管和气管的正常发育,从而增加患病风险。

3. 胚胎发育异常　胚胎期食管和气管的分离过程受到干扰,可能导致食管闭锁和气管食管瘘的形成。

(二)病理生理

先天性食管闭锁与气管食管瘘的病理生理过程主要涉及以下几个方面。

1. 食管闭锁　食管上段与中段之间的不连续,导致食物无法顺利通过食管进入胃内。患儿在出生后不久即出现呕吐、吞咽困难等症状。

2. 气管食管瘘　食管下段与气管之间的异常通道,使得食物和唾液可能通过瘘管进入气管,引起呛咳、呼吸困难等症状。同时,气管内的分泌物也可能通过瘘管进入食管,导致肺部感染。

3. 肺部并发症　由于食物和唾液的反流,以及肺部感染,患儿可能出现肺炎、肺不张等肺部并发症。这些并发症可进一步加重患儿的病情,甚至危及生命。

二、临床表现

先天性食管闭锁与气管食管瘘的临床表现因患儿的年龄、病情严重程度以及瘘管的位置和大小而异。但总体来说,患儿在出生后不久即可出现以下症状。

1. 呕吐　患儿在尝试进食后出现呕吐,呕吐物多为唾液或胃内容物。由于食管闭锁,食物无法进入胃内,因此呕吐症状持续存在。

2. 呼吸困难　由于食物和唾液通过瘘管进入气管,患儿可能出现呛咳、呼吸困难等症状。这些症状在进食后尤为明显,严重时可能导致窒息。

3. 肺部感染　由于食物和唾液的反流及瘘管的存在,患儿容易出现肺部感染。表现为发热、咳嗽、呼吸急促等症状。

4. 生长发育迟缓　由于患儿无法正常进食和营养吸收,其生长发育可能受到严重影响。表现为体重增长缓慢、身高落后等症状。

5. 其他症状　部分患儿还可能出现脱水、电解质紊乱、酸碱平衡失调等症状。这些症状可进一步加重患儿的病情,甚至危及生命。

三、诊断方法

先天性食管闭锁与气管食管瘘的诊断主要依据患儿的临床表现、体格检查及辅助检查。常用的诊断方法如下。

1. 临床表现与体格检查　详细询问患儿的病史,观察其呕吐、呼吸困难等症状。同时,进行体格检查,注意听诊肺部是否有湿啰音等异常体征。

2. 影像学检查

(1)胸部 X 射线检查:胸部 X 射线检查是诊断先天性食管闭锁与气管食管瘘的重要手段,可以观察食管的形态和位置,以及肺部是否有感染或肺不张等并发症。

(2)食管造影检查:食管造影检查是确诊先天性食管闭锁与气管食管瘘的关键。通过向食管内注入造影剂(如碘化油或钡剂),可以观察食管的连续性和瘘管的位置。

(3)三维 CT 重建:三维 CT 重建可以提供更为清晰的食管和气管结构图像,有助于准确判断瘘管的位置和形态。

3. 纤维支气管镜检查 纤维支气管镜检查可以直接观察气管和瘘管的形态,以及评估患儿的呼吸功能。同时,还可以进行必要的治疗操作,如冲洗瘘管、吸出分泌物等。

四、治疗

先天性食管闭锁与气管食管瘘的治疗策略旨在恢复食管的连续性,关闭气管食管瘘,并改善患儿的吞咽和呼吸功能。治疗方法主要包括手术治疗、术后护理及长期随访。

(一)手术治疗

手术治疗是先天性食管闭锁与气管食管瘘的主要治疗方法。手术原则包括恢复食管的连续性、关闭瘘管、保护吻合口及预防术后并发症。

1. 手术时机 手术时机对患儿的预后至关重要。一般来说,应在患儿出生后尽快进行手术,以避免肺部感染、脱水等严重并发症的发生。同时,应根据患儿的具体情况(如体重、生命体征等)选择合适的手术时间。

2. 手术方式 手术方式的选择应根据患儿的病情、瘘管的位置和大小,以及医生的经验来决定。常用的手术方式如下。

(1)食管端端吻合术:对于食管闭锁的患儿,可采用食管端端吻合术来恢复食管的连续性。手术过程中,需仔细游离食管两端,确保吻合口无张力,并使用合适的吻合器或手工缝合来完成吻合。

(2)瘘管切除术与气管食管隔离术:对于气管食管瘘的患儿,需切除瘘管并隔离气管与食管。手术过程中,需仔细分离瘘管周围的组织,确保气管与食管的完整分离,并使用合适的材料(如生物胶、缝合线等)来关闭瘘管。

(3)微创手术:随着微创手术技术的发展,越来越多的先天性食管闭锁与气管食管瘘患儿开始接受微创手术治疗。微创手术具有创伤小、恢复快等优点,但手术难度较高,需要经验丰富的医生进行操作。

3. 术后护理 术后护理是手术治疗成功的关键。术后应密切监测患儿的生命体征,包括心率、呼吸、血压等。同时,应保持呼吸道通畅,避免肺部感染。对于需要长时间卧床的患儿,应预防压疮等并发症的发生。此外,还应根据患儿的具体情况给予适当的营养支持和抗感染治疗。

(二)术后并发症预防与处理

先天性食管闭锁与气管食管瘘术后可能出现的并发症包括吻合口瘘、肺部感染、食管狭窄等。为预防和处理这些并发症,应采取以下措施。

1. 吻合口瘘的预防 吻合口瘘是术后常见的并发症之一。为预防吻合口瘘的发生,手术过程中应确保吻合口无张力、血供良好,并使用合适的吻合材料和技术。术后应密切监测吻合口的情况,及时发现并处理异常情况。

2. 肺部感染的预防 肺部感染是术后常见的并发症之一,严重影响患儿的预后。为预防肺部

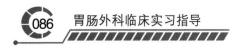

感染的发生,应保持呼吸道通畅,定期翻身拍背,促进痰液排出。同时,应根据患儿的病情和医生的指导给予适当的抗感染治疗。

3.食管狭窄的预防与处理　食管狭窄是术后可能出现的长期并发症之一。为预防食管狭窄的发生,手术过程中应确保食管的完整性,避免过度损伤食管黏膜。术后应定期进行食管造影检查,及时发现并处理食管狭窄的情况。对于已经出现食管狭窄的患儿,可采用球囊扩张、支架置入等方法进行治疗。

（三）长期随访

先天性食管闭锁与气管食管瘘患儿术后需要长期随访,以监测病情的变化和及时处理可能出现的并发症。随访内容包括定期体格检查、影像学检查及营养评估等。长期随访可以及时发现并处理患儿可能出现的异常情况,提高治疗效果和生活质量。

五、预防措施

先天性食管闭锁与气管食管瘘的预防措施尚未完全明确,但可以从以下几个方面进行尝试。

1.加强孕期保健　孕妇在妊娠期间应加强营养摄入,避免接触有害物质和感染源,以降低胎儿发生先天性畸形的风险。

2.遗传咨询与产前筛查　对于有家族史的夫妇,应进行遗传咨询和产前筛查,以了解胎儿是否存在先天性食管闭锁与气管食管瘘等畸形的风险。

3.提高医疗水平　医疗机构应加强对先天性食管闭锁与气管食管瘘的认识和诊断能力,提高手术治疗的成功率和安全性。

4.加强科普宣传　通过科普宣传,提高公众对先天性食管闭锁与气管食管瘘的认识和重视程度,鼓励患儿及时就医并接受规范治疗。

第七节　食管穿孔与损伤

食管穿孔与损伤是指由于各种内外因素导致食管壁完整性受损,引发的一系列病理生理改变和临床表现。食管作为连接咽与胃的重要通道,其结构和功能的完整性对于维持正常的消化和营养吸收至关重要。食管穿孔与损伤可发生在食管的任何部位,根据损伤的原因和部位不同,其临床表现和治疗策略也各具特点。

一、病因

食管穿孔与损伤的病因复杂多样,主要包括以下几个方面。

1.医源性损伤

(1)内镜检查:在进行胃镜、食管镜等内镜检查时,由于操作不当或患者食管解剖结构异常,可能导致食管壁损伤或穿孔。

(2)扩张治疗:对于食管狭窄的患者进行扩张治疗时,如果扩张力度过大或扩张器选择不当,也容易造成食管穿孔。

(3)手术并发症:在进行颈部、胸部或上腹部手术时,如果手术操作不慎,可能误伤食管,导致穿孔。

2.外伤性损伤

(1)锐器伤:如刀刺伤、枪弹伤等,可直接穿透食管壁,导致穿孔。

(2)钝性伤:如车祸、摔倒等意外情况,可能导致食管受到挤压或撞击,从而发生损伤。

3.自发性穿孔

(1)自发性食管破裂:这是一种罕见的自发性食管穿孔疾病,通常由于剧烈呕吐导致食管内压急剧升高,食管壁破裂。

(2)食管异物:如鱼刺、骨头等尖锐异物嵌顿在食管内,长时间刺激食管壁,可导致穿孔。

4.腐蚀性损伤　误服强酸、强碱等腐蚀性物质,可直接腐蚀食管壁,导致穿孔。

5.感染性因素

(1)食管结核:食管结核可破坏食管壁,导致穿孔。

(2)食管周围脓肿:食管周围脓肿可压迫食管壁,导致其缺血性坏死,进而穿孔。

二、病理生理

食管穿孔与损伤的病理生理过程复杂多变,涉及炎症反应、感染扩散、组织修复等多个环节。

1.炎症反应　食管穿孔后,损伤部位立即发生炎症反应,大量炎性细胞浸润,释放炎性介质,导致局部水肿、充血。炎症反应可引起食管周围组织的粘连和纤维化,影响食管的蠕动和排空功能。

2.感染扩散　食管穿孔后,消化液和食物残渣可能进入胸腔或腹腔,引起胸腔感染或腹腔感染。感染扩散可导致脓胸、脓气胸、腹膜炎等严重并发症,甚至危及生命。

3.组织修复　食管穿孔后,机体启动组织修复机制,通过肉芽组织增生、纤维组织形成等方式,修复受损的食管壁。然而,如果穿孔时间过长或感染严重,可能导致食管壁坏死、瘢痕形成,进而影响食管的功能和通畅性。

4.营养与代谢　食管穿孔与损伤可能导致患者无法正常进食,进而影响营养摄入和代谢平衡。长期营养不良和代谢障碍可加重患者的病情,增加治疗难度和并发症的风险。

三、临床表现

食管穿孔与损伤的临床表现多样,取决于损伤的原因、部位、严重程度,以及患者的个体差异。

1.局部症状

(1)疼痛:食管穿孔后,患者可出现胸骨后或上腹部疼痛,疼痛性质可为钝痛、刺痛或烧灼感。

(2)吞咽困难:食管穿孔可导致食管狭窄或食管壁水肿,进而影响患者的吞咽功能。

(3)呼吸困难:食管穿孔后,消化液和食物残渣可能进入胸腔,压迫肺组织,导致呼吸困难。

2.全身症状

(1)发热:食管穿孔后,感染扩散可引起全身炎症反应,导致体温升高。

(2)心动过速:由于疼痛、感染等多种因素的作用,患者可出现心动过速等心血管系统症状。

(3)低血压、休克:对于穿孔严重、感染扩散广泛的患者,可出现低血压、休克等危及生命的症状。

3.并发症表现

(1)脓胸:食管穿孔后,消化液进入胸腔可引起脓胸,表现为胸痛、呼吸困难、发热等症状。

(2)腹膜炎:若食管穿孔后消化液进入腹腔,可引起腹膜炎,表现为腹痛、腹肌紧张、反跳痛等症状。

（3）纵隔炎：食管穿孔可能导致纵隔感染，引起纵隔炎，表现为胸痛、高热、呼吸困难等症状。

（4）食管瘘：长期食管穿孔未得到及时治疗，可能导致食管与其他器官（如气管、肺、主动脉等）形成瘘管，引起相应的并发症。

四、诊断方法

食管穿孔与损伤的诊断主要依据患者的病史、临床表现、体格检查和辅助检查。

1. 病史询问　详细询问患者的病史，包括发病时间、发病原因、既往病史等，有助于初步判断食管穿孔的可能性。

2. 临床表现评估　观察患者的临床表现，如疼痛、吞咽困难、呼吸困难、发热等症状，结合体格检查，如胸部、腹部检查，有助于进一步判断食管穿孔的部位和严重程度。

3. 辅助检查

（1）影像学检查：常用的影像学检查包括 X 射线检查、CT 检查、MRI 检查等。X 射线检查可发现食管穿孔引起的气胸、液胸等征象；CT 检查可更清晰地显示食管穿孔的部位、范围及周围组织的受累情况；MRI 检查对于评估软组织损伤具有优势。

（2）内镜检查：对于疑似食管穿孔的患者，可进行内镜检查以直接观察食管壁的损伤情况。但需注意，内镜检查可能加重食管损伤，应谨慎操作。

（3）实验室检查：血常规、血生化等实验室检查有助于评估患者的感染程度和营养状况。

五、治疗

食管穿孔与损伤的治疗策略应根据患者的具体情况而定，包括保守治疗和手术治疗两种方式。

1. 保守治疗

（1）禁食、胃肠减压：患者需禁食，并进行胃肠减压，以减少食管内的压力和刺激，促进穿孔愈合。

（2）抗感染治疗：根据患者的感染情况，选择合适的抗生素进行抗感染治疗，以预防和控制感染扩散。

（3）营养支持：对于无法进食的患者，需通过肠外营养或肠内营养等方式提供营养支持，以维持患者的营养和代谢平衡。

（4）密切观察：保守治疗期间需密切观察患者的病情变化，包括体温、心率、呼吸等生命体征，以及胸痛、呼吸困难等症状的改善情况。

2. 手术治疗

（1）手术指征：对于穿孔严重、感染扩散广泛、保守治疗无效或病情持续恶化的患者，需进行手术治疗。

（2）手术方式：手术方式的选择应根据患者的具体情况而定，包括穿孔修补术、食管切除与重建术、胸腔闭式引流术等。穿孔修补术适用于穿孔较小、周围组织损伤较轻的患者；食管切除与重建术适用于穿孔严重、周围组织损伤广泛或合并食管恶性肿瘤的患者；胸腔闭式引流术则适用于胸腔感染严重的患者，以引流胸腔内的脓液和气体。

（3）术后处理：术后需进行密切观察，包括生命体征的监测、引流管的护理、营养支持等。同时，需继续抗感染治疗，以预防和控制感染扩散。

六、并发症的预防及处理

食管穿孔与损伤的并发症多样且严重,因此需采取积极有效的措施进行预防和处理。

1.感染预防　加强抗感染治疗,选择合适的抗生素进行预防性用药,以降低感染的发生率。保持伤口清洁干燥,定期更换敷料,避免伤口感染。

2.营养支持　对于无法进食的患者,需通过肠外营养或肠内营养等方式提供营养支持,以维持患者的营养和代谢平衡。营养支持需根据患者的具体情况进行调整,避免过度喂养或营养不良。

3.呼吸管理　对于呼吸困难的患者,需进行呼吸支持治疗,如吸氧、机械通气等。密切观察患者的呼吸情况,及时发现并处理呼吸衰竭等严重并发症。

4.早期活动　鼓励患者在病情允许的情况下尽早下床活动,以促进肺功能和肠道功能的恢复。活动时需注意安全,避免跌倒等意外情况的发生。

5.并发症处理　一旦出现并发症,需立即进行积极有效的处理。如脓胸需进行胸腔闭式引流术;腹膜炎需进行腹腔冲洗和引流;纵隔炎需进行纵隔切开引流术等。处理并发症的同时,需继续抗感染治疗,以预防和控制感染扩散。

实习指导　食管疾病临床实习

食管疾病是消化系统常见病症,在临床实习中,学生通过实践深入掌握食管疾病相关知识与技能,对未来从医意义重大。

(一)实习目标

1.掌握食管基础医学知识　牢记食管解剖结构,包括分段、管壁结构、狭窄部位及毗邻关系,理解其生理功能,如蠕动、分泌、抗反流功能机制,为临床实践筑牢理论根基。

2.熟悉食管疾病临床表现　通过临床观察与实践,精准识别食管疾病的典型与非典型症状,如吞咽困难、烧心、胸痛等,明晰症状演变规律,提升临床洞察力。

3.掌握食管疾病诊断方法　熟练运用多种诊断手段,像病史询问、体格检查、内镜检查、影像学检查(钡餐造影、CT 等)及实验室检查(肿瘤标志物检测等),依据综合信息做出准确诊断。

4.掌握食管疾病治疗原则　全面了解食管疾病的各类治疗方法,涵盖一般治疗、药物治疗、内镜治疗和手术治疗,精准把握不同疗法的适应证、禁忌证和操作要点。

5.培养临床实践能力　在实践中提升动手操作能力,增强分析和解决问题的能力,学会根据患者具体情况制定个性化诊疗方案。

6.培养职业素养和患者服务能力　与患者及其家属建立有效沟通,充分尊重患者,提高职业素养,为患者提供优质、人性化的医疗服务。

(二)实习内容和实践技能

【实习内容】

1.食管的解剖与生理

(1)解剖结构:详细复习食管的起止位置,从颈部食管、胸部食管至腹部食管,深入掌握各段的长度、位置、特点及毗邻关系。熟悉食管管壁的分层结构,了解各层组织的功能。重点牢记食管的三处生理性狭窄部位及其临床意义,明确食管的血管、神经分布,知晓其对食管疾病诊断、治疗及手术操作的重要性。

（2）生理功能:深入理解食管的蠕动、分泌和抗反流功能的原理及过程。探究这些生理功能异常与食管疾病发生、发展的关联,如蠕动功能障碍引发吞咽困难,抗反流功能异常导致胃食管反流病等。

2. 食管疾病的临床表现

（1）常见症状:系统学习食管疾病的常见症状,如吞咽困难、烧心、反酸、胸痛、反流、呕吐等。对比不同食管疾病症状的差异,像贲门失弛缓症与食管癌的吞咽困难特点,胃食管反流病与食管憩室的反流表现等,提升鉴别诊断能力。

（2）体征:学习如何通过体格检查发现食管疾病相关体征,虽然食管疾病的特异性体征相对较少,但如颈部食管病变可能出现颈部肿块,胸部食管疾病累及周围组织时可能出现胸部异常体征等。了解这些体征对判断疾病严重程度和预后有重要的意义。

3. 食管疾病的诊断方法

（1）病史询问与体格检查:掌握详细询问食管疾病患者病史的技巧,包括症状出现的时间、频率、诱发及缓解因素,既往病史、家族史等。学会进行针对性的体格检查,如观察患者营养状态、有无消瘦,检查颈部、胸部有无异常体征等,根据病史和体格检查初步判断疾病方向。

（2）影像学检查:了解 X 射线钡餐造影、CT、MRI 等影像学检查在食管疾病诊断中的应用。学会解读钡餐造影中食管黏膜形态、蠕动情况及充盈缺损等异常表现,CT 检查中食管及周围组织的结构、肿瘤浸润深度和淋巴结转移情况,MRI 检查对软组织分辨率高的优势及在食管疾病诊断中的价值。

（3）内镜检查:熟悉上消化道内镜检查在食管疾病诊断中的重要性,学习观察内镜下食管黏膜的色泽、光滑度、有无糜烂、溃疡、肿块等病变,了解如何通过内镜取活检进行病理学检查,明确病变性质。

（4）实验室检查:掌握肿瘤标志物检查在食管疾病诊断中的意义,如鳞状细胞癌相关抗原、癌胚抗原等在食管癌诊断和病情监测中的价值。了解血常规、血生化等检查在评估患者营养状况、感染情况及肝肾功能等方面的作用,辅助诊断食管疾病及其并发症。

4. 食管疾病的治疗原则

（1）一般治疗:了解一般治疗在食管疾病治疗中的基础地位,如调整饮食习惯（避免高脂肪、刺激性食物,增加膳食纤维摄入）、控制体重、避免精神紧张和焦虑等对胃食管反流病、贲门失弛缓症等疾病的缓解作用。

（2）药物治疗:熟悉治疗食管疾病的常用药物,如抑酸药（质子泵抑制剂）、促胃肠动力药、黏膜保护剂、硝酸酯类药物、钙通道阻滞剂等。掌握各类药物的作用机制、适应证、用法用量及不良反应,学会根据患者病情合理选择药物治疗方案。

（3）内镜治疗:了解内镜治疗在食管疾病中的应用,如射频治疗、内镜下缝合术、气囊扩张术、肉毒杆菌毒素注射术等。掌握这些治疗方法的适应证、操作原理及术后注意事项,认识内镜治疗在改善食管下括约肌功能、缓解吞咽困难等方面的优势和局限性。

（4）手术治疗:学习食管疾病的常用手术方式,如胃底折叠术、Heller 肌切开术、食管切除术、食管重建术等。掌握不同手术方式的适应证、禁忌证、手术操作要点及术后可能出现的并发症（如感染、出血、吻合口瘘、吞咽困难、胃排空障碍等）,了解如何进行术后管理和并发症的预防与处理。

【实践技能】

1.体格检查

(1)颈部及胸部检查:学习如何进行颈部检查,触诊颈部食管区域有无肿块、压痛,观察颈部活动是否受限。掌握胸部检查方法,听诊胸部呼吸音,判断有无异常呼吸音或啰音,叩诊胸部了解有无实音、鼓音等异常情况,这些体征可能提示食管疾病累及气管、肺部或胸腔等周围组织。

(2)腹部检查:学会进行腹部触诊、叩诊和听诊,检查腹部有无压痛、反跳痛、腹肌紧张,有无腹部包块,听诊肠鸣音是否正常。食管疾病有时会影响胃肠道功能,导致腹部体征变化,如贲门失弛缓症患者可能因食物反流和消化不良出现腹部胀满、肠鸣音异常等。

2.影像学检查操作与解读

(1)X射线钡餐造影:在带教老师指导下,学习协助患者进行食管 X 射线钡餐造影检查的操作流程,包括准备钡剂、指导患者正确吞咽钡剂、配合技师进行 X 射线拍摄等。学会初步解读钡餐造影图像,观察食管的形态、轮廓、蠕动情况,识别食管狭窄、憩室、充盈缺损等异常表现。

(2)CT 检查:了解 CT 检查在食管疾病诊断中的扫描方法和参数设置,学习如何在 CT 图像上识别食管的位置、形态,判断食管壁的厚度、有无肿块,观察肿瘤与周围组织(如气管、支气管、主动脉、心脏等)的关系,评估淋巴结转移情况。

3.内镜检查操作与配合

(1)内镜检查术前准备:协助带教老师进行内镜检查前的准备工作,包括患者的心理疏导、告知检查注意事项,准备内镜检查器械和相关药品(如局部麻醉剂、止血药等),协助患者摆好检查体位。

(2)内镜检查过程配合:在带教老师操作内镜时,学习协助观察患者反应,传递器械,记录内镜下所见。观察内镜下食管黏膜的色泽、血管纹理、有无病变及病变的位置、形态、大小等特征,初步判断病变性质。

4.手术治疗技能

(1)手术观摩:在带教老师带领下,观摩食管疾病相关手术,如食管癌根治术、贲门失弛缓症手术等。观察手术的整个过程,包括手术切口的选择、食管的游离、病变的切除或处理、消化道重建等关键步骤,了解手术器械的使用和手术团队的协作。

(2)手术助手工作:在符合实习规定和带教老师指导下,作为手术助手参与食管手术,如传递手术器械、协助暴露手术视野、吸引手术野的血液和分泌物、协助缝合伤口等。通过实践操作,逐步掌握手术基本技能,体会手术操作的严谨性和精细性。

5.术后处理技能

(1)患者监护:学习对食管手术后患者进行监护,包括密切观察生命体征(体温、心率、呼吸、血压)的变化,监测血氧饱和度,观察患者意识状态。妥善管理各种引流管(如胸腔闭式引流管、胃管等),记录引流液的量、颜色和性质,及时发现异常情况并报告带教老师。

(2)营养支持:了解食管手术后患者的营养需求特点,根据患者的病情和消化功能,学习制定合理的营养支持方案。对于术后不能经口进食的患者,掌握肠外营养或肠内营养的实施方法,如静脉输液补充营养物质、鼻饲营养液等,注意预防营养支持相关并发症(如感染、误吸等)。

(3)并发症处理:学习识别和处理食管手术后可能出现的并发症,如吻合口瘘、肺部感染、食管狭窄等。了解并发症的临床表现(如发热、胸痛、呼吸困难、吞咽困难加重等),掌握相应的预防措施(如严格无菌操作、合理使用抗生素、术后早期活动等)和处理方法(如抗感染治疗、引流、食管扩张等)。

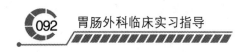 案例分析

食管穿孔与损伤

患者男性,68岁,因误吞鱼刺后出现胸骨后剧烈疼痛、吞咽困难,伴发热、气促症状就诊。急诊行胸部CT检查,可见纵隔气肿、食管周围渗出影,食管造影显示食管中段对比剂外漏,确诊为食管穿孔。针对该患者,采取以下治疗措施。

1. 紧急处理与手术治疗　立即禁食水,置入鼻胃管持续胃肠减压,减少消化液反流对穿孔处刺激;因穿孔较大且合并感染,完善术前准备后,行开胸食管穿孔修补术,术中彻底清创,缝合穿孔部位,并放置纵隔引流管。

2. 抗感染治疗　根据经验选用广谱抗生素(如哌拉西林他唑巴坦)联合抗厌氧菌药物(甲硝唑),覆盖可能感染菌群;后续根据纵隔引流液细菌培养及药敏试验结果,调整敏感抗生素,控制感染。

3. 营养支持　术后早期采用肠外营养,通过中心静脉输注葡萄糖、氨基酸、脂肪乳等,保证患者营养需求;待患者病情稳定,胃肠功能恢复后,逐步过渡到肠内营养,经鼻肠管给予肠内营养制剂,并根据患者耐受情况及营养指标调整营养方案。

4. 并发症监测与处理　密切观察患者呼吸、体温、引流液性状等,预防肺部感染、脓胸等并发症;若出现呼吸困难加重,及时评估是否存在胸腔积液、气胸等,给予相应处理。

5. 心理支持　患者因突发严重病情及术后不适,情绪焦虑,医护人员通过耐心沟通,讲解疾病治疗及恢复过程,缓解其心理压力,增强治疗信心。

经过积极治疗,患者术后体温逐渐恢复正常,胸骨后疼痛缓解,感染得到有效控制;术后2周拔除纵隔引流管,复查胸部CT显示纵隔炎症吸收;术后1个月,患者经口进食无不适,营养状况改善。目前,患者仍在接受定期随访,观察食管愈合情况及有无食管狭窄等远期并发症。

第七章　胃部疾病

第一节　胃的解剖与生理

胃是人体消化系统中的一个重要器官,承担着接纳、储藏食物,并将其与胃液混合、搅拌、初步消化,形成食糜并逐步分次排入十二指肠的生理功能。了解胃的解剖结构与生理功能对于认识胃部疾病的发生、诊断与治疗至关重要。

一、胃的解剖结构

胃位于上腹部,其上接食管、下连十二指肠,是消化道中最大的部分。胃的形态、大小因人而异,与性别、年龄、体型以及体位、呼吸、腹肌张力,胃的盈虚及其毗邻脏器的盈虚等有关联。胃中度充盈时呈袋状,空虚时则呈管状。胃通常分为贲门部、胃底部、胃体部和幽门部四个区域,各部分具有不同的解剖特征和临床意义。

1. 贲门部　贲门部是指贲门附近的区域,但界限不明确。其上接腹段食管,其范围常以贲门口为中心的 20 mm 半径内的环形区域。贲门是胃的入口,与食管下段相接,位置较固定。贲门部的黏膜皱襞呈放射状排列,向贲门口集中,以纵行皱襞为主,较粗大,具有防止食物反流入食管的作用。

2. 胃底部　胃底部指贲门口水平线以上大弯的圆顶形膨出部分,临床称为胃穹。胃底部上方邻近左膈肌,外后方与脾脏相贴。胃底部的黏膜皱襞呈网状,排列错综复杂,当胃腔显著充盈时,其皱襞可消失。

3. 胃体部　胃体部是胃的主体部分,约占全胃的 2/3,介于贲门与胃底之间,上界为贲门及胃底下缘,下界是胃角。胃体部的皱襞与胃长轴平行,并向幽门部延伸,前后壁的皱襞分布不规则,可因胃腔充盈而消失。胃体大弯侧黏膜粗而多,分布蜿蜒曲折;胃小弯侧有 4~5 条纵行黏膜皱襞,与胃小弯走向一致,因皱襞内有斜行平滑肌,胃充盈时并不消失。

4. 幽门部　幽门部临床常称为胃窦部,位于角切迹至幽门之间,借胃大弯的中间沟,再分为左侧膨大的幽门窦和右侧呈管状的幽门管两部。幽门窦与胃体相连;幽门管下接十二指肠球部,相接处称幽门口或幽门环,含较厚的括约肌。幽门部的黏膜皱襞也是纵行排列,胃腔充盈时即可消失。

胃的两缘是上下两缘,其上缘较短,凹向右上方,称胃小弯,胃小弯的最低处向右转成角,形成角切迹,是胃体和胃窦的分界标志;其下缘较长,凸向左下方,叫胃大弯。胃小弯的长度仅为大弯的 1/3。

胃的韧带包括胃膈韧带、胃脾韧带、肝胃韧带、胃结肠韧带和胃胰韧带,这些韧带对胃的位置和形态起固定和支持作用。

胃壁从外向内分为浆膜层、肌层、黏膜下层和黏膜层四层结构。①浆膜层：由覆盖在胃表面的脏腹膜构成，对胃起保护作用。②肌层：较发达，伸缩性大，由内斜、中环、外纵三层平滑肌组成，是胃蠕动的主要动力来源。③黏膜下层：为疏松结缔组织，富含血管、淋巴管和神经组织，为胃提供血液供应和感觉传导。④黏膜层：是胃的最内层，由表面上皮、固有层（含腺体）和黏膜肌层组成，具有保护胃免受食物摩擦损伤和分泌润滑物质的功能。

二、胃的生理功能

胃具有运动和分泌两大功能，通过其接纳、储藏食物，将食物与胃液研磨、搅拌、混匀，初步消化，形成食糜并通过排空逐步分次排入十二指肠，为其主要的生理功能。此外，胃黏膜还有吸收某些物质的功能。

1. 胃的运动　胃的运动包括食物的储藏、混合、搅拌及有规律的排空，主要由胃的肌肉运动参与完成。胃的蠕动波起自胃体通过幽门，胃窦部肌层较厚，增强了远端胃的收缩能力，幽门发挥括约肌作用，使胃内食物逐步分次排入十二指肠。胃的运动形式包括容受性舒张、紧张性收缩和蠕动三种。

（1）容受性舒张：当咀嚼和吞咽时，食物对口腔、咽、食管等处的感受器产生刺激，可反射性引起胃底和胃体的舒张，称为容受性舒张。其生理意义在于使胃容积增大，暂时储存食物，防止食物过快进入小肠，从而有利于食物的消化和吸收。容受性舒张发生时，胃的入口（贲门）保持关闭状态，防止食物反流回食管。

（2）紧张性收缩：紧张性收缩是胃平滑肌特有的持续、微弱的收缩状态，是胃保持一定形状和位置的基础。它使胃内保持一定的压力，有助于食物的研磨和搅拌。紧张性收缩在胃的各个部位都存在，但强弱不同，胃窦部的紧张性收缩较强，而胃底部相对较弱。

（3）蠕动：蠕动是胃的一种有力而协调的收缩和舒张运动，它起始于胃中部，向幽门方向推进。蠕动波使食物与胃液充分混合，形成食糜，并将其推向十二指肠。蠕动波的频率和强度受食物种类、数量以及神经、体液等因素的调节。当胃内食物被排空后，蠕动波减弱并消失。

2. 胃的分泌　胃的分泌功能主要包括胃酸和胃液的分泌。胃酸主要由壁细胞分泌，其主要成分是盐酸（HCl），具有杀菌、激活胃蛋白酶原、促进食物消化等作用。胃液是由多种细胞分泌的混合液，包括主细胞分泌的胃蛋白酶原、壁细胞分泌的盐酸和内因子、黏液细胞分泌的黏液等。胃液的主要作用如下。

（1）消化作用：胃酸和胃蛋白酶能够分解食物中的蛋白质，使其变成小分子多肽和氨基酸，便于小肠进一步吸收。同时，胃酸还能激活胃蛋白酶原，使其变成具有活性的胃蛋白酶。

（2）杀菌作用：胃酸的高酸度能够杀灭随食物进入胃内的细菌，防止胃肠道感染。

（3）营养作用：胃液中的内因子是维生素 B_{12} 吸收所必需的因子，它能够促进维生素 B_{12} 在回肠末端的吸收。

（4）保护作用：胃液中的黏液能够覆盖在胃黏膜表面，形成一层保护膜，防止胃酸和胃蛋白酶对胃黏膜的侵蚀。

3. 胃的排空　胃的排空是指食物从胃内排入十二指肠的过程。胃的排空速度与食物的种类、数量，以及胃的运动和分泌功能密切相关。一般来说，液体食物排空较快，固体食物排空较慢；小颗粒食物排空较快，大颗粒食物排空较慢；糖类食物排空最快，蛋白质次之，脂肪最慢。胃的排空还受到神经和体液因素的调节，如交感神经兴奋可延缓胃排空，迷走神经兴奋则促进胃排空；促胃液素、胃动素等激素也能促进胃排空。

4.胃黏膜的屏障功能　胃黏膜的屏障功能是指胃黏膜能够防止胃酸、胃蛋白酶等有害物质对胃黏膜的侵蚀和损伤的能力。胃黏膜的屏障功能主要由以下几个方面构成。

（1）黏液-碳酸氢盐屏障：黏液-碳酸氢盐屏障是由胃黏膜表面的黏液层和黏液细胞分泌的碳酸氢盐共同构成的。黏液层能够覆盖在胃黏膜表面，形成一层润滑的保护膜，减少食物和胃酸对胃黏膜的摩擦和损伤。碳酸氢盐能够中和胃酸，使胃黏膜表面的酸度降低，从而保护胃黏膜免受胃酸的侵蚀。

（2）胃黏膜上皮细胞：胃黏膜上皮细胞具有紧密的连接和较强的再生能力，能够防止有害物质进入胃黏膜深层。当胃黏膜受到损伤时，上皮细胞能够迅速增殖并修复受损部位。

（3）胃黏膜血流：胃黏膜血流丰富，能够迅速带走胃黏膜表面的有害物质和代谢废物，同时提供营养物质和氧气给胃黏膜细胞，维持其正常生理功能。

三、胃部疾病的解剖与生理功能异常

胃部疾病的发生往往与胃的解剖结构和生理功能异常密切相关。了解这些异常有助于更好地理解胃疾病的病因、病理生理过程及临床表现，从而指导诊断和治疗。

1.解剖结构异常

（1）胃下垂：是指胃的位置下降，胃小弯弧线最低点降至髂嵴连线以下，或十二指肠球部向左偏移的现象。胃下垂的发生与胃的悬吊韧带（如胃膈韧带、胃肝韧带、胃脾韧带、胃结肠韧带等）松弛无力有关。胃下垂患者常表现为上腹部不适、饱胀感、嗳气、恶心、呕吐等症状，尤其在饭后更为明显。严重胃下垂还可导致胃蠕动功能减弱，影响食物的消化和吸收。

（2）胃扭转：是指胃沿其长轴发生扭转的现象，可分为完全性胃扭转和不完全性胃扭转。胃扭转的发生与胃的解剖结构异常、胃韧带松弛、剧烈运动或体位改变等因素有关。患者常表现为突然发作的上腹部或左胸部疼痛，伴有恶心、呕吐等症状。严重胃扭转可导致胃壁血液循环障碍，引起胃壁坏死、穿孔等严重并发症。

（3）胃憩室：是指胃壁局部向外膨出形成的囊袋状结构，可分为真性憩室和假性憩室。真性憩室是胃壁全层膨出形成的，而假性憩室则是由于胃黏膜和黏膜下层通过肌层薄弱处向外膨出形成的。胃憩室多无症状，但若憩室内有食物残留，可引起炎症、出血、穿孔等并发症。患者可出现上腹部疼痛、恶心、呕吐、消瘦等症状。

2.生理功能异常

（1）胃酸分泌异常：包括胃酸分泌过多和胃酸分泌不足两种情况。胃酸分泌过多常见于胃溃疡、胃炎等疾病，可导致胃黏膜损伤、出血、穿孔等并发症。患者可出现上腹部疼痛、反酸、嗳气等症状。胃酸分泌不足则常见于萎缩性胃炎、胃癌等疾病，可导致消化不良、营养不良等症状。

（2）胃蠕动功能障碍：包括胃蠕动减弱或消失、胃蠕动过强或不协调等情况。胃蠕动减弱或消失常见于胃轻瘫、胃动力不足等疾病，可导致食物在胃内滞留时间过长，引起消化不良、腹胀等症状。胃蠕动过强或不协调则常见于胃痉挛、胃神经官能症等疾病，可导致上腹部疼痛、恶心、呕吐等症状。

（3）胃黏膜屏障功能受损：是胃疾病发生的重要机制之一。各种有害因素（如胃酸、胃蛋白酶、幽门螺杆菌、药物、酒精等）均可损伤胃黏膜屏障，导致胃黏膜炎症、溃疡等病变。长期慢性炎症刺激还可导致胃黏膜萎缩、肠化生等癌前病变，增加胃癌的发病风险。

第二节 胃炎与胃溃疡

胃炎与胃溃疡是临床上常见的胃部疾病,对患者的生活质量和健康状况具有重要影响。胃炎是指胃黏膜发生炎症性病变,可由多种因素引起,包括物理性、化学性、生物性刺激,以及应激反应等。胃溃疡则是指胃黏膜在胃酸和胃蛋白酶的消化作用下发生的溃疡性病变,常发生在胃小弯、胃窦等部位。胃炎与胃溃疡的临床表现相似,主要表现为上腹部疼痛、反酸、嗳气、恶心等症状,严重时可能导致出血、穿孔等并发症。因此,对胃炎与胃溃疡的准确诊断和有效治疗具有重要意义。

一、流行病学

胃炎与胃溃疡的发病率在全球范围内均较高,特别是在发展中国家,由于饮食习惯、卫生条件等多种因素的影响,发病率更为显著。在我国,随着生活节奏的加快和饮食结构的改变,胃炎与胃溃疡的发病率也呈逐年上升趋势。此外,胃炎与胃溃疡的发病还受到年龄、性别、遗传、生活习惯等多种因素的影响。例如,长期饮酒、吸烟、饮食不规律、精神压力大等不良生活习惯均可增加胃炎与胃溃疡的发病风险。

二、病因

胃炎与胃溃疡的病因复杂多样,涉及多种因素的相互作用。

1. 幽门螺杆菌感染　幽门螺杆菌是胃炎与胃溃疡的主要致病菌。幽门螺杆菌感染可引起胃黏膜炎症、损伤和免疫反应,进而导致胃炎与胃溃疡的发生。幽门螺杆菌可通过口口传播、粪口传播等途径感染人体,感染后可在胃黏膜表面定植并产生多种致病因子,如尿素酶、细胞毒素等,破坏胃黏膜屏障,引发炎症反应和溃疡形成。

2. 胃酸和胃蛋白酶的作用　胃酸和胃蛋白酶是胃黏膜的主要消化液,对胃黏膜具有腐蚀作用。当胃黏膜屏障功能减弱或受到损伤时,胃酸和胃蛋白酶便可直接作用于胃黏膜,导致胃黏膜的炎症和溃疡性病变。此外,长期胃酸分泌过多或胃蛋白酶活性增强也可增加胃炎与胃溃疡的发病风险。

3. 药物因素　长期使用某些药物,如非甾体抗炎药、糖皮质激素、抗肿瘤药物等,可对胃黏膜产生损伤作用,导致胃炎与胃溃疡的发生。这些药物可直接作用于胃黏膜,破坏胃黏膜屏障,或抑制胃黏膜细胞的修复和再生能力,从而引发胃黏膜炎症和溃疡性病变。

4. 饮食习惯　不良的饮食习惯是胃炎与胃溃疡的重要发病因素。长期食用高脂肪、高蛋白、低纤维的饮食,以及过度饮酒、吸烟,咖啡和浓茶等刺激性物质的摄入,均可增加胃黏膜的损伤和炎症反应,进而引发胃炎与胃溃疡。此外,饮食不规律、暴饮暴食等不良饮食习惯也可加重胃黏膜的负担,增加胃炎与胃溃疡的发生等。

5. 应激反应　应激反应是指机体在受到严重创伤、手术、感染等强烈刺激时产生的全身性非特异性反应。应激反应可导致胃黏膜血管收缩、血流量减少,从而降低胃黏膜的屏障功能,使其易于受到胃酸和胃蛋白酶的损伤。此外,应激反应还可引起胃肠道激素分泌紊乱,进一步加剧胃黏膜的炎症和溃疡性病变。

6. 遗传因素　遗传因素在胃炎与胃溃疡的发病中也起着重要作用。研究表明,具有特定基因型的人群更容易发生胃炎与胃溃疡。这些基因型可能与胃黏膜细胞的修复和再生能力、胃酸分泌水平、胃黏膜屏障功能等因素相关。因此,遗传因素可作为预测胃炎与胃溃疡发病风险的重要指标之一。

三、病理生理

胃炎与胃溃疡的病理生理过程涉及多个环节的相互作用和相互影响。

1. 胃黏膜屏障功能受损　胃黏膜屏障是保护胃黏膜免受外界损伤的重要结构。当胃黏膜屏障功能受损时,胃酸、胃蛋白酶等有害物质便可直接作用于胃黏膜,导致胃黏膜的炎症和溃疡性病变。胃黏膜屏障功能受损的原因包括幽门螺杆菌感染、药物损伤、饮食习惯不良等多种因素。

2. 炎症反应　当胃黏膜受到损伤时,机体可产生炎症反应以清除损伤因子并修复受损组织。然而,过度的炎症反应可导致胃黏膜组织的进一步损伤和功能障碍。在胃炎与胃溃疡的病理生理过程中,炎症反应起着重要作用。炎症细胞可释放多种炎性介质和细胞因子,如肿瘤坏死因子、白细胞介素等,这些物质可加重胃黏膜的损伤和炎症反应,促进溃疡的形成和发展。

3. 胃酸分泌过多　胃酸分泌过多是胃炎与胃溃疡的重要发病因素之一。当胃酸分泌过多时,胃酸可直接作用于胃黏膜,破坏胃黏膜屏障,导致胃黏膜的炎症和溃疡性病变。此外,胃酸分泌过多还可促进幽门螺杆菌的生长和繁殖,进一步加剧胃黏膜的损伤和炎症反应。

4. 胃黏膜细胞修复和再生能力减弱　胃黏膜细胞具有强大的修复和再生能力,可及时修复受损的胃黏膜组织。然而,在胃炎与胃溃疡的病理生理过程中,胃黏膜细胞的修复和再生能力可能受到抑制或减弱。这可能是由于炎症反应、胃酸和胃蛋白酶的损伤作用、药物因素等多种原因导致的。当胃黏膜细胞的修复和再生能力减弱时,胃黏膜的愈合速度减慢,溃疡面难以愈合,从而加重胃炎与胃溃疡的病情。

5. 神经调节与激素分泌异常　神经调节与激素分泌在胃炎与胃溃疡的发病中也起着重要作用。胃肠道的神经调节和激素分泌可调节胃黏膜的血流、运动、分泌等功能,从而维持胃黏膜的正常生理状态。然而,在胃炎与胃溃疡的病理生理过程中,神经调节与激素分泌可能发生异常,导致胃黏膜的血流减少、运动减弱、分泌增多等改变,进一步加剧胃黏膜的损伤和炎症反应。

四、临床表现

胃炎与胃溃疡的临床表现多样,主要包括以下几个方面。

1. 上腹部疼痛　上腹部疼痛是胃炎与胃溃疡最常见的症状之一。疼痛通常呈隐痛、钝痛或烧灼样痛,可伴有阵发性加剧。疼痛的发生与饮食、情绪等因素有关,如进食刺激性食物、情绪波动等均可诱发或加重疼痛。

2. 反酸与嗳气　反酸是指胃酸反流至食管,引起胸骨后烧灼感或不适感。嗳气则是指胃内气体通过食管排出,发出响声。反酸与嗳气是胃炎与胃溃疡常见的伴随症状,与胃酸分泌过多、胃黏膜屏障功能受损等因素有关。

3. 恶心与呕吐　恶心与呕吐是胃炎与胃溃疡患者常见的消化道症状。恶心是指上腹部不适,伴有欲吐的感觉;呕吐则是指胃内容物经食管排出体外的过程。恶心与呕吐的发生与胃黏膜炎症、溃疡面刺激等因素有关。

4. 其他症状　除了上述症状外,胃炎与胃溃疡患者还可能出现其他症状,如食欲缺乏、腹胀、便秘或腹泻等。这些症状的发生与胃黏膜炎症、消化功能紊乱等因素有关。

五、诊断方法

胃炎与胃溃疡的诊断主要依据患者的病史、临床表现和辅助检查。常用的诊断方法包括以下几个方面。

1. 病史询问与临床表现评估 详细询问患者的病史,包括症状的出现时间、持续时间、诱发因素、缓解因素等,以及有无并发症的表现。结合患者的临床表现,可初步判断是否为胃炎与胃溃疡。

2. 胃镜检查 胃镜检查是诊断胃炎与胃溃疡的重要手段。通过胃镜可观察胃黏膜的形态、色泽、溃疡面的大小、深度等,并可进行活检以明确病变性质。胃镜检查具有直观、准确、可靠等优点,是胃炎与胃溃疡诊断的首选方法。

3. 幽门螺杆菌检测 幽门螺杆菌检测是诊断胃炎与胃溃疡的重要辅助手段。常用的检测方法包括呼气试验、血清学检测、粪便抗原检测等。通过幽门螺杆菌检测可明确患者是否存在幽门螺杆菌感染,为制定治疗方案提供依据。

4. 影像学检查 影像学检查如 X 射线钡餐造影、CT 等可用于评估胃炎与胃溃疡的病情及并发症情况。X 射线钡餐造影可观察胃黏膜的形态、蠕动情况等;CT 可了解胃壁及周围组织的结构和病变情况。这些检查有助于排除其他胃部疾病及并发症,为制定治疗方案提供参考。

5. 实验室检查 实验室检查如血常规、尿常规、大便常规等可用于评估患者的全身状况,以及是否存在感染等并发症。此外,还可进行血清胃泌素、胃液分析等检查以了解胃酸分泌情况。

六、治疗

胃炎与胃溃疡的治疗旨在缓解症状、促进溃疡愈合、防止复发及并发症的发生。治疗方法包括一般治疗、药物治疗、内镜治疗及手术治疗等。

1. 一般治疗 一般治疗是胃炎与胃溃疡治疗的基础。患者应避免刺激性食物的摄入,如辛辣、油腻、生冷等食物;保持规律的饮食习惯,避免暴饮暴食;戒烟限酒;保持良好的心态和情绪稳定。此外,还可通过适当的运动、休息等方式增强身体免疫力,促进疾病康复。

2. 药物治疗 药物治疗是胃炎与胃溃疡的主要治疗手段。常用的药物包括抑酸药、胃黏膜保护剂、抗生素等。

(1)抑酸药:如质子泵抑制剂(PPI)、H_2 受体拮抗剂等,可抑制胃酸分泌,减轻胃酸对胃黏膜的刺激和损伤。

(2)胃黏膜保护剂:如硫糖铝、铋剂等,可在胃黏膜表面形成一层保护膜,防止胃酸、胃蛋白酶等有害物质对胃黏膜的进一步损伤。

(3)抗生素:如阿莫西林、克拉霉素等,可用于治疗幽门螺杆菌感染。通过根除幽门螺杆菌感染,可减轻胃黏膜的炎症和损伤,促进溃疡愈合。

3. 内镜治疗 对于药物治疗无效或存在严重并发症的胃炎与胃溃疡患者,可考虑内镜治疗。内镜治疗包括止血、扩张、缝合、切除等多种手段,可根据患者的具体情况选择合适的治疗方法。内镜治疗具有创伤小、恢复快等优点,是胃炎与胃溃疡治疗的重要辅助手段。

4. 手术治疗 手术治疗通常用于胃炎与胃溃疡并发严重并发症的患者,如穿孔、大出血、幽门梗阻等。手术方法包括胃大部切除术、胃穿孔修补术、幽门成形术等。手术的选择根据患者的具体情况、病变程度及并发症情况来决定。手术治疗虽然创伤较大,但可有效解决严重并发症,提高患者的生活质量。

七、预防措施

胃炎与胃溃疡的预防措施主要包括以下几个方面。

1.合理饮食 保持规律的饮食习惯,避免暴饮暴食;避免摄入过多刺激性食物,如辛辣、油腻、生冷的食物;增加膳食纤维的摄入,促进肠道蠕动,预防便秘;适量摄入富含维生素和矿物质的食物,增强身体免疫力。

2.戒烟限酒 吸烟和饮酒是胃炎与胃溃疡的重要发病因素。吸烟可导致胃黏膜血管收缩,减少胃黏膜的血流灌注,降低胃黏膜的防御能力;饮酒可直接刺激胃黏膜,导致胃黏膜炎症和损伤。因此,戒烟限酒对于预防胃炎与胃溃疡具有重要意义。

3.避免精神压力和情绪波动 长期精神压力和情绪波动可导致胃肠道功能紊乱,影响胃黏膜的血流和分泌功能,从而增加胃炎与胃溃疡的发病风险。因此,保持心情愉悦、避免精神压力和情绪波动对于预防胃炎与胃溃疡具有重要作用。

4.定期体检和筛查 定期进行体检和胃部疾病筛查可及时发现胃炎与胃溃疡等胃部疾病,为早期治疗提供依据。对于有家族遗传史或高危因素的人群,应定期进行胃部疾病筛查,以便及时发现并处理潜在风险。

5.注意药物使用 长期使用某些药物如非甾体抗炎药、糖皮质激素等可增加胃炎与胃溃疡的发病风险。因此,在使用这些药物时应严格按照医嘱进行,避免滥用和误用。对于需要长期使用这些药物的患者,应定期进行胃部检查以监测胃黏膜的变化情况。

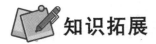

知识拓展

特殊类型的胃炎与胃溃疡

除了常见的胃炎与胃溃疡,临床上还存在一些特殊类型的胃炎与胃溃疡,如应激性溃疡、自身免疫性胃炎、复合性溃疡等。这些特殊类型的胃炎与胃溃疡在病因、病理生理、临床表现及治疗等方面具有一定的特点。

1.应激性溃疡 应激性溃疡是指在严重创伤、手术、感染等应激状态下发生的胃黏膜急性炎症和溃疡。应激性溃疡的发病机制与胃黏膜屏障功能受损、胃酸分泌过多、局部血流减少等因素有关。患者可出现上腹部疼痛、反酸、嗳气、恶心、呕吐等症状,严重者可出现呕血、黑便等消化道出血症状。治疗方面,除了一般治疗和药物治疗外,还应积极控制原发疾病,减轻应激状态,促进胃黏膜的修复和愈合。

2.自身免疫性胃炎 自身免疫性胃炎是指由自身免疫反应引起的慢性萎缩性胃炎。患者体内存在针对胃壁细胞或内因子的自身抗体,导致胃壁细胞破坏,胃酸分泌减少,内因子分泌不足,进而引起维生素 B_{12} 吸收不良和恶性贫血。自身免疫性胃炎患者可出现上腹部不适、食欲减退、消化不良等症状,严重者可出现贫血、消瘦等全身症状。治疗方面,除了对症治疗外,还应积极补充维生素 B_{12} 和叶酸等造血原料,纠正贫血状态。对于存在恶性贫血风险的患者,可考虑进行胃切除手术以预防癌变。

3.复合性溃疡 复合性溃疡是指同时存在于胃和十二指肠的溃疡。复合性溃疡的发病机制与胃酸分泌过多、胃黏膜屏障功能受损、幽门螺杆菌感染等因素有关。患者可出现上腹部疼痛、反酸、嗳气等症状,疼痛通常呈节律性发作,与进食有关。治疗方面,除了一

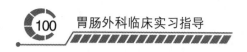

般治疗和药物治疗外,还应积极根治幽门螺杆菌感染,以促进溃疡的愈合和防止复发。对于药物治疗无效或存在严重并发症的复合性溃疡患者,可考虑进行手术治疗。

第三节　胃泌素瘤与胃神经内分泌肿瘤

一、胃泌素瘤

胃泌素瘤,又称 Zollinger-Ellison 综合征,是一种由胃窦部 G 细胞异常增生形成的肿瘤,这些 G 细胞能够分泌大量的胃泌素。胃泌素是一种强烈的促胃酸分泌激素,能够刺激壁细胞分泌胃酸,从而导致胃酸过多。长期胃酸过多会损伤胃黏膜,形成顽固性溃疡,且这些溃疡通常发生在不典型的部位,如十二指肠球后、降段及水平段,甚至胃体、胃底等部位。此外,过多的胃酸还会刺激肠道黏膜,导致腹泻。

(一)病因与病理生理

胃泌素瘤的病因尚不完全明确,可能与遗传因素、环境因素及免疫因素等多种因素有关。遗传因素方面,研究发现部分胃泌素瘤患者存在家族聚集现象,提示遗传因素在发病中可能起一定作用。环境因素方面,长期暴露于某些化学物质或放射性物质可能增加胃泌素瘤的发病风险。免疫因素方面,胃泌素瘤患者可能存在免疫功能异常,导致 G 细胞异常增生。

胃泌素瘤的病理生理过程主要涉及胃泌素的分泌及其对胃黏膜和肠道黏膜的影响。G 细胞异常增生后,分泌大量的胃泌素,胃泌素作用于壁细胞,刺激其分泌胃酸。胃酸过多导致胃黏膜损伤,形成顽固性溃疡。同时,过多的胃酸还会刺激肠道黏膜,导致腹泻。此外,胃泌素瘤患者还可能出现腹泻、低钾血症等电解质紊乱症状,这可能与胃泌素促进肠道钾离子分泌有关。

(二)临床表现

胃泌素瘤的临床表现多样,主要包括消化性溃疡、腹泻、电解质紊乱等症状。

1. 消化性溃疡　胃泌素瘤导致的消化性溃疡具有顽固性及不典型部位的特点。溃疡通常发生在十二指肠球后、降段及水平段,甚至胃体、胃底等部位。这些溃疡难以愈合,且易复发。患者可出现上腹痛、反酸、嗳气等症状。

2. 腹泻　腹泻是胃泌素瘤的常见症状之一,通常为水样便或稀便,每日可达数次至十余次。腹泻可导致患者营养不良、体重下降等。部分患者还可能出现脂肪泻,即粪便中含有大量未消化的脂肪。

3. 电解质紊乱　胃泌素瘤患者可出现低钾血症、低钙血症等电解质紊乱症状。低钾血症可导致患者乏力、心律失常等;低钙血症可导致患者抽搐、骨质疏松等。

4. 其他症状　部分患者还可出现反酸、嗳气、恶心、呕吐等症状。此外,由于长期腹泻和营养不良,患者还可出现贫血、消瘦等全身症状。

(三)诊断方法

胃泌素瘤的诊断主要依据患者的病史、临床表现、辅助检查及病理学检查。常用的诊断方法如下。

1. 病史询问与临床表现评估　详细询问患者的病史,包括症状的出现时间、持续时间、诱发因素等,以及有无并发症的表现。结合患者的临床表现,如消化性溃疡、腹泻、电解质紊乱等,可初步判断是否为胃泌素瘤。

2. 实验室检查 实验室检查是诊断胃泌素瘤的重要手段之一。主要包括血清胃泌素测定、胃酸测定、粪便潜血试验等。血清胃泌素测定是诊断胃泌素瘤的关键指标之一。若血清胃泌素水平升高,且不受食物影响,则可提示胃泌素瘤的存在。胃酸测定可了解患者的胃酸分泌情况。若胃酸分泌过多,则有助于诊断胃泌素瘤。粪便潜血试验可了解患者是否存在消化道出血。

3. 影像学检查 影像学检查可帮助确定胃泌素瘤的位置及大小。常用的影像学检查方法包括胃镜、超声胃镜、CT、MRI 等。胃镜可直接观察胃黏膜的病变情况,并可取活检进行病理学检查。超声胃镜可了解肿瘤的大小、形态及与周围组织的关系。CT、MRI 等影像学检查可帮助判断肿瘤是否侵犯周围组织及器官,以及是否存在淋巴结转移等。

4. 病理学检查 病理学检查是诊断胃泌素瘤的金标准。通过胃镜或超声胃镜取活检组织进行病理学检查,若镜下见 G 细胞异常增生,则可确诊为胃泌素瘤。

(四)治疗

胃泌素瘤的治疗主要包括药物治疗、手术治疗。治疗方案的选择应根据患者的具体情况,如肿瘤大小、位置、是否存在转移以及患者的身体状况等因素综合考虑。

1. 药物治疗 药物治疗是胃泌素瘤的重要治疗手段之一,主要目的是抑制胃酸分泌,减轻胃黏膜损伤,促进溃疡愈合,并缓解腹泻等症状。常用的药物包括质子泵抑制剂(PPI)和 H_2 受体拮抗剂。

(1)质子泵抑制剂(PPI):PPI 能够强效抑制壁细胞分泌胃酸,是胃泌素瘤治疗的首选药物。常用的 PPI 包括奥美拉唑、兰索拉唑、雷贝拉唑等。患者需长期服用 PPI,以维持胃酸在正常水平,促进溃疡愈合,并预防复发。但长期使用 PPI 可能导致一些不良反应,如骨质疏松、肠道菌群失调等,需定期监测并调整治疗方案。

(2)H_2 受体拮抗剂:H_2 受体拮抗剂能够阻断壁细胞上的 H_2 受体,从而减少胃酸分泌。常用的 H_2 受体拮抗剂包括雷尼替丁、法莫替丁等。虽然 H_2 受体拮抗剂的抑酸效果较 PPI 稍弱,但其不良反应相对较少,适用于不能耐受 PPI 或需短期治疗的患者。

2. 手术治疗 对于药物治疗无效或存在肿瘤转移的患者,手术治疗是胃泌素瘤的重要治疗手段之一。手术的目的主要是切除肿瘤,减少胃泌素的分泌,从而缓解临床症状。

(1)肿瘤切除术:对于局限在胃壁内的胃泌素瘤,可行肿瘤切除术。手术时应尽量保留正常的胃组织,以减少手术对胃功能的影响。术后需定期监测血清胃泌素水平和胃酸分泌情况,以评估治疗效果。

(2)胃大部切除术:对于肿瘤较大或侵犯胃壁全层的患者,可行胃大部切除术。手术时需彻底切除肿瘤及其周围的胃组织,以减少复发风险。术后需注意饮食调整,避免刺激性食物和药物,以促进胃功能的恢复。

(3)全胃切除术:对于存在多发肿瘤或广泛转移的患者,可考虑行全胃切除术。但全胃切除术对患者的生活质量影响较大,需慎重考虑手术适应证和手术时机。

(五)随访管理

胃泌素瘤是一种慢性疾病,患者需要长期随访管理。随访管理的主要目的是监测病情变化,及时发现并处理并发症,以及评估治疗效果和调整治疗方案。

1. 定期复查 患者应定期复查血清胃泌素水平、胃酸分泌情况、胃镜及影像学检查等,以了解病情变化。复查时间间隔可根据患者的具体情况而定,一般建议每 3~6 个月复查一次。

2.生活调整　患者应保持健康的生活方式,包括合理饮食、适量运动、戒烟限酒等。避免刺激性食物和药物,以减少对胃黏膜的损伤。同时,保持心情愉悦,避免精神紧张和焦虑,有助于缓解临床症状。

3.药物治疗管理　对于需要长期药物治疗的患者,应遵医嘱按时服药,并定期监测药物不良反应。如有不适或病情变化,应及时就医并调整治疗方案。

二、胃神经内分泌肿瘤

胃神经内分泌肿瘤(gastrointestinal neuroendocrine tumors,GIST)是一类起源于胃壁神经内分泌细胞的肿瘤。这类肿瘤具有独特的生物学特性和临床表现,且预后差异较大。

(一)流行病学

胃神经内分泌肿瘤在全球范围内的发病率较低,但近年来呈上升趋势。该疾病可发生于任何年龄,但以中老年人多见。男性患者的发病率略高于女性。胃神经内分泌肿瘤的预后与肿瘤的大小、分级、分期,以及是否存在转移等因素密切相关。

(二)病因与病理生理

胃神经内分泌肿瘤的发病原因尚不完全明确,可能与遗传因素、环境因素及免疫因素等多种因素有关。遗传因素方面,研究发现部分胃神经内分泌肿瘤患者存在家族聚集现象,提示遗传因素在发病中可能起一定作用。环境因素方面,长期暴露于某些化学物质或放射性物质可能增加胃神经内分泌肿瘤的发病风险。免疫因素方面,胃神经内分泌肿瘤患者可能存在免疫功能异常,导致神经内分泌细胞异常增生。

胃神经内分泌肿瘤的病理生理过程主要涉及肿瘤细胞的增殖、侵袭和转移等方面。肿瘤细胞具有异型性和侵袭性,能够破坏胃壁的正常结构,导致胃功能异常。同时,肿瘤细胞还能够分泌多种生物活性物质,如血管活性肠肽、5-羟色胺等,这些物质能够影响胃肠道的运动和分泌功能,从而导致一系列临床症状。

(三)临床表现

胃神经内分泌肿瘤的临床表现多样,主要取决于肿瘤的大小、位置以及是否存在转移等因素。常见的症状包括腹痛、腹胀、恶心、呕吐、腹泻、体重下降等。此外,部分患者还可能出现消化道出血、幽门梗阻、肠梗阻等并发症。

1.腹痛　腹痛是胃神经内分泌肿瘤最常见的症状之一。疼痛通常呈隐痛或钝痛,可位于上腹部或中腹部。疼痛可能与肿瘤压迫或浸润周围组织有关。

2.消化道症状　恶心、呕吐、腹胀、腹泻等症状也是胃神经内分泌肿瘤常见的临床表现。这些症状可能与肿瘤导致的胃功能异常、胃酸分泌过多或肠道运动紊乱有关。部分患者还可能出现消化道出血,表现为呕血或黑便。

3.体重下降与营养不良　由于肿瘤的生长和消耗,以及消化道症状导致的进食减少和营养吸收不良,胃神经内分泌肿瘤患者常出现体重下降和营养不良。

4.并发症　随着病情的进展,胃神经内分泌肿瘤可能导致一系列并发症,如幽门梗阻、肠梗阻、穿孔等。这些并发症可能危及患者的生命,需及时诊治。

(四)诊断技术

胃神经内分泌肿瘤的诊断主要依据患者的临床表现、胃镜检查、影像学检查及病理学检查等。

1.胃镜检查　胃镜检查是胃神经内分泌肿瘤诊断的重要手段。通过胃镜可观察胃壁病变的形态、大小及位置,并可获取病变组织进行病理学检查。胃镜检查还可用于评估肿瘤的浸润深度和是否存在转移。

2.影像学检查　影像学检查包括超声、CT、MRI等,可用于评估胃神经内分泌肿瘤的形态、大小、位置及与周围组织的关系。此外,影像学检查还可用于评估是否存在淋巴结转移和远处转移,为制定治疗方案提供依据。

3.病理学检查　病理学检查是胃神经内分泌肿瘤诊断的金标准。通过病理学检查可明确肿瘤的细胞类型、分级及分期。同时,病理学检查还可用于评估肿瘤的增殖活性、侵袭性及预后等因素。

4.肿瘤标志物检测　部分胃神经内分泌肿瘤患者可出现肿瘤标志物升高,如嗜铬粒蛋白A(CgA)、神经元特异性烯醇化酶(NSE)等。肿瘤标志物检测可用于辅助诊断、评估治疗效果及监测病情变化。

(五)治疗

胃神经内分泌肿瘤的治疗策略应根据患者的具体情况而定,包括肿瘤的大小、分级、分期,以及是否存在转移等因素。常用的治疗方法包括手术治疗、药物治疗及放疗和化疗等。

1.手术治疗　手术治疗是胃神经内分泌肿瘤的主要治疗手段之一。对于早期、局限在胃壁的肿瘤,可行肿瘤切除术或胃大部切除术。对于存在淋巴结转移或远处转移的患者,需行扩大切除术或姑息性手术。手术时应尽量保留正常的胃组织和器官功能,以减少手术对患者生活质量的影响。

2.药物治疗　药物治疗在胃神经内分泌肿瘤的治疗中起重要作用。常用的药物包括生长抑素类似物(如奥曲肽)、化疗药物及靶向治疗药物等。生长抑素类似物能够抑制肿瘤细胞的增殖和分泌功能,缓解症状并延长生存期。化疗药物可用于治疗晚期或转移性胃神经内分泌肿瘤,但疗效有限且毒副作用较大。靶向治疗药物如舒尼替尼等可用于治疗部分晚期胃神经内分泌肿瘤,但需在医生指导下使用。

3.放疗和化疗　放疗和化疗在胃神经内分泌肿瘤的治疗中应用较少,主要用于治疗晚期或转移性肿瘤。放疗可用于缓解局部症状并延长生存期,但疗效有限且可能导致毒副作用。化疗药物可用于全身治疗,但疗效及安全性需进一步评估。

4.综合治疗　对于晚期或转移性胃神经内分泌肿瘤,综合治疗可能取得更好的疗效。综合治疗包括手术治疗、药物治疗、放疗和化疗及免疫治疗等多种手段的组合应用。综合治疗可延长患者的生存期并提高生活质量。

(六)随访管理

胃神经内分泌肿瘤患者需要长期随访管理。随访管理的主要目的是监测病情变化,及时发现并处理并发症及复发情况,并评估治疗效果及调整治疗方案。

1.定期复查　患者应定期复查胃镜、影像学检查及病理学检查等,以了解病情变化及肿瘤的生长情况。复查时间间隔可根据患者的具体情况而定,一般建议每3~6个月复查一次。

2.生活调整　患者应保持健康的生活方式,包括合理饮食、适量运动、戒烟限酒等。避免刺激性食物和药物以减少对胃黏膜的刺激和损伤。同时保持心情愉悦,避免精神紧张和焦虑,有助于缓解临床症状并提高生活质量。

3.药物治疗管理　对于需要长期药物治疗的患者,应遵医嘱按时服药并定期监测药物不良反应及疗效。如有不适或病情变化应及时就医并调整治疗方案。

4.心理支持　胃神经内分泌肿瘤患者可能面临较大的心理压力和焦虑情绪。医护人员应提供心理支持和咨询服务,帮助患者缓解焦虑情绪,提高应对能力并积极配合治疗。

第四节　胃　癌

胃癌是指起源于胃黏膜上皮的恶性肿瘤,是全球范围内最常见的恶性肿瘤之一。胃癌的发病机制复杂,涉及遗传、环境、饮食、感染等多种因素。其临床表现多样,早期可能无明显症状,随着病情进展可出现上腹部疼痛、体重下降、贫血、食欲减退等症状。胃癌的预后与诊断时的分期密切相关,早期胃癌的治愈率较高,而晚期胃癌的预后较差。因此,提高胃癌的早期诊断率和治疗水平对于改善患者的预后具有重要意义。

一、流行病学

胃癌的流行病学特征在不同国家和地区存在显著差异。东亚地区,特别是中国、日本和韩国,是胃癌的高发区,其发病率和死亡率均居世界前列。而在欧美国家,胃癌的发病率相对较低。此外,胃癌的发病率在不同年龄、性别和种族之间也存在差异。男性患者的发病率通常高于女性,且发病年龄多在 40 岁以上。遗传因素在胃癌的发病中也起着重要作用,家族中有胃癌病史的人群其发病率较高。

胃癌的流行病学特征还受到多种环境因素的影响。饮食因素是导致胃癌发病的重要因素之一。高盐饮食、烟熏和腌制食品,以及缺乏新鲜水果和蔬菜的摄入与胃癌的发病风险增加有关。

二、病因与发病机制

胃癌的病因与发病机制复杂,涉及多种因素的相互作用。

1. 遗传因素　遗传因素在胃癌的发病中起着重要作用。家族中有胃癌病史的人群其发病率较高,这可能与遗传基因的变异有关。一些特定的基因变异,如 CDH1 基因突变,与遗传性弥漫性胃癌的发病密切相关。此外,基因组关联研究也发现了一些与胃癌发病相关的基因变异位点。

2. 环境因素　环境因素是导致胃癌发病的重要因素之一。饮食因素在胃癌的发病中占据重要地位。高盐饮食、烟熏和腌制食品,以及缺乏新鲜水果和蔬菜的摄入与胃癌的发病风险增加有关。高盐饮食可能通过损伤胃黏膜、促进炎症反应和细胞增殖等方式增加胃癌的发病风险。烟熏和腌制食品中的致癌物质,如亚硝酸盐和多环芳烃等,也可能对胃黏膜产生损伤并促进胃癌的发生。

除了饮食因素外,吸烟、饮酒、幽门螺杆菌感染,以及肥胖等也是胃癌发病的潜在风险因素。吸烟和饮酒可能通过损伤胃黏膜、促进炎症反应和细胞增殖等方式增加胃癌的发病风险。幽门螺杆菌感染是胃癌发病的重要危险因素之一,它可能通过引起胃黏膜炎症、促进细胞增殖和基因突变等方式增加胃癌的发病风险。肥胖也与胃癌的发病风险增加有关,这可能与肥胖导致的慢性炎症、胰岛素抵抗和激素分泌异常等因素有关。

3. 胃黏膜病变　胃黏膜病变是胃癌发病的重要前提。慢性胃炎、胃溃疡、胃息肉等胃黏膜病变可能通过长期慢性炎症刺激、细胞增殖和基因突变等方式促进胃癌的发生。特别是慢性萎缩性胃炎和肠上皮化生等病变,其细胞形态和结构与正常胃黏膜存在显著差异,且容易发生恶性转化。

4. 免疫因素　免疫因素在胃癌的发病中也起着重要作用。免疫系统的功能异常可能导致胃黏膜细胞的异常增殖和恶性转化。一些研究表明,胃癌患者体内存在免疫细胞的异常浸润和功能失调,这可能与胃癌的发病和进展密切相关。

5.分子机制　胃癌的发病还涉及多种分子机制的异常。这些分子机制包括细胞增殖和凋亡的异常调控、DNA损伤修复功能的缺陷、信号转导通路的异常激活以及肿瘤微环境的改变等。这些分子机制的异常可能导致胃黏膜细胞的异常增殖和恶性转化,从而促进胃癌的发生和进展。

三、病理类型与分期

胃癌的病理类型与分期对于制定治疗方案和评估预后具有重要意义。

1.病理类型　胃癌的病理类型主要包括腺癌、印戒细胞癌、腺鳞癌、鳞状细胞癌和类癌等。其中,腺癌是胃癌最常见的病理类型,占所有胃癌的95%以上。腺癌的细胞形态和分化程度各异,可分为乳头状腺癌、管状腺癌、黏液腺癌、印戒细胞癌和未分化癌等亚型。印戒细胞癌是一种特殊类型的腺癌,其癌细胞内含有大量黏液,将细胞核挤向一侧,形成印戒样外观。

2.组织学分型　根据癌细胞的分化程度和组织结构特点,胃癌可分为乳头状腺癌、管状腺癌、黏液腺癌、印戒细胞癌、硬癌、未分化癌和混合型癌等组织学分型。乳头状腺癌和管状腺癌的癌细胞分化程度较高,预后相对较好;印戒细胞癌、硬癌和未分化癌的癌细胞分化程度较低,预后较差。

3.Lauren分型　Lauren分型是根据胃癌的组织学特点和生物学行为将胃癌分为肠型胃癌和弥漫型胃癌两种类型。这种分型对于了解胃癌的生物学特性、制定治疗方案和评估预后具有重要意义。

(1)肠型胃癌:肠型胃癌的癌细胞形态和分化程度与肠黏膜上皮细胞相似,呈腺体样排列。这种类型的胃癌通常起源于胃黏膜的肠上皮化生区域,与长期慢性炎症刺激和幽门螺杆菌感染有关。肠型胃癌的发病年龄较晚,多见于老年男性,且预后相对较好。

(2)弥漫型胃癌:弥漫型胃癌的癌细胞形态和分化程度较差,呈弥漫性生长,无明显腺体结构。这种类型的胃癌通常起源于胃黏膜的固有层或黏膜下层,与遗传因素和胃黏膜病变有关。弥漫型胃癌的发病年龄较早,多见于年轻女性,且预后较差。

4.TNM分期　TNM分期是胃癌的主要分期系统,根据肿瘤的大小、淋巴结转移和远处转移情况将胃癌分为不同的阶段。T代表原发肿瘤的大小和浸润深度,N代表淋巴结转移情况,M代表远处转移情况。根据TNM分期,胃癌可分为Ⅰ期、Ⅱ期、Ⅲ期和Ⅳ期。Ⅰ期胃癌的肿瘤较小,局限于黏膜或黏膜下层,无淋巴结转移;Ⅱ期胃癌的肿瘤较大,浸润至肌层或浆膜下层,有少量淋巴结转移;Ⅲ期胃癌的肿瘤较大,浸润至浆膜或(及)邻近器官,有较多淋巴结转移;Ⅳ期胃癌的肿瘤已发生远处转移。

四、临床表现

胃癌的临床表现多样,早期可能无明显症状,随着病情进展可出现上腹部疼痛、体重下降、贫血、食欲减退等症状。

1.上腹部疼痛　上腹部疼痛是胃癌最常见的症状之一,表现为隐痛、钝痛或烧灼样疼痛。疼痛通常位于中上腹或左上腹,与饮食和体位有关。随着病情的进展,疼痛可能逐渐加重并呈持续性。

2.体重下降　体重下降是胃癌患者常见的症状之一,由于胃癌导致消化吸收功能下降,患者可能出现营养不良和体重减轻。体重下降的程度与病情的严重程度和进展速度有关。

3.贫血　贫血是胃癌患者常见的并发症之一,由于胃癌导致胃黏膜出血和营养不良,患者可能出现缺铁性贫血或巨幼细胞贫血。贫血的症状包括面色苍白、乏力、头晕等。

4. **食欲减退**　食欲减退是胃癌患者常见的症状之一,由于胃癌导致胃肠道功能紊乱和消化吸收功能下降,患者可能出现食欲减退、厌食等症状。食欲减退的程度与病情的严重程度和进展速度有关。

5. **其他症状**　除了上述症状外,胃癌患者还可能出现恶心、呕吐、腹胀、腹泻、便秘、发热等症状。这些症状可能与胃癌导致的胃肠道功能紊乱、肿瘤压迫和转移有关。

五、诊断方法

胃癌的诊断主要依据患者的病史、临床表现、体格检查和辅助检查。

1. **病史与临床表现**　详细询问患者的病史和临床表现是胃癌诊断的第一步。病史包括患者的年龄、性别、职业、饮食习惯、家族史等;临床表现包括上腹部疼痛、体重下降、贫血、食欲减退等症状。通过病史和临床表现的初步评估,可以初步判断患者是否存在胃癌的可能性。

2. **体格检查**　体格检查是胃癌诊断的重要环节。通过腹部触诊、听诊和叩诊等方法,可以初步了解患者的腹部肿块、腹水、淋巴结肿大等情况。此外,还可以进行肛门指诊和直肠镜检查,以了解直肠和肛门的情况。

3. **影像学检查**　影像学检查在胃癌的诊断中起着重要作用。常用的影像学检查方法包括 X 射线钡餐造影、CT、MRI 和超声等。X 射线钡餐造影可以观察胃黏膜的形态和蠕动情况,有助于发现胃黏膜的隆起性病变和溃疡;CT 和 MRI 可以观察胃壁的厚度、肿瘤的大小和浸润深度,以及淋巴结转移情况;超声可以观察胃壁的层次结构和肿瘤的内部回声特征。

4. **内镜检查**　内镜检查是胃癌诊断的金标准。通过胃镜或十二指肠镜等内镜设备,可以直观观察胃黏膜的形态和颜色变化,发现胃黏膜的隆起性病变、溃疡和糜烂等。同时,还可以进行活检取样,通过病理学检查明确病变的性质和类型。

5. **肿瘤标志物检查**　肿瘤标志物检查在胃癌的诊断和预后评估中具有一定的价值。常用的肿瘤标志物包括 CEA、CA19-9、CA72-4 等。这些肿瘤标志物的水平可能与胃癌的发生、发展和转移有关。然而,需要注意的是,肿瘤标志物的特异性并不强,其水平升高并不一定意味着存在胃癌,还需要结合其他检查结果进行综合判断。

六、治疗

胃癌的治疗方法主要包括手术治疗、化疗、放疗和免疫治疗等。

1. **手术治疗**　手术治疗是胃癌的主要治疗手段之一。根据患者的病情和分期,可以选择不同的手术方式进行治疗。对于早期胃癌患者,可以选择内镜黏膜下剥离术(ESD)或胃大部切除术等手术方式;对于进展期胃癌患者,则需要根据肿瘤的大小、位置和淋巴结转移情况等因素,选择根治性胃切除术或扩大根治性胃切除术等手术方式。手术治疗的目的是彻底切除肿瘤组织,防止肿瘤复发和转移。

2. **化疗**　化疗是胃癌治疗的重要手段之一。化疗药物可以通过口服、静脉注射或腹腔注射等方式给予患者。化疗药物可以杀死或抑制肿瘤细胞的生长和分裂,从而达到治疗肿瘤的目的。对于进展期胃癌患者,化疗可以作为术前或术后的辅助治疗手段,提高手术治疗的效果;对于晚期胃癌患者,化疗则可以作为姑息治疗手段,缓解症状并延长生存期。

3. **放疗**　放疗是利用放射线对肿瘤组织进行照射,从而达到治疗肿瘤的目的。放疗可以作为胃癌的辅助治疗手段之一,特别是在手术前或手术后进行放疗,可以降低肿瘤的复发率和转移率。

然而,需要注意的是,放疗对正常组织也有一定的损伤作用,因此需要在放疗过程中密切监测患者的病情变化,及时调整放疗方案。

4.免疫治疗 免疫治疗是一种新兴的治疗方法,通过激活患者自身的免疫系统来杀死或抑制肿瘤细胞的生长和分裂。免疫治疗可以作为胃癌的辅助治疗手段之一,特别是在化疗或放疗效果不佳或患者身体状况较差的情况下。免疫治疗的疗效和安全性仍在进一步研究中,但已经取得了一些令人鼓舞的结果。

七、手术并发症与风险管理

胃癌手术是一种复杂的手术,术后可能出现多种并发症和风险。

1.出血 出血是胃癌手术后常见的并发症之一。出血可能是手术过程中止血不彻底或术后血管破裂等原因导致。对于轻微的出血,可以通过药物治疗和输血等方法进行保守治疗;对于严重的出血,则需要再次进行手术止血。

2.吻合口瘘 吻合口瘘是胃癌手术后另一种常见的并发症。吻合口瘘可能是手术过程中吻合口张力过大、吻合口血供不足或术后感染等原因导致。吻合口瘘可能导致腹腔感染、腹腔脓肿等严重后果,需要及时进行处理。处理方法包括保守治疗(如引流、抗感染等)和手术治疗(如重新吻合、造瘘等)。

3.感染 感染是胃癌手术后常见的并发症之一。感染可能是手术过程中无菌操作不严格、术后护理不当或患者身体状况较差等原因导致。感染可能导致伤口不愈合、腹腔感染等严重后果,需要及时进行处理。处理方法包括使用抗生素进行抗感染治疗、加强伤口护理等。

4.肠梗阻 肠梗阻是胃癌手术后可能出现的并发症之一。肠梗阻可能是手术过程中肠道受到损伤或术后肠道粘连等原因导致。肠梗阻可能导致腹胀、呕吐、便秘等症状,需要及时进行处理。处理方法包括保守治疗(如禁食、胃肠减压等)和手术治疗(如松解粘连、切除梗阻段等)。

5.其他并发症 除了上述并发症外,胃癌手术后还可能出现其他并发症,如肺部感染、尿路感染、深静脉血栓等。这些并发症可能是患者身体状况较差、长期卧床等原因导致。对于这些并发症,需要及时进行处理,并加强术后护理和康复锻炼,以促进患者早日康复。

为了减少胃癌手术的并发症和风险,需要在手术前进行全面的评估和准备。这包括详细了解患者的病情和身体状况,制定个性化的手术方案,并在手术过程中采取必要的预防措施。同时,在手术后需要加强护理和监测,及时发现并处理可能出现的并发症和风险。

八、预后与随访

胃癌的预后与多种因素有关,包括肿瘤的大小、分期、治疗方式,以及患者的身体状况等。

1.预后影响因素 胃癌预后的影响因素主要包括肿瘤的大小、分期、组织类型、淋巴结转移情况,以及治疗方式等。早期胃癌的预后较好,通过手术治疗可以取得较高的治愈率;进展期胃癌的预后较差,需要采取综合治疗手段来提高治疗效果。同时,患者的身体状况和免疫功能状态也会对预后产生重要影响。身体状况较好、免疫功能较强的患者通常具有更好的预后。

2.随访计划 对于胃癌患者来说,随访是非常重要的。随访可以及时发现肿瘤复发和转移的情况,并采取相应的治疗措施。随访计划应根据患者的病情和治疗方式制定,通常包括定期的体格检查、影像学检查、内镜检查及肿瘤标志物检查等。随访的频率和时间间隔应根据患者的具体情况进行调整,以确保及时发现并处理可能出现的问题。

3. 生活方式调整　除了定期随访外,胃癌患者还需要注意生活方式的调整。这包括保持良好的饮食习惯,避免暴饮暴食和食用刺激性食物;适当进行体育锻炼,提高身体免疫力和抵抗力;保持心情愉悦,避免过度紧张和焦虑等。这些措施可以帮助患者更好地适应治疗过程,提高生活质量,并降低肿瘤复发和转移的风险。

4. 心理支持　胃癌的治疗过程可能会给患者带来较大的心理压力和负担。因此,在随访过程中,除了关注患者的身体状况外,还需要关注患者的心理状态。必要时,可以给予患者心理支持和辅导,帮助他们更好地应对治疗过程中的挑战和困难。

九、预防措施

胃癌的预防措施主要包括以下几个方面。

1. 健康饮食　保持均衡的饮食,增加蔬菜、水果和全谷物的摄入,这些食物富含纤维、维生素和矿物质,有助于降低胃癌的风险。减少红肉和加工肉类的摄入,因为这些食物可能增加胃癌的发病率。避免食用霉变食物和腌制、熏制食品,这些食品中可能含有致癌物质。注意食物的保存和烹饪方式,避免食物受到污染和过度加热。

2. 戒烟限酒　吸烟和饮酒都是胃癌的危险因素。吸烟会增加胃黏膜的损伤和炎症,进而增加胃癌的风险。饮酒过量也会损伤胃黏膜,导致胃炎、胃溃疡等病变,进而可能发展为胃癌。因此,应该尽早戒烟,并限制酒精的摄入。

3. 控制感染　某些胃部感染,如幽门螺杆菌感染,是胃癌的重要危险因素。如果感染了幽门螺杆菌,应该接受规范的治疗,以消除感染并降低胃癌的风险。

4. 定期体检　定期进行胃镜检查是发现早期胃癌的有效手段。对于有胃癌家族史或其他高危因素的人群,应该更加关注自己的胃部健康,并定期进行胃镜检查。

5. 养成良好的生活习惯　保持规律的作息时间,避免过度劳累和熬夜。适当的体育锻炼有助于增强身体免疫力,降低胃癌的风险。保持心情愉悦,避免过度紧张和焦虑,也有助于预防胃癌的发生。

6. 避免环境污染　尽量避免接触可能含有致癌物质的化学物质和污染物。在工作和生活中注意个人防护,以减少有害物质的接触和吸入。

第五节　胃间质瘤与胃平滑肌肉瘤

一、胃间质瘤

胃间质瘤(gastric stromal tumor,GST)是一类起源于胃壁间叶组织的肿瘤,具有独特的临床病理特征和生物学行为。临床上相对少见,但其发病率近年来呈上升趋势。这类肿瘤起源于胃壁的间叶组织,包括平滑肌、神经纤维、血管、淋巴管及脂肪等。胃间质瘤可发生于胃的任何部位,但以胃底和胃体多见。由于胃间质瘤的生物学行为较为特殊,其临床表现、诊断及治疗均与胃癌有所不同。

(一)病因

胃间质瘤的病因尚不完全明确,可能与多种因素有关。遗传因素在胃间质瘤的发病中可能扮演一定的角色,部分家族性病例提示存在遗传易感性。环境因素,如饮食、生活习惯、环境污染等,也可能对胃间质瘤的发病产生影响。此外,慢性炎症、感染、免疫失调等因素也可能与胃间质瘤的发病相关。

(二)病理生理

胃间质瘤的病理特征主要表现为肿瘤细胞形态多样,排列紊乱,具有明显的异型性。肿瘤细胞可浸润周围组织,但通常不形成明显的包膜。免疫组化染色显示,胃间质瘤的肿瘤细胞可表达多种间叶组织标志物,如平滑肌肌动蛋白、波形蛋白、S-100蛋白等。此外,部分胃间质瘤还具有CD117(也称为c-kit)和DOG-1等标记物的阳性表达,这些标记物对于胃间质瘤的诊断具有重要意义。

根据肿瘤的大小、核分裂象数量、有无坏死及浸润程度等,胃间质瘤可分为低危、中危和高危三组。低危组肿瘤较小,核分裂象少,无坏死及明显浸润;中危组肿瘤较大,核分裂象增多,可有轻度坏死及浸润;高危组肿瘤巨大,核分裂象多,伴有明显坏死及广泛浸润。不同危险组的胃间质瘤预后差异较大,因此准确评估肿瘤的危险程度对于制定治疗方案至关重要。

(三)临床表现

胃间质瘤的临床表现多样,与肿瘤的大小、位置及生长方式密切相关。早期胃间质瘤通常无明显症状,随着肿瘤的增大,患者可出现上腹部不适、隐痛、饱胀感等症状。当肿瘤压迫周围组织时,可出现相应的压迫症状,如吞咽困难、呼吸困难等。部分胃间质瘤还可引起消化道出血,表现为黑便、呕血等症状。

(四)诊断方法

胃间质瘤的诊断主要依据患者的临床表现、影像学检查及病理学检查。

1.临床表现评估 详细询问患者的病史,包括症状的出现时间、持续时间、诱发因素及缓解方式等。结合患者的体格检查,初步判断是否存在胃部病变。

2.影像学检查 常用的影像学检查方法包括超声胃镜、CT、MRI等。超声胃镜可直接观察肿瘤的大小、形态及与周围组织的关系,并可通过穿刺活检获取病理组织。CT和MRI可显示肿瘤的浸润程度及与周围组织的关系,有助于评估肿瘤的分期及制定治疗方案。

3.病理学检查 病理学检查是胃间质瘤诊断的金标准。通过穿刺活检或手术切除获取病理组织,进行组织学及免疫组化染色,明确肿瘤的病理类型及危险程度。

(五)治疗

胃间质瘤的治疗策略应根据肿瘤的大小、位置、危险程度及患者的全身状况综合考虑。治疗方法包括手术切除、化疗、放疗及靶向治疗等。

1.手术切除 手术切除是胃间质瘤的主要治疗方法。对于低危及部分中危胃间质瘤,可采用胃镜下肿瘤切除术或腹腔镜下肿瘤切除术。对于高危及部分中危胃间质瘤,需行胃大部切除术或全胃切除术,并根据肿瘤的浸润程度及淋巴结转移情况决定是否需要淋巴结清扫。

2.化疗与放疗 胃间质瘤对化疗及放疗的敏感性较低,通常不作为首选治疗方法。但对于部分晚期或复发患者,可考虑采用化疗及放疗作为姑息性治疗手段,以缓解症状、延长生存期。

3.靶向治疗 近年来,随着分子生物学研究的进展,靶向治疗逐渐成为胃间质瘤治疗的新方法。部分胃间质瘤患者存在 *c-kit* 或 *PDGFRA* 等基因的突变,针对这些突变的靶向药物如伊马替尼等已显示出一定的疗效。然而,靶向治疗的应用仍需进一步探索和完善。

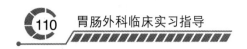

（六）预后与随访

胃间质瘤的预后与肿瘤的大小、危险程度及治疗方法密切相关。低危及部分中危胃间质瘤的预后较好，手术切除后5年生存率可达90%以上。而高危胃间质瘤的预后较差，手术切除后5年生存率较低。因此，对于胃间质瘤患者，早期发现、早期诊断及早期治疗至关重要。

术后随访是胃间质瘤治疗的重要组成部分。患者需定期接受胃镜检查、CT或MRI等影像学检查，以监测肿瘤的复发及转移情况。同时，还需关注患者的全身症状及生活质量，及时发现并处理可能出现的并发症。对于接受靶向治疗的患者，还需定期监测药物的不良反应及疗效，根据患者的具体情况调整治疗方案。

二、胃平滑肌肉瘤

胃平滑肌肉瘤（gastric leiomyosarcoma，GLS）是一种起源于胃平滑肌组织的恶性肿瘤，临床上较为罕见。由于其发病率较低，且临床表现缺乏特异性，因此早期诊断较为困难。胃平滑肌肉瘤可发生于胃的任何部位，但以胃底和胃体多见。肿瘤生长迅速，易侵犯周围组织及器官，预后较差。

（一）病因

胃平滑肌肉瘤的病因尚不完全明确。遗传因素在肿瘤的发病中可能扮演一定角色，部分家族性病例提示存在遗传易感性。此外，慢性炎症、感染、免疫失调及环境因素等也可能对胃平滑肌肉瘤的发病产生影响。然而，这些因素与胃平滑肌肉瘤之间的具体关系仍需进一步深入研究。

（二）病理

胃平滑肌肉瘤的病理特征主要表现为肿瘤细胞形态异型性明显，核分裂象多见，伴有明显的坏死及浸润。肿瘤细胞可浸润周围组织及器官，形成广泛的癌巢。免疫组化染色显示，肿瘤细胞可表达平滑肌肌动蛋白等平滑肌组织标志物。此外，部分胃平滑肌肉瘤还可表达其他间叶组织标志物，如波形蛋白、S-100蛋白等。

根据肿瘤的分化程度、核分裂象数量、坏死程度及浸润范围等，胃平滑肌肉瘤可分为高分化、中分化和低分化三组。高分化肿瘤分化程度较高，核分裂象较少，坏死及浸润程度较轻；中分化肿瘤分化程度中等，核分裂象增多，伴有轻度坏死及浸润；低分化肿瘤分化程度较低，核分裂象多，伴有明显坏死及广泛浸润。不同分化程度的胃平滑肌肉瘤预后差异较大。

（三）临床表现

胃平滑肌肉瘤的临床表现多样，与肿瘤的大小、位置及生长方式密切相关。早期肿瘤通常无明显症状，随着肿瘤的增大，患者可出现上腹部不适、隐痛、饱胀感等症状。当肿瘤压迫周围组织时，可出现相应的压迫症状，如吞咽困难、呼吸困难等。此外，肿瘤还可引起消化道出血，表现为黑便、呕血等症状。晚期患者可出现恶病质、贫血、消瘦等全身症状。

（四）诊断方法

胃平滑肌肉瘤的诊断主要依据患者的临床表现、影像学检查及病理学检查。

1. 临床表现评估　详细询问患者的病史，包括症状的出现时间、持续时间、诱发因素及缓解方式等。结合患者的体格检查，初步判断是否存在胃部病变。

2. 影像学检查　常用的影像学检查方法包括超声胃镜、CT、MRI及PET-CT等。超声胃镜可直接观察肿瘤的大小、形态及与周围组织的关系，并可通过穿刺活检获取病理组织。CT和MRI可显示肿瘤的浸润程度及与周围组织的关系,有助于评估肿瘤的分期及制定治疗方案。PET-CT可检测肿瘤的代谢活性,有助于判断肿瘤的恶性程度及预后。

3.病理学检查　病理学检查是胃平滑肌肉瘤诊断的金标准。通过穿刺活检或手术切除获取病理组织,进行组织学及免疫组化染色,明确肿瘤的病理类型及分化程度。

(五)治疗

胃平滑肌肉瘤的治疗策略应根据肿瘤的大小、位置、分化程度及患者的全身状况综合考虑。治疗方法包括手术切除、化疗、放疗及免疫治疗等。

1.手术切除　手术切除是胃平滑肌肉瘤的主要治疗方法。对于早期及部分中期患者,可采用胃镜下肿瘤切除术或腹腔镜下肿瘤切除术。对于晚期患者,需行胃大部切除术或全胃切除术,并根据肿瘤的浸润程度及淋巴结转移情况决定是否需要淋巴结清扫。手术切除后,应根据患者的具体情况制定个性化的辅助治疗方案。

2.化疗与放疗　胃平滑肌肉瘤对化疗及放疗的敏感性较低,但可作为辅助治疗手段,以缓解症状、延长生存期。常用的化疗药物包括阿霉素、顺铂、依托泊苷等。放疗主要用于缓解局部疼痛及预防肿瘤复发。然而,化疗及放疗的具体疗效及安全性仍需进一步验证。

3.免疫治疗　近年来,免疫治疗逐渐成为肿瘤治疗的新方法。对于部分胃平滑肌肉瘤患者,可考虑采用免疫治疗作为辅助治疗手段。免疫治疗通过激活患者自身的免疫系统,杀灭肿瘤细胞,达到治疗目的。然而,免疫治疗的具体疗效及安全性仍需进一步深入研究。

(六)预后与随访

胃平滑肌肉瘤的预后较差,主要与肿瘤的分期、分化程度及治疗方法等因素有关。早期发现、早期诊断及早期治疗是提高患者生存率的关键。然而,由于胃平滑肌肉瘤的发病率较低,且临床表现缺乏特异性,因此早期诊断较为困难。多数患者在确诊时已处于中晚期,失去了最佳治疗时机。

对于接受手术治疗的患者,术后病理分期是评估预后的重要指标。早期及部分中期患者手术后生存率较高,而晚期患者手术后生存率较低。此外,肿瘤的分化程度也影响患者的预后。高分化肿瘤预后较好,而低分化肿瘤预后较差。

随访是胃平滑肌肉瘤患者治疗后的重要组成部分。通过定期随访,可以及时发现肿瘤的复发及转移情况,并根据患者的具体情况调整治疗方案。随访内容包括体格检查、影像学检查及病理学检查等。患者应遵医嘱定期接受随访,以便及时发现并处理可能出现的并发症及复发情况。

第六节　胃损伤与胃穿孔

胃损伤与胃穿孔是指由于各种因素导致的胃壁完整性破坏,使胃内容物外溢至腹腔,引起急性腹膜炎的一种病理状态。根据损伤的原因和部位,胃损伤与胃穿孔可分为闭合性损伤和开放性损伤两大类。闭合性损伤多见于交通事故、坠落伤、挤压伤等钝性外力作用,而开放性损伤则多见于刀刺伤、枪弹伤等锐性外力作用。

胃穿孔则是指胃壁全层破裂,导致胃内容物进入腹腔,引起弥漫性腹膜炎。胃穿孔的常见病因包括消化性溃疡、胃癌、急性胃炎等。此外,误服强酸、强碱等腐蚀性物质,以及过度饮酒、暴饮暴食等不良生活习惯,也可能导致胃穿孔的发生。

一、病因与发病机制

（一）胃损伤

1. 外伤性损伤　外伤性胃损伤多见于交通事故、坠落伤、挤压伤等钝性外力作用，以及刀刺伤、枪弹伤等锐性外力作用。这些外力可直接作用于胃壁，导致胃壁破裂或穿孔。

2. 医源性损伤　在手术过程中，由于操作不当或解剖结构不熟悉，可能导致胃壁意外损伤。此外，在内镜检查、介入治疗等操作中，也可能因操作失误而损伤胃壁。

3. 自发性破裂　某些疾病，如消化性溃疡、胃癌等，可导致胃壁组织薄弱或坏死，当胃内压力升高时，易发生自发性破裂。

（二）胃穿孔

1. 消化性溃疡　消化性溃疡是胃穿孔最常见的原因。长期胃酸分泌过多，导致胃黏膜屏障受损，形成溃疡。当溃疡向深部发展，穿透胃壁全层时，即可发生穿孔。

2. 胃癌　胃癌细胞可侵犯胃壁全层，导致胃壁薄弱或坏死，当胃内压力升高或受到外力作用时，易发生穿孔。

3. 急性胃炎　急性胃炎时，胃黏膜充血、水肿，易出血糜烂。当炎症向深部发展，累及肌层时，也可导致穿孔。

4. 药物因素　长期服用非甾体抗炎药、糖皮质激素等药物，可损伤胃黏膜，导致胃炎、胃溃疡等疾病，进而增加穿孔的风险。

5. 不良生活习惯　如过度饮酒、暴饮暴食、饮食不规律等，可损伤胃黏膜，降低胃黏膜的防御能力，增加穿孔的风险。

二、病理生理

1. 胃损伤　胃损伤后，胃内容物（包括胃酸、胃蛋白酶、食物残渣等）外溢至腹腔，刺激腹膜，引起急性腹膜炎。腹膜受到刺激后，产生大量炎性渗出液，积聚在腹腔内，形成腹腔积液。同时，腹膜毛细血管通透性增加，白细胞渗出，形成腹膜炎性反应。随着病情的进展，可出现腹膜刺激征（压痛、反跳痛、腹肌紧张）、肠鸣音减弱或消失等体征。严重者可出现感染性休克、多器官功能衰竭等危及生命的并发症。

2. 胃穿孔　胃穿孔后，胃内容物迅速进入腹腔，引起急性弥漫性腹膜炎。腹膜受到强烈刺激，产生大量炎性渗出液，积聚在腹腔内，形成腹腔积液。同时，腹膜毛细血管通透性增加，白细胞渗出，形成腹膜炎性病灶。这些炎性渗出液和病灶可导致腹膜粘连、肠梗阻等并发症的发生。此外，胃穿孔还可引起水电解质紊乱、酸碱平衡失调等全身性病理生理变化，严重者可出现感染性休克、多器官功能衰竭等危及生命的并发症。

三、临床表现

（一）胃损伤

胃损伤的临床表现因损伤程度、部位及个体差异而异。轻度胃损伤可能仅表现为上腹部疼痛、恶心、呕吐等症状；重度胃损伤则可出现呕血、黑便、休克等严重症状。

1. 腹痛　胃损伤后,患者常出现上腹部疼痛,疼痛性质可为钝痛、锐痛或刀割样痛。疼痛可向背部或肩部放射。

2. 恶心与呕吐　胃损伤后,胃内容物受到刺激,患者可出现恶心、呕吐等症状。呕吐物中可能含有血液或胆汁。

3. 呕血与黑便　当胃损伤累及血管时,患者可出现呕血或黑便等症状。呕血多为鲜红色血液,黑便则呈柏油样。

4. 休克　重度胃损伤可导致大量出血,引起失血性休克。患者可出现面色苍白、四肢厥冷、脉搏细速、血压下降等休克症状。

(二)胃穿孔

胃穿孔的临床表现主要包括腹痛、腹膜刺激征、全身性症状及并发症等方面。

1. 腹痛　胃穿孔后,患者常突然出现上腹部剧烈疼痛,疼痛性质多为刀割样或撕裂样。疼痛可迅速波及全腹,呈弥漫性。

2. 腹膜刺激征　胃穿孔后,腹膜受到刺激,产生压痛、反跳痛、腹肌紧张等腹膜刺激征。这些症状是诊断胃穿孔的重要依据。

3. 全身性症状　胃穿孔后,患者可出现发热、寒战、心率加快等全身性症状。这些症状与腹膜炎症、感染及全身性病理生理变化有关。

4. 并发症　胃穿孔后可出现多种并发症,如腹膜炎、肠梗阻、腹腔脓肿等。这些并发症可进一步加重患者病情,增加治疗难度和死亡率。

四、诊断方法

(一)胃损伤

1. 病史询问与体格检查　详细询问患者的病史,包括外伤史、手术史、药物史等,以及进行体格检查,观察患者的生命体征、腹部体征等,有助于初步判断胃损伤的可能性。

2. 影像学检查　常用的影像学检查方法包括 X 射线检查、B 超检查、CT 检查等。X 射线检查若发现腹腔内游离气体,提示胃穿孔或胃肠道破裂;B 超检查可观察腹腔内积液及腹膜后情况;CT 检查则可更清晰地显示胃壁损伤、腹腔积液及周围器官受累情况。

3. 腹腔穿刺与腹腔灌洗　腹腔穿刺可抽出腹腔积液,观察积液的性质(如血性、脓性、肠内容物等),有助于判断胃损伤的类型及程度。腹腔灌洗则可通过向腹腔内注入生理盐水并抽出,观察灌洗液的性质及变化,进一步评估胃损伤的情况。

(二)胃穿孔

胃穿孔的诊断方法主要包括病史询问、体格检查、影像学检查及实验室检查等。其与胃损伤的诊断方法相似,但更侧重于寻找胃穿孔的直接证据及评估病情严重程度。

1. 病史询问与体格检查　详细询问患者的病史,包括消化性溃疡、胃癌等病史,以及进行体格检查,观察患者的生命体征、腹部体征等,有助于初步判断胃穿孔的可能性。

2. 影像学检查　X 射线检查、B 超检查、CT 检查等影像学检查方法均可用于胃穿孔的诊断。其中,X 射线检查发现腹腔内游离气体是诊断胃穿孔的重要依据;CT 检查则可更清晰地显示胃壁穿孔部位、腹腔积液及周围器官受累情况。

3. 实验室检查　血常规、尿常规、生化检查等实验室检查可用于评估患者的全身状况及感染情况。胃穿孔患者常出现白细胞升高、中性粒细胞比例增加等感染指标异常情况。

五、治疗

（一）胃损伤

胃损伤的治疗原则为及时止血、修补伤口、控制感染及维持生命体征稳定。具体治疗方法包括保守治疗和手术治疗两种。

1. 保守治疗　适用于轻度胃损伤或无法耐受手术的患者。主要包括禁食、胃肠减压、补液、抗感染等对症治疗措施。同时，密切观察患者的病情变化，如有加重趋势，应及时转为手术治疗。

2. 手术治疗　适用于重度胃损伤或保守治疗无效的患者。手术方式包括胃修补术、胃部分切除术等。手术时应彻底止血、清除腹腔内积液及坏死组织，并留置引流管以便术后观察及引流。术后继续给予抗感染、补液等对症治疗措施，促进患者康复。

（二）胃穿孔

胃穿孔的治疗原则为迅速控制腹腔感染、修补穿孔部位、恢复胃肠道功能及维持生命体征稳定。具体治疗方法同样包括保守治疗和手术治疗两种。

1. 保守治疗　保守治疗主要适用于病情较轻、穿孔部位小、腹腔污染不严重且全身状况良好的患者。治疗方法包括禁食、胃肠减压、补液、抗感染及营养支持等对症治疗措施。同时，密切观察患者的病情变化，如腹痛、腹膜刺激征等症状是否缓解，以及体温、白细胞等感染指标是否恢复正常。如保守治疗过程中患者病情加重或出现并发症，应及时转为手术治疗。

2. 手术治疗　手术治疗是胃穿孔的主要治疗方法，适用于病情较重、穿孔部位大、腹腔污染严重或保守治疗无效的患者。手术方式包括胃穿孔修补术、胃部分切除术及胃大部切除术等。手术时应根据患者的具体情况选择合适的手术方式，并彻底清除腹腔内积液及坏死组织，留置引流管以便术后观察及引流。术后继续给予抗感染、补液、营养支持等对症治疗措施，促进患者康复。

（1）胃穿孔修补术：适用于穿孔部位小、周围组织水肿不严重且患者全身状况较差的患者。手术时可在全麻下打开腹腔，找到穿孔部位并进行修补。修补时可使用丝线缝合或生物材料（如胶原蛋白网片）进行加固。术后需留置引流管，以便观察腹腔内情况并引流积液。

（2）胃部分切除术：适用于穿孔部位较大、周围组织水肿严重或合并胃溃疡、胃癌等病变的患者。手术时可在全麻下打开腹腔，切除穿孔部位及其周围的胃组织，并进行胃与十二指肠或胃与空肠的吻合。术后需留置引流管，并给予抗感染、补液、营养支持等对症治疗措施。

（3）胃大部切除术：适用于穿孔部位位于胃体或胃底、周围组织广泛粘连或合并严重胃溃疡、胃癌等病变的患者。手术时可在全麻下打开腹腔，切除大部分胃组织，并进行胃与空肠的吻合。术后需留置引流管，并给予抗感染、补液、营养支持等对症治疗措施。同时，需密切监测患者的生命体征及病情变化，及时处理可能出现的并发症。

六、并发症及防治措施

（一）并发症

胃损伤与胃穿孔的并发症主要包括腹腔感染、肠梗阻、腹腔脓肿、多器官功能衰竭等。这些并发症可进一步加重患者病情，增加治疗难度和死亡率。

1. 腹腔感染　胃损伤与胃穿孔后，腹腔内积液及坏死组织易导致感染。患者可出现发热、寒战、腹膜刺激征等症状。严重时可引起感染性休克，危及患者生命。

2.肠梗阻　胃损伤与胃穿孔后,腹腔内粘连、炎症及手术操作等因素可导致肠梗阻。患者可出现腹痛、呕吐、腹胀、停止排气排便等症状。

3.腹腔脓肿　胃损伤与胃穿孔后,腹腔内积液及坏死组织若未及时清除,易形成腹腔脓肿。患者可出现腹痛、发热、白细胞升高等症状。

4.多器官功能衰竭　胃损伤与胃穿孔后,由于感染、失血、疼痛等因素的刺激,患者可出现全身性炎症反应综合征(SIRS),进而发展为多器官功能衰竭。患者可出现呼吸困难、心率加快、血压下降等症状,严重时可导致死亡。

(二)防治措施

为预防胃损伤与胃穿孔的并发症,应采取以下措施。

1.及时诊治　对于疑似胃损伤与胃穿孔的患者,应及时进行病史询问、体格检查及影像学检查,明确诊断并尽早治疗。

2.彻底清创　手术时应彻底清除腹腔内积液及坏死组织,减少感染源,降低感染风险。

3.合理引流　术后应留置引流管,以便观察腹腔内情况并引流积液。同时,应定期更换引流袋,保持引流通畅,避免引流不畅导致的腹腔感染。

4.抗感染治疗　术后应给予抗感染药物,预防或控制感染的发生。同时,应根据患者的感染指标及药敏试验结果,选择合适的抗生素进行治疗。

5.营养支持　术后应给予患者足够的营养支持,促进伤口愈合及身体恢复。可根据患者的具体情况选择合适的营养支持方式,如肠内营养或肠外营养。

6.密切观察　术后应密切观察患者的生命体征及病情变化,及时处理可能出现的并发症。对于病情较重的患者,应加强监护,提高救治成功率。

七、预后与随访

(一)预后

胃损伤与胃穿孔的预后与患者的年龄、病情严重程度、治疗方式及并发症等因素有关。一般来说,年轻患者、病情较轻、治疗方式合理且未出现严重并发症的患者预后较好;而老年患者、病情较重、治疗方式不当或出现严重并发症的患者预后较差。

1.患者年龄　年轻患者身体机能较好,恢复能力强,对治疗的耐受性较高。因此,在经过合理治疗后,年轻患者的胃损伤与胃穿孔通常能够较快地恢复,预后相对较好。老年患者身体机能下降,恢复能力较弱,对治疗的耐受性也较低。因此,老年患者的胃损伤与胃穿孔治疗难度较大,恢复时间较长,预后相对较差。

2.病情严重程度　病情较轻的患者,如穿孔部位小、腹腔污染不严重等,治疗难度相对较低,恢复较快,预后较好。而病情较重的患者,如穿孔部位大、腹腔污染严重等,治疗难度较高,恢复较慢,预后较差。

3.治疗方式　治疗方式的选择对胃损伤与胃穿孔的预后具有重要影响。合理的治疗方式能够迅速控制病情,减少并发症的发生,提高治疗效果。反之,不合理的治疗方式可能导致病情加重,增加并发症的风险,降低治疗效果。

4.并发症　并发症的发生是影响胃损伤与胃穿孔预后的关键因素之一。严重的并发症可能导致患者病情恶化,甚至危及生命。因此,积极预防和治疗并发症对于改善胃损伤与胃穿孔的预后具有重要意义。

（二）随访

对于胃损伤与胃穿孔患者，随访是评估治疗效果、及时发现并处理并发症、指导患者康复的重要环节。随访内容包括患者症状、体征、影像学及实验室检查等。随访时间应根据患者的具体情况而定，一般建议术后1个月、3个月、6个月及1年进行随访。

在随访过程中，如发现患者出现腹痛、腹胀、恶心、呕吐等症状，或影像学检查发现腹腔内积液、脓肿等异常表现，应及时进行处理。同时，应指导患者进行饮食调整、生活习惯改变等康复措施，以促进患者恢复。

此外，对于胃穿孔修补术或胃部分切除术后的患者，应定期进行胃镜检查，以评估胃黏膜恢复情况、及时发现并处理可能的溃疡或癌变等问题。

第七节　胃扭转与胃下垂

一、胃扭转

胃扭转是指胃体沿其纵轴旋转，导致胃腔部分或完全闭塞，从而引发一系列临床症状的疾病。该病较少见，但病情通常较为严重，若不及时诊治，可能导致胃穿孔、出血等严重并发症。胃扭转可发生于任何年龄段，但以中老年人和体型瘦长者为多见。其发病机制复杂，通常与胃的解剖结构异常、胃周围韧带松弛、胃动力不足等因素有关。胃扭转分为急性与慢性两种类型，急性胃扭转起病急骤，发展迅速，而慢性胃扭转则起病缓慢，症状相对较轻。

（一）病因与病理生理

1. 解剖结构异常　胃的解剖结构异常是胃扭转的主要病因之一。部分患者的胃与周围组织之间的韧带较为松弛，使得胃在腹腔内的位置不稳定，容易发生旋转。此外，胃的形状、大小，以及胃与周围器官的相对位置也可能影响胃的稳定性，从而增加胃扭转的风险。

2. 胃周围韧带松弛　胃周围韧带，如肝胃韧带、脾胃韧带等，对胃的位置具有固定作用。当这些韧带发生松弛时，胃在腹腔内的稳定性降低，容易受到外力作用而发生旋转。

3. 胃动力不足　胃动力不足也是胃扭转的重要病因。当胃的蠕动功能减弱时，胃内容物在胃内的排空速度减慢，导致胃内压力升高。这种压力变化可能使胃沿其纵轴发生旋转，进而引发胃扭转。

4. 其他因素　除了上述因素外，饱餐、剧烈运动、腹腔内压力变化等也可能诱发胃扭转。这些因素可能单独或共同作用，导致胃在腹腔内的位置发生异常变化，从而引发疾病。

在病理生理方面，胃扭转可导致胃腔部分或完全闭塞，影响胃内容物的正常排空。胃内压力升高，可能引发胃黏膜充血、水肿，甚至出血、穿孔等严重并发症。此外，胃扭转还可能影响胃的血液循环，导致胃黏膜缺血、坏死。

（二）临床表现

胃扭转的临床表现多样，取决于扭转的程度、持续时间，以及是否伴有并发症。以下是一些常见的临床表现。

1. 腹痛　腹痛是胃扭转最常见的症状之一。疼痛通常位于上腹部或脐周，呈持续性或阵发性加剧。疼痛程度轻重不一，可能伴有恶心、呕吐等症状。

2.呕吐 呕吐是胃扭转的常见症状。由于胃腔部分或完全闭塞,胃内容物无法正常排空,导致呕吐。呕吐物通常为胃内容物,严重时可伴有血液或胆汁。

3.腹胀 腹胀也是胃扭转的常见症状。由于胃内压力升高,气体和液体在胃内积聚,导致腹胀。腹胀程度轻重不一,可能伴有嗳气、反酸等症状。

4.其他症状 除了上述症状外,胃扭转还可能伴有胸闷、气短、心悸等呼吸系统症状,以及发热、寒战等全身感染症状。若不及时诊治,可能导致胃穿孔、出血等严重并发症,危及生命。

(三)诊断方法

胃扭转的诊断主要依据患者的病史、临床表现和辅助检查。以下是一些常用的诊断方法。

1.病史询问与临床表现评估 详细询问患者的病史,包括症状的出现时间、持续时间、诱发因素、缓解因素等,以及有无并发症的表现。结合患者的临床表现,可初步判断是否为胃扭转。

2.体格检查 体格检查是诊断胃扭转的重要手段。医生可通过触诊、听诊等方法,观察患者的腹部形态、压痛、反跳痛等体征,初步判断胃的位置和形态是否异常。

3.影像学检查 影像学检查是诊断胃扭转的关键。常用的影像学检查方法包括 X 射线钡餐造影、CT、MRI 等。其中,X 射线钡餐造影是诊断胃扭转的首选方法。通过口服钡剂后观察胃的形态和位置变化,可明确胃扭转的类型、程度以及是否伴有并发症。CT 和 MRI 等影像学检查方法可提供更为详细的解剖结构信息,有助于评估胃扭转的严重程度和制定治疗方案。

4.其他检查 除了上述检查外,医生还可能根据患者的具体情况进行其他检查,如血常规、尿常规、肝肾功能等,以评估患者的全身状况和排除其他可能的疾病。

(四)治疗

胃扭转的治疗策略旨在迅速解除扭转,恢复胃的正常解剖位置和功能,防止并发症的发生。治疗方法的选择应根据患者的具体情况,包括扭转的类型、程度、持续时间,以及是否伴有并发症等因素综合考虑。

1.一般治疗 一般治疗主要包括禁食、胃肠减压、补液等措施。通过禁食和胃肠减压,可减少胃内容物的积聚,降低胃内压力,有助于减轻症状和促进胃的恢复。补液可纠正水电解质紊乱和酸碱失衡,为患者提供必要的营养支持。

2.手法复位 手法复位是治疗急性胃扭转的一种有效方法。在 X 射线透视下,医生可通过手法操作,将扭转的胃逐步恢复到正常位置。手法复位需要医生具有丰富的经验和熟练的操作技巧,以确保复位的安全性和有效性。

3.胃镜复位 胃镜复位是一种相对创伤小、恢复快的治疗方法。通过胃镜,医生可直接观察胃的形态和位置,并使用胃镜附件进行复位操作。胃镜复位适用于部分慢性胃扭转患者,特别是那些症状较轻、扭转程度较小的患者。

4.手术治疗 对于手法复位或胃镜复位失败、病情严重或伴有并发症的患者,手术治疗是首选方法。手术方式的选择应根据患者的具体情况而定,包括胃扭转的类型、程度、持续时间以及是否伴有其他消化道疾病等因素。常用的手术方式包括胃固定术、胃大部切除术等。

(1)胃固定术:胃固定术是通过手术将胃固定在腹腔内的正常位置,以防止再次发生扭转。这种手术方法适用于那些胃周围韧带松弛、胃的位置不稳定的患者。

(2)胃大部切除术:对于部分慢性胃扭转患者,特别是那些症状严重、扭转程度较大或伴有其他消化道疾病的患者,胃大部切除术可能是一种有效的治疗方法。通过切除大部分胃组织,可减轻胃的重量和体积,降低胃扭转的风险。

5. 术后处理与康复　手术治疗后,需要密切监测患者生命体征和病情变化,及时发现并处理可能的并发症。同时,患者还需要遵循医生的指导进行饮食调整和生活习惯的改变,以促进康复和防止复发。饮食应以清淡、易消化为主,避免暴饮暴食和刺激性食物的摄入。生活习惯方面,应保持规律的作息时间,避免剧烈运动和过度劳累。

(五)预防措施

胃扭转的预防措施主要包括以下几个方面。

1. 合理饮食　保持合理的饮食结构,避免暴饮暴食和刺激性食物的摄入。多吃富含膳食纤维的食物,如蔬菜、水果等,有助于胃肠蠕动和排空。

2. 控制体重　肥胖是胃扭转的发病因素之一。通过控制饮食和增加运动,保持合理的体重,可降低胃扭转的发病风险。

3. 避免剧烈运动　剧烈运动可能诱发胃扭转。因此,在进行剧烈运动前,应做好热身准备,避免突然改变体位或剧烈运动导致的腹腔内压力急剧变化。

4. 定期体检　定期体检可及时发现胃的解剖结构异常和潜在的消化道疾病,有助于早期诊治胃扭转并防止并发症的发生。

二、胃下垂

胃下垂是指胃的位置异常下降,低于正常解剖位置的一种疾病。该病多见于体型瘦长、营养不良、久病体弱或长期卧床的患者。胃下垂可导致胃的功能障碍,引发一系列临床症状,严重影响患者的生活质量。

胃下垂的发病机制复杂,通常与胃的解剖结构异常、腹壁松弛、胃动力不足等因素有关。该病起病缓慢,病程较长,症状轻重不一。部分患者可能无明显症状,而部分患者则可能出现腹胀、腹痛、恶心、呕吐等临床症状。

(一)病因与病理生理

1. 解剖结构异常　胃的解剖结构异常是胃下垂的主要病因之一。部分患者的胃与周围组织之间的韧带较为松弛,使得胃在腹腔内的位置不稳定,容易发生下垂。此外,胃的形状、大小,以及胃与周围器官的相对位置也可能影响胃的稳定性,从而增加胃下垂的风险。

2. 腹壁松弛　腹壁松弛是胃下垂的另一重要病因。腹壁肌肉和韧带的松弛可导致腹腔内压力降低,使得胃在腹腔内的位置更容易下降。这种情况在体型瘦长、营养不良、久病体弱或长期卧床的患者中更为常见。

3. 胃动力不足　胃动力不足也可能导致胃下垂。当胃的蠕动功能减弱时,胃内容物在胃内的排空速度减慢,导致胃内压力升高。这种压力变化可能使胃的位置发生异常变化,进而引发胃下垂。

4. 其他因素　除了上述因素外,长期站立、剧烈运动、腹腔内压力变化等也可能诱发胃下垂。这些因素可能单独或共同作用,导致胃在腹腔内的位置发生异常变化,从而引发疾病。

在病理生理方面,胃下垂可导致胃的解剖位置异常,使得胃的排空功能受阻。胃内压力升高,可能引发胃黏膜炎症、糜烂等病理变化。同时,胃下垂还可能影响胃的蠕动功能,导致胃内容物在胃内的滞留时间延长,进一步加重胃黏膜的损伤。此外,胃下垂还可能引起十二指肠球部位置的改变,从而影响食物的消化和吸收。

(二)临床表现

胃下垂的临床表现多样,轻重不一。部分患者可能无明显症状,仅在体检时发现胃的位置异常。而部分患者则可能出现以下症状。

1.腹胀　腹胀是胃下垂患者最常见的症状之一。由于胃的位置下降,胃内容物在胃内的排空速度减慢,导致胃内压力升高,从而引发腹胀。腹胀通常发生在饭后,尤其是进食过多或进食不易消化的食物后。

2.腹痛　腹痛也是胃下垂患者的常见症状。腹痛通常表现为隐痛或钝痛,可发生在上腹部或下腹部。疼痛的程度和性质可能因个体差异而有所不同。部分患者可能在饭后或运动后疼痛加重。

3.恶心与呕吐　恶心与呕吐是胃下垂患者可能出现的另一组症状。由于胃的位置异常和排空功能受阻,胃内容物可能反流至食管,从而引发恶心和呕吐。呕吐物通常包含未消化的食物和胃酸。

4.其他症状　除了上述症状外,胃下垂患者还可能出现嗳气、反酸、便秘、食欲减退等症状。这些症状可能与胃的排空功能受阻、胃黏膜炎症以及十二指肠球部位置改变等因素有关。

(三)诊断方法

胃下垂的诊断主要依据患者的病史、临床表现和辅助检查。常用的诊断方法如下。

1.病史询问与临床表现评估　详细询问患者的病史,包括起病时间、症状特点、饮食习惯、生活习惯等,以及有无其他消化道疾病史。结合患者的临床表现,如腹胀、腹痛、恶心、呕吐等,可初步判断是否为胃下垂。

2.体格检查　体格检查是诊断胃下垂的重要手段。通过触诊、叩诊等手法,可发现患者的胃部位置是否较低,甚至可触及下垂的胃体。同时,还可观察患者的腹壁肌肉和韧带的松弛程度,以及有无其他消化道疾病的体征。

3.X射线钡餐造影　X射线钡餐造影是诊断胃下垂的常用方法。通过让患者吞服钡剂后拍摄X射线片,可清晰地显示胃的形态、位置和排空功能。在X射线片上,可观察到胃的位置下降,胃小弯角切迹低于髂嵴连线以下,胃大弯呈钩形或瀑布状。此外,还可观察到胃的排空速度减慢,胃内钡剂滞留时间较长。

4.超声检查　超声检查也可用于诊断胃下垂。通过超声探头在腹部进行扫描,可观察到胃的形态、位置和周围结构。超声检查具有无创、无痛、操作简便等优点,但受气体干扰较大,可能影响诊断的准确性。

5.CT检查　CT检查是一种高分辨率的影像学检查方法,可用于诊断胃下垂及其并发症。通过CT扫描,可清晰地显示胃的形态、位置,以及与周围器官的关系。此外,还可观察到胃壁的结构、厚度以及有无其他消化道疾病的征象。

(四)治疗

胃下垂的治疗策略旨在缓解症状、改善胃的排空功能、防止并发症的发生。治疗方法的选择应根据患者的具体情况,包括症状的严重程度、病因,以及是否伴有其他消化道疾病等因素综合考虑。

1.一般治疗　一般治疗主要包括饮食调整、生活习惯改变以及心理调适等措施。饮食应以清淡、易消化食物为主,避免暴饮暴食和刺激性食物的摄入。增加膳食纤维的摄入,如蔬菜、水果等,有助于促进胃肠蠕动和排空。生活习惯方面,应保持规律的作息时间,避免剧烈运动和过度劳累。同时,还应关注患者的心理状态,给予必要的心理支持和调适。

2.药物治疗　药物治疗是胃下垂的常用治疗方法之一。常用的药物包括胃肠促动药、抑酸药、胃黏膜保护剂等。胃肠促动药如多潘立酮等,可促进胃蠕动和排空,减轻腹胀和腹痛等症状。抑酸药如质子泵抑制剂等,可抑制胃酸分泌,减轻胃黏膜的炎症和糜烂。胃黏膜保护剂如硫糖铝等,可在胃黏膜表面形成一层保护膜,防止胃酸和胃蛋白酶对胃黏膜的进一步损伤。

3. 中医治疗　中医治疗胃下垂具有独特的优势。通过辨证施治,采用中药汤剂、针灸、推拿等方法,可调节脾胃功能,促进胃的排空和蠕动,改善患者的临床症状。中药治疗胃下垂通常需要根据患者的体质、病情以及舌苔、脉象等征象进行个性化配伍。针灸治疗则可通过刺激特定的穴位,调节脾胃经络的气血运行,达到治疗的目的。推拿治疗则可通过按摩腹部和背部的特定区域,促进胃肠蠕动和气血流通,缓解患者的症状。

4. 手术治疗　对于症状严重、保守治疗无效或伴有严重并发症的胃下垂患者,手术治疗可能是一种有效的治疗选择。手术方法主要包括胃部分切除术、胃固定术和腹腔镜胃底折叠术等。

(1)胃部分切除术:胃部分切除术是通过手术切除部分胃组织,使胃的体积减小,从而改善胃的排空功能和减轻症状。这种手术方法适用于胃下垂症状严重、胃体明显下垂且保守治疗无效的患者。然而,胃部分切除术是一种创伤性手术,术后恢复时间较长,且可能影响患者的消化功能和生活质量。

(2)胃固定术:胃固定术是通过手术将胃固定在腹腔内的特定位置,以防止胃的下垂和改善胃的排空功能。这种手术方法适用于胃下垂症状较轻、胃体下垂程度不大的患者。胃固定术具有创伤小、恢复快等优点,但术后仍需要患者注意饮食调整和生活习惯的改变,以避免复发。

(3)腹腔镜胃底折叠术:腹腔镜胃底折叠术是一种微创手术方法,通过腹腔镜技术将胃底部分折叠并固定于食管下段,以增强食管下括约肌的张力,防止胃内容物反流,并改善胃的排空功能。这种手术方法适用于胃下垂伴有严重反流症状的患者。腹腔镜胃底折叠术具有创伤小、恢复快、疼痛轻等优点,且术后效果较为持久。

手术治疗胃下垂前,患者需要接受全面的评估和准备,包括详细的病史询问、体格检查、实验室检查和影像学检查等。医生会根据患者的具体情况制定个性化的手术方案,并在手术过程中采取必要的预防措施以减少并发症的发生。术后,患者需要遵循医生的指导进行饮食调整、生活习惯改变以及定期的随访和复查,以确保手术效果并预防复发。

需要注意的是,手术治疗并非胃下垂的首选治疗方法。对于大多数胃下垂患者而言,一般治疗、药物治疗和中医治疗等非手术治疗方法即可有效缓解症状并提高生活质量。因此,在选择手术治疗前,患者应充分了解手术的风险和益处,并与医生进行充分的沟通和讨论。

(五)预防

此外,预防胃下垂的发生也是非常重要的。通过保持良好的饮食习惯、适当的体育锻炼,以及避免长期精神紧张和焦虑等措施,可以降低胃下垂的发病风险并维护消化系统的健康。

第八节　胃与十二指肠结核

胃与十二指肠结核在临床中相对少见,但由于其症状与消化性溃疡、胃癌等常见疾病相似,易造成误诊。胃与十二指肠结核是由结核分枝杆菌感染所致的胃部及十二指肠的特异性炎症。该病可原发于胃及十二指肠,也可由身体其他部位的结核病灶经血液、淋巴或邻近器官直接蔓延而来。胃与十二指肠结核的发病率较低,约占所有结核病的1%~5%,但其临床表现复杂多样,易与消化性溃疡、胃癌等疾病混淆,因此,提高对该病的认识具有重要意义。

一、流行病学

胃与十二指肠结核的流行病学特点与全身结核病相似,受到多种因素的影响。

1. 地区差异　结核病在全球范围内的分布不均,胃与十二指肠结核的发病率也呈现出地区差异。在结核病高发地区,胃与十二指肠结核的发病率相对较高。

2. 人群特征　胃与十二指肠结核可发生于任何年龄段,但以中青年为主。此外,有结核病史、密切接触结核病患者、营养不良、免疫力低下等人群更易患病。

3. 传播途径　胃与十二指肠结核主要通过呼吸道吸入结核分枝杆菌而感染,也可通过消化道摄入被结核分枝杆菌污染的食物或水而感染。但相比呼吸道传播,消化道传播胃与十二指肠结核的病例较少。

二、病因与发病机制

胃与十二指肠结核的病因明确,为结核分枝杆菌感染。其发病机制涉及结核分枝杆菌的入侵、机体的免疫反应以及组织损伤等多个环节。

1. 结核分枝杆菌的入侵　结核分枝杆菌可通过呼吸道或消化道等途径进入胃及十二指肠组织。在胃及十二指肠黏膜层,结核分枝杆菌可附着于黏膜上皮细胞,通过细胞吞噬作用进入细胞内,进而在细胞内繁殖。

2. 机体的免疫反应　当结核分枝杆菌入侵胃及十二指肠组织时,机体可产生一系列免疫反应,包括细胞免疫和体液免疫。细胞免疫主要依赖于T淋巴细胞,通过释放细胞因子如干扰素、肿瘤坏死因子等,激活巨噬细胞等免疫细胞,对结核分枝杆菌进行杀伤和清除。体液免疫则主要通过产生特异性抗体,与结核分枝杆菌结合形成免疫复合物,促进吞噬细胞的吞噬作用。

3. 组织损伤与修复　在结核分枝杆菌的侵袭和机体的免疫反应共同作用下,胃及十二指肠组织可发生损伤。早期表现为黏膜充血、水肿、糜烂等炎症反应,随着病情进展,可出现溃疡、瘢痕形成等病理改变。同时,机体也会启动修复机制,试图恢复组织的正常结构和功能。但由于结核分枝杆菌的持续存在和机体的免疫反应,组织损伤和修复过程往往反复进行,导致病情迁延不愈。

三、病理

胃与十二指肠结核的病理改变多样,可累及黏膜、黏膜下层、肌层甚至浆膜层。其病理特点主要包括炎症、溃疡、瘢痕形成和结核肉芽肿等。

1. 炎症　结核分枝杆菌入侵胃及十二指肠组织后,可引起局部炎症反应。早期表现为黏膜充血、水肿,中性粒细胞、淋巴细胞和单核细胞等炎症细胞浸润。随着病情进展,炎症可累及黏膜下层和肌层,导致组织水肿、坏死等病理改变。

2. 溃疡　在结核分枝杆菌的持续作用下,胃及十二指肠黏膜可发生溃疡。溃疡通常呈圆形或椭圆形,边缘整齐,底部由肉芽组织构成,覆以灰白色渗出物。溃疡可深达黏膜下层或肌层,甚至穿透浆膜层形成穿孔。

3. 瘢痕形成　溃疡愈合过程中,肉芽组织逐渐纤维化形成瘢痕。瘢痕组织可收缩导致胃及十二指肠管腔狭窄,影响食物的通过和排空。

4. 结核肉芽肿　结核肉芽肿是胃与十二指肠结核的典型病理特征之一。肉芽肿由上皮样细胞、朗汉斯巨细胞、淋巴细胞和少量成纤维细胞构成,中央可见干酪样坏死。结核肉芽肿的形成是机体对结核分枝杆菌的特异性免疫反应的结果。

四、临床表现

胃与十二指肠结核的临床表现多样,可因病变部位、范围及严重程度而异。常见症状包括上腹部疼痛、恶心与呕吐、体重下降等。

1.上腹部疼痛　上腹部疼痛是胃与十二指肠结核最常见的症状之一。疼痛通常呈隐痛或钝痛,可阵发性加重,与进食无关。疼痛部位多位于中上腹或右上腹,可放射至背部或肩部。

2.恶心与呕吐　恶心与呕吐也是胃与十二指肠结核的常见症状。呕吐物多为胃内容物,有时可含有胆汁或血液。呕吐后可缓解上腹部疼痛。

3.体重下降　由于长期食欲减退、消化吸收不良以及慢性消耗,胃与十二指肠结核患者常出现体重下降、消瘦等营养不良表现。

4.其他症状　部分患者可出现低热、盗汗、乏力等结核毒血症状。当病变累及幽门或十二指肠降部时,可出现幽门梗阻或肠梗阻症状,如腹胀、呕吐等。此外,少数患者还可出现穿孔、出血等严重并发症。

五、诊断

胃与十二指肠结核的诊断主要依据患者的病史、临床表现、辅助检查,以及病理组织学检查。

1.病史与临床表现　详细询问患者的病史,了解有无结核病史、密切接触结核病患者史等。结合患者的临床表现,如上腹部疼痛、恶心、呕吐、体重下降等,可初步怀疑胃与十二指肠结核。

2.辅助检查

(1)胃镜检查:胃镜检查是诊断胃与十二指肠结核的重要手段。通过胃镜可观察胃及十二指肠黏膜的病变情况,如充血、水肿、溃疡、瘢痕等。同时,可取活检组织进行病理组织学检查,以明确诊断。

(2)X射线钡餐造影:X射线钡餐造影可显示胃及十二指肠的形态和蠕动情况。在胃与十二指肠结核中,可出现黏膜紊乱、充盈缺损、龛影等征象。但需注意与消化性溃疡、胃癌等疾病相鉴别。

(3)CT检查:CT检查可观察胃及十二指肠周围组织的结构和病变情况,有助于评估病情严重程度和并发症的发生。在胃与十二指肠结核中,可出现淋巴结肿大、腹腔积液等征象。

(4)结核菌素试验与T-SPOT.TB检测:结核菌素试验与T-SPOT.TB检测可用于评估机体的结核分枝杆菌感染状态。阳性结果提示患者曾感染过结核分枝杆菌或存在活动性结核感染。但需注意,阴性结果并不能完全排除胃与十二指肠结核的诊断。

3.病理组织学检查　病理组织学检查是诊断胃与十二指肠结核的金标准。通过胃镜或手术取活检组织进行病理组织学检查,可观察到结核肉芽肿、干酪样坏死等典型病理改变,从而明确诊断。

六、治疗

胃与十二指肠结核的治疗原则为早期、联合、适量、全程、规律使用抗结核药物,同时结合手术治疗和营养支持等综合治疗措施。

1.抗结核药物治疗　抗结核药物治疗是胃与十二指肠结核的主要治疗手段。常用药物包括异烟肼、利福平、吡嗪酰胺、乙胺丁醇等。治疗方案应根据患者的具体情况进行个体化制定,确保药物剂量、用法和疗程的合理性。同时,需密切关注药物的不良反应,及时调整治疗方案。

2.手术治疗　对于药物治疗无效、出现严重并发症或怀疑存在恶变的患者,可考虑手术治疗。手术方式包括胃大部切除术、十二指肠切除术等。手术前后需加强抗结核药物治疗和营养支持,以提高手术疗效和降低并发症发生率。

3.营养支持　胃与十二指肠结核患者常存在营养不良和消化吸收不良等问题。因此,在治疗过程中需加强营养支持,包括高蛋白、高热量、高维生素饮食等。对于存在吞咽困难或严重呕吐的患者,可采用鼻饲或静脉营养等方式进行营养补充。

4.对症治疗　针对患者的具体症状进行对症治疗,如使用止痛药缓解上腹部疼痛,使用止吐药缓解恶心与呕吐等。同时,需关注患者的心理状态和情绪变化,给予必要的心理支持和心理疏导。

七、预后与预防

胃与十二指肠结核的预后与患者的治疗情况、病情严重程度,以及是否存在并发症等因素有关。早期发现、及时诊断和治疗可显著提高患者的治愈率和生存质量。

1.预后　经过规范治疗,大部分胃与十二指肠结核患者可获得良好预后。但需注意,部分患者可能存在复发或转变为耐药结核的风险。因此,在治疗过程中需密切关注病情变化,及时调整治疗方案。

2.预防　预防胃与十二指肠结核的关键在于控制结核病的传播和感染。加强结核病防治知识的宣传和教育,提高公众的结核病防治意识和能力。对于存在结核病史或密切接触结核病患者的人群,应定期进行结核菌素试验和胸部 X 射线检查等筛查措施,以便及时发现并治疗潜在的结核感染。此外,加强营养支持、提高机体免疫力也是预防胃与十二指肠结核的重要措施之一。

实习指导　胃部疾病临床实习

胃部疾病是消化系统常见疾病,在胃肠外科临床实习中占据重要地位。通过本实习指导,学生将系统学习胃部疾病相关知识与技能,为未来临床工作奠定坚实基础。

(一)实习目标

1.掌握胃部基础医学知识　掌握胃的解剖结构,包括胃的分部、毗邻、韧带、血管神经分布及胃壁分层等;深入理解胃的生理功能,如运动、分泌、排空及黏膜屏障功能等,明晰其与胃部疾病发生的关联,构建扎实的理论框架。

2.熟悉胃部疾病临床表现　通过临床观察和实践,精准识别胃部疾病的各类症状和体征,如腹痛、腹胀、恶心、呕吐、反酸、嗳气等症状,以及腹部压痛、反跳痛、包块、肠鸣音改变等体征,并掌握其在不同疾病中的特点和演变规律,提升临床观察力和判断力。

3.掌握胃部疾病诊断方法　熟练运用多种诊断手段,如详细的病史询问、全面的体格检查、针对性的影像学检查(X 射线钡餐造影、CT、MRI 等)、内镜检查,以及实验室检查(血常规、生化检查、幽门螺杆菌检测等),依据综合信息做出准确诊断,提高诊断的准确性和可靠性。

4.掌握胃部疾病治疗原则　全面了解胃部疾病的治疗方法,包括一般治疗、药物治疗、内镜治疗和手术治疗,明确不同治疗方法的适应证、禁忌证和操作要点,学会根据患者具体情况制定个性化的治疗方案。

5.培养临床实践能力　在实习过程中,积极参与临床实践,提高动手操作能力,如体格检查、影

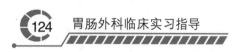

像学检查操作与解读、手术观摩与助手工作等;增强分析和解决问题的能力,能够独立思考并处理临床实际问题,提升临床实践水平。

6.培养职业素养和患者服务能力 学会与患者及其家属进行有效沟通,理解患者需求,尊重患者隐私,提高职业素养和患者服务能力,为患者提供全面、优质、人性化的医疗服务。

(二)实习内容和实践技能

【实习内容】

1. 胃的解剖与生理

(1)解剖结构:系统复习胃的起始、终止位置,深入学习胃的贲门部、胃底部、胃体部和幽门部的解剖特征、界限及临床意义。掌握胃的上下缘、大小弯的特点,以及胃膈韧带、胃脾韧带等各韧带的位置和作用。熟悉胃壁从浆膜层到黏膜层的四层结构,了解各层的组织构成和功能,重点掌握胃黏膜层的结构和细胞组成。

(2)生理功能:深入理解胃的运动、分泌、排空和黏膜屏障功能。掌握胃运动的三种形式(容受性舒张、紧张性收缩、蠕动)的原理、过程和生理意义;熟悉胃酸、胃液的分泌机制和成分,以及胃酸在消化、杀菌、营养和保护等方面的作用;了解胃排空的概念、影响因素和调节机制;掌握胃黏膜屏障功能的构成(黏液-碳酸氢盐屏障、胃黏膜上皮细胞、胃黏膜血流)和作用机制。

2. 胃部疾病的临床表现

(1)常见症状:全面学习胃部疾病的常见症状,如腹痛、腹胀、恶心、呕吐、反酸、嗳气、食欲减退、体重下降等。对比不同胃部疾病症状的差异,如胃溃疡与十二指肠溃疡腹痛的特点,胃炎与胃癌恶心呕吐的不同表现等,掌握症状在鉴别诊断中的意义。

(2)体征:学习如何通过体格检查发现胃部疾病相关体征,如腹部压痛、反跳痛、腹肌紧张的部位和程度,腹部包块的位置、大小、质地和活动度,以及肠鸣音的频率、音调变化等。了解这些体征对判断疾病严重程度和预后的意义,学会根据体征初步判断疾病类型。

3. 胃部疾病的诊断方法

(1)病史询问与体格检查:掌握详细询问胃部疾病患者病史的技巧,包括症状出现的时间、频率、诱发及缓解因素,饮食习惯、生活方式、家族史等。学会进行针对性的体格检查,如腹部的视诊、触诊、叩诊和听诊,注意检查的顺序、手法和要点,根据病史和体格检查初步判断疾病方向。

(2)影像学检查:了解 X 射线钡餐造影、CT、MRI 等影像学检查在胃部疾病诊断中的应用原理、适应证和禁忌证。学习解读 X 射线钡餐造影中胃黏膜的形态、蠕动情况、龛影、充盈缺损等异常表现;掌握 CT 和 MRI 检查对胃壁厚度、肿瘤浸润深度、淋巴结转移及与周围组织关系的判断方法。

(3)内镜检查:熟悉胃镜检查在胃部疾病诊断中的重要性,学习胃镜检查的术前准备、操作过程和术后注意事项。观察内镜下胃黏膜的色泽、光滑度、有无糜烂、溃疡、肿块等病变,了解如何通过内镜取活检进行病理学检查,明确病变性质。

(4)实验室检查:掌握血常规、生化检查、幽门螺杆菌检测等实验室检查在胃部疾病诊断中的意义。了解血常规中白细胞、红细胞、血红蛋白等指标变化与胃部炎症、出血的关系;熟悉生化检查中肝功能、肾功能、血糖、血脂等指标对评估患者全身状况和胃部疾病的辅助诊断价值;掌握幽门螺杆菌检测的常用方法(呼气试验、血清学检测、粪便抗原检测等)及其结果解读,明确幽门螺杆菌感染与胃部疾病的关联。

4. 胃部疾病的治疗原则

(1)一般治疗:了解一般治疗在胃部疾病治疗中的基础地位,如调整饮食习惯(规律饮食、避免刺激性食物、合理膳食结构)、改变生活方式(戒烟限酒、规律作息、适当运动)、心理调节等对胃部疾病的影响和作用。

(2)药物治疗:熟悉治疗胃部疾病的常用药物,如抑酸药(质子泵抑制剂、H_2 受体拮抗剂)、胃黏膜保护剂、抗生素、胃肠促动药等。掌握各类药物的作用机制、适应证、用法用量及不良反应,学会根据患者病情合理选择药物治疗方案,注意药物的联合使用和用药疗程。

(3)内镜治疗:了解内镜治疗在胃部疾病中的应用,如内镜下止血、息肉切除、黏膜下剥离术等。掌握这些治疗方法的适应证、操作原理及术后注意事项,认识内镜治疗在胃部疾病治疗中的优势和局限性,以及与其他治疗方法的联合应用。

(4)手术治疗:学习胃部疾病的常用手术方式,如胃大部切除术、胃穿孔修补术、胃癌根治术等。掌握不同手术方式的适应证、禁忌证、手术操作要点及术后可能出现的并发症(如出血、吻合口瘘、感染、肠梗阻等),了解如何进行术后管理和并发症的预防与处理。

【实践技能】

1.体格检查

(1)腹部触诊:学习正确进行腹部触诊的方法,包括浅触诊和深触诊。了解如何触诊腹部包块,判断其位置、大小、质地、活动度、有无压痛等;掌握压痛、反跳痛的触诊技巧和临床意义,通过实践提高触诊的准确性和敏感性。

(2)叩诊与听诊:掌握腹部叩诊的手法和正常叩诊音,学会辨别异常叩诊音(如鼓音、浊音、实音)及其在胃部疾病中的意义。熟悉腹部听诊的部位和内容,包括肠鸣音、振水音等,能够准确判断肠鸣音的频率、音调变化,了解其对胃部疾病诊断的价值。

2.影像学检查操作与解读

(1)X射线钡餐造影:在带教老师的指导下,学习协助患者进行胃X射线钡餐造影检查的操作流程,包括准备钡剂、指导患者正确吞咽钡剂、配合技师进行X射线拍摄等。学会初步解读钡餐造影图像,观察胃的形态、轮廓、蠕动情况,识别龛影、充盈缺损、黏膜紊乱等异常表现,并与正常图像进行对比分析。

(2)CT检查:了解CT检查在胃部疾病诊断中的扫描方法和参数设置,学习如何在CT图像上识别胃的位置、形态,判断胃壁的厚度、有无肿块,观察肿瘤与周围组织(如肝脏、脾脏、胰腺、血管等)的关系,评估淋巴结转移情况。通过实践,提高对CT图像的解读能力,能够准确描述病变的特征和位置。

3.内镜检查操作与配合

(1)内镜检查术前准备:协助带教老师进行内镜检查前的准备工作,包括患者的心理疏导、告知检查注意事项,准备内镜检查器械和相关药品(如局部麻醉剂、止血药等),协助患者摆好检查体位。

(2)内镜检查过程配合:在带教老师操作内镜时,学习协助观察患者反应,递取器械,记录内镜下所见。观察内镜下胃黏膜的色泽、血管纹理、有无病变及病变的位置、形态、大小等特征,初步判断病变性质。通过多次实践,熟悉内镜检查的操作流程和注意事项,提高配合能力。

4.手术治疗技能

(1)手术观摩:在带教老师的带领下,观摩胃部疾病相关手术,如胃癌根治术、胃穿孔修补术等。观察手术的整个过程,包括手术切口的选择、胃的游离、病变的切除或处理、消化道重建等关键步骤,了解手术器械的使用和手术团队的协作。通过观摩,对手术操作有直观的认识,为后续参与手术实践打下基础。

(2)手术助手工作:在符合实习规定和带教老师指导下,作为手术助手参与胃部手术,如传递手

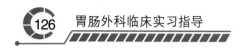

术器械、协助暴露手术野、吸引手术野的血液和分泌物、协助缝合伤口等。通过实践操作,逐步掌握手术基本技能,体会手术操作的严谨性和精细性,提高动手能力和团队协作能力。

5. 术后处理技能

(1)患者监护:学习对胃部手术后患者进行监护,包括密切观察生命体征(体温、心率、呼吸、血压)的变化,监测血氧饱和度,观察患者意识状态。妥善管理各种引流管(如胃管、腹腔引流管等),记录引流液的量、颜色和性质,及时发现异常情况并报告带教老师。

(2)营养支持:了解胃部手术后患者的营养需求特点,根据患者的病情和消化功能,学习制定合理的营养支持方案。对于术后不能经口进食的患者,掌握肠外营养或肠内营养的实施方法,如静脉输液补充营养物质、鼻饲营养液等,注意预防营养支持相关并发症(如感染、误吸等)。

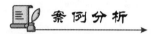 案例分析

胃与十二指肠结核

患者女性,32岁,因反复上腹部隐痛、腹胀、恶心、呕吐半年,伴体重下降约5 kg就诊。患者既往有肺结核病史,未规律抗结核治疗。入院后行胃镜检查,可见胃窦及十二指肠球部黏膜充血、水肿,散在溃疡及结节样隆起;取组织病理检查,抗酸染色阳性,结核分枝杆菌核酸检测阳性;胸部CT提示双肺上叶陈旧性结核灶,腹部CT显示胃壁及十二指肠壁增厚,周围淋巴结肿大,确诊为胃与十二指肠结核。针对该患者,采取以下治疗措施。

1. 抗结核治疗　遵循早期、规律、全程、联合、适量的原则,给予标准化四联抗结核方案,即异烟肼、利福平、吡嗪酰胺、乙胺丁醇,每日顿服。密切监测药物不良反应,定期复查肝功能、肾功能、血常规等指标,根据患者耐受情况调整治疗方案。

2. 营养支持　患者长期食欲不佳、体重下降,存在营养不良。给予高热量、高蛋白、高维生素、易消化的饮食,如瘦肉粥、鸡蛋羹、新鲜果蔬汁等。对于进食困难或营养严重不足的情况,采用肠内营养补充,必要时联合肠外营养,保证患者每日所需能量及营养素,改善营养状况。

3. 对症治疗　针对患者上腹部疼痛症状,给予质子泵抑制剂(奥美拉唑)抑制胃酸分泌,保护胃及十二指肠黏膜;使用胃肠动力药物(多潘立酮)缓解腹胀、恶心、呕吐等症状。

4. 心理干预　由于抗结核治疗疗程较长(通常需1~1.5年),患者易产生焦虑、紧张情绪。医护人员定期与患者沟通,讲解疾病治疗的必要性和注意事项,鼓励患者保持积极心态,坚持规范治疗。

5. 并发症监测与处理　密切观察患者病情变化,警惕幽门梗阻、消化道出血等并发症。若出现呕吐频繁、呕血或黑便等症状,及时进行相应检查和处理。

经过6个月的规范抗结核治疗及综合支持治疗,患者上腹部疼痛、腹胀、恶心、呕吐等症状明显缓解,食欲改善,体重增加3 kg。复查胃镜显示胃窦及十二指肠黏膜溃疡逐渐愈合,结节样隆起缩小;腹部CT提示胃壁及十二指肠壁增厚减轻,周围淋巴结缩小。目前,患者继续按医嘱进行抗结核治疗,定期门诊随访,监测病情变化及药物不良反应。

第八章　小肠疾病

第一节　小肠的解剖与生理

一、小肠的解剖结构

小肠全长 5~7 m,是消化系统中最长的部分,分为十二指肠、空肠和回肠三部分。小肠的解剖结构复杂,具有多种功能区域,这些区域在食物的消化和吸收过程中发挥着重要作用。

1. 十二指肠

(1)位置与形态:十二指肠位于腹腔的右上部,是小肠的起始部分,全长约 25 cm。它呈"C"字形弯曲,包绕胰头,起始于胃的幽门,末端连接空肠。

(2)结构特点:十二指肠分为四部分,分别是上部(球部)、降部、水平部和升部。上部是十二指肠最宽阔的部分,容易发生溃疡;降部内有十二指肠大乳头,是胆总管和胰管的共同开口;水平部被肠系膜上动脉和静脉跨过,形成十二指肠上动脉压迫综合征的好发部位;升部与空肠相连。

(3)临床意义:十二指肠是消化和吸收的重要部位,同时也是多种疾病的好发区域,如十二指肠溃疡、十二指肠梗阻等。

2. 空肠

(1)位置与形态:空肠连接十二指肠升部,约占小肠总长度的 2/5,位于腹腔的左上部。空肠管径较粗,管壁较厚,血管丰富,颜色较红。

(2)结构特点:空肠黏膜形成许多环形皱襞和大量绒毛,大大增加了吸收面积。空肠的肠系膜内含有丰富的血管和淋巴管,有助于营养物质的吸收和转运。

(3)临床意义:空肠是营养物质吸收的主要部位,空肠疾病可能导致严重的营养吸收障碍。

3. 回肠

(1)位置与形态:回肠连接空肠,约占小肠总长度的 3/5,位于腹腔的右下部。回肠管径较细,管壁较薄,颜色较白。

(2)结构特点:回肠黏膜的环形皱襞和绒毛相对较少,但淋巴组织丰富,特别是末端的回盲瓣附近,形成了淋巴滤泡集结的集合淋巴小结,称为派尔集合淋巴结(Peyer patch,又称 patch 斑)。这些淋巴组织在小肠免疫防御中起重要作用。

(3)临床意义:回肠是胆盐和维生素 B_{12} 吸收的主要部位,同时也是多种细菌性疾病的好发区域,如肠结核、克罗恩病等。

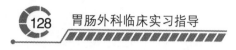

4. 小肠系膜

（1）结构：小肠系膜是将小肠悬吊并固定于腹后壁的双层腹膜结构。它起自第2腰椎左侧,斜向右下,止于右髂窝。小肠系膜根将小肠系膜分为肠系膜根、左肠祥和右肠祥三部分。

（2）功能：小肠系膜具有固定和支持小肠的作用,同时系膜内的血管和淋巴管为小肠提供血液供应和淋巴回流。

二、小肠的生理功能

小肠作为消化系统的主要部分,承担着食物的消化和吸收两大功能。这些功能的实现依赖于小肠精细的生理结构和多种消化腺及消化液的分泌。

1. 消化功能

（1）物理性消化：食物进入小肠后,通过小肠的蠕动和肠壁的紧张性收缩,将食物与消化液充分混合,形成食糜,增加消化酶与食物的接触面积。

（2）化学性消化：小肠内的消化液包括胰液、胆汁和小肠液。胰液中含有多种消化酶,如胰淀粉酶、胰脂肪酶和胰蛋白酶等,能够分解糖类、脂肪和蛋白质;胆汁由肝脏分泌并储存在胆囊中,通过胆管排入十二指肠,胆汁中的胆盐能够乳化脂肪,促进脂肪的消化和吸收;小肠液中含有多种消化酶和黏液,有助于食物的进一步消化和保护肠黏膜。

2. 吸收功能

（1）吸收面积：小肠黏膜形成大量的环形皱襞和绒毛,大大增加了吸收面积。据估计,小肠黏膜的总吸收面积可达 200 m^2 以上。

（2）吸收机制：小肠黏膜上皮细胞具有多种转运蛋白和载体,能够选择性地吸收营养物质。葡萄糖、氨基酸等水溶性物质通过主动转运方式进入细胞;脂肪则通过微胞饮作用进入细胞,并在细胞内形成乳糜微粒,最终通过淋巴管进入血液循环。

（3）吸收的营养物质：小肠能够吸收糖类、脂肪、蛋白质、维生素、无机盐和水等多种营养物质。这些营养物质被吸收后,进入血液循环或淋巴循环,被输送到全身各组织器官,满足人体的代谢需求。

3. 分泌功能

（1）小肠液分泌：小肠黏膜上皮细胞能够分泌多种消化液和黏液,有助于食物的消化和吸收。小肠液中含有多种消化酶,如肠激酶、肠淀粉酶、肠脂肪酶等,能够进一步分解食物中的营养成分。

（2）免疫防御：小肠黏膜下层含有丰富的淋巴组织,如 Peyer 斑等,能够产生免疫球蛋白和淋巴因子,参与肠道免疫防御,抵抗外来病原体的侵袭。

4. 运动功能

（1）小肠蠕动：小肠通过节律性的蠕动波将食物从十二指肠推向回肠末端。这种蠕动波的产生和传递依赖于小肠平滑肌的自律性和神经调节。

（2）分节运动：小肠的分节运动是将食糜分割成许多节段,使食糜与消化液充分混合,并推动食糜缓慢地向前移动。这种运动有助于食物的消化和吸收。

三、小肠疾病的解剖与生理基础

小肠疾病的发生往往与小肠的解剖结构和生理功能异常密切相关。了解这些异常有助于更好地理解小肠疾病的病因、病理生理过程及临床表现,从而指导诊断和治疗。

1. 解剖结构异常

(1)肠狭窄与梗阻:肠狭窄是指肠腔变窄,导致食物通过困难。肠梗阻是指肠内容物通过障碍,可分为机械性梗阻、动力性梗阻和血运性梗阻。肠狭窄和梗阻可由多种原因引起,如炎症、肿瘤、肠套叠、肠扭转等。这些疾病可导致严重的腹痛、呕吐、腹胀和停止排气排便等症状。

(2)肠瘘:肠瘘是指肠管与其他空腔脏器或体表之间的异常通道。肠瘘可由手术、创伤、炎症或肿瘤等原因引起。肠瘘可导致肠内容物外溢,引起腹腔感染、营养不良和水电解质紊乱等严重后果。

(3)肠系膜血管病变:肠系膜血管病变包括肠系膜动脉栓塞、肠系膜静脉血栓形成等。这些疾病可导致肠管缺血性坏死,引起急性腹痛、呕吐、血便和腹膜刺激征等症状。

2. 生理功能异常

(1)消化功能障碍:消化功能障碍是指小肠的消化能力下降,导致食物无法被充分消化和吸收。这种异常可由多种原因引起,如慢性胰腺炎、胆汁淤积、小肠黏膜病变等。消化功能障碍可导致腹泻、营养不良和体重下降等症状。

(2)吸收功能障碍:吸收功能障碍是指小肠的吸收能力下降,导致营养物质无法被有效吸收和利用。这种异常可由多种原因引起,如短肠综合征、小肠黏膜病变、淋巴管阻塞等。吸收功能障碍可导致营养不良、水电解质紊乱和免疫力下降等症状。

(3)运动功能障碍:运动功能障碍是指小肠的蠕动功能异常,导致食物在肠腔内滞留或推进过快。这种异常可由多种原因引起,如肠易激综合征、肠梗阻、肠麻痹等。运动功能障碍可导致腹痛、腹胀、便秘或腹泻等症状。

第二节　十二指肠溃疡

十二指肠溃疡(duodenal ulcer,DU)是消化系统常见疾病之一,其发病率仅次于胃溃疡。该病主要发生在十二指肠球部,是由于胃酸和胃蛋白酶对十二指肠黏膜的腐蚀作用所致。十二指肠炎(duodenitis)则是指十二指肠黏膜的炎症性病变,常与十二指肠溃疡并存或互为因果。了解十二指肠溃疡的病因、病理生理、临床表现、诊断及治疗方法,对于胃肠外科实习医生而言至关重要。

一、流行病学

十二指肠溃疡的发病率在不同国家和地区有所差异,但总体上呈现一定的流行病学特征。在西方国家,十二指肠溃疡的发病率较高,可能与饮食习惯、生活方式、精神压力等因素有关。在我国,随着生活节奏的加快和饮食习惯的改变,十二指肠溃疡的发病率也呈上升趋势。此外,男性发病率通常高于女性,且好发于中青年人群。

二、病因与病理生理

(一)病因

十二指肠溃疡与十二指肠炎的发生是多因素综合作用的结果,主要包括以下几个方面。

1. 胃酸和胃蛋白酶的消化作用　胃酸和胃蛋白酶是十二指肠溃疡形成的关键因素。当胃酸分泌过多或十二指肠黏膜防御机制减弱时,胃酸和胃蛋白酶可腐蚀十二指肠黏膜,导致溃疡形成。

2.幽门螺杆菌(Hp)感染　幽门螺杆菌感染是十二指肠溃疡的重要致病因素。Hp 感染可导致十二指肠黏膜炎症,削弱黏膜屏障功能,从而增加溃疡的发生风险。

3.非甾体抗炎药(NSAID)的使用　长期使用 NSAID 如阿司匹林、布洛芬等,可抑制胃黏膜前列腺素的合成,降低黏膜保护能力,增加十二指肠溃疡的风险。

4.生活习惯与饮食因素　吸烟、饮酒、饮食不规律、高脂肪饮食等不良生活习惯,均可增加十二指肠溃疡的发病率。

5.精神心理因素　长期精神紧张、焦虑、抑郁等情绪因素,可通过影响神经内分泌系统,增加胃酸分泌,降低十二指肠黏膜防御能力,从而诱发溃疡。

(二)病理生理

十二指肠溃疡的病理生理过程主要包括以下几个方面。

1.黏膜损伤　胃酸和胃蛋白酶对十二指肠黏膜的持续腐蚀作用,导致黏膜层损伤,形成溃疡。

2.炎症与修复　溃疡形成后,局部组织发生炎症反应,释放炎症介质,吸引炎症细胞浸润。同时,机体启动修复机制,试图恢复黏膜完整性。

3.瘢痕形成与狭窄　溃疡愈合过程中,肉芽组织增生,逐渐形成瘢痕。瘢痕收缩可能导致十二指肠腔狭窄,影响食物通过。

4.出血与穿孔　溃疡侵蚀周围血管可引起出血,严重者可导致大出血。此外,溃疡向深部发展可能穿透十二指肠壁,引起穿孔。

三、临床表现

十二指肠溃疡的临床表现多样,主要包括以下几个方面。

1.上腹痛　上腹痛是十二指肠溃疡的典型症状,多表现为饥饿痛或夜间痛。疼痛多位于上腹部偏右,呈烧灼样或刀割样,进食后可缓解。

2.消化不良　部分患者可出现早饱、嗳气、反酸等消化不良症状。

3.出血　溃疡侵蚀周围血管可引起出血,轻者表现为黑便,重者可出现呕血、头晕、乏力等失血性休克症状。

4.穿孔　溃疡向深部发展穿透十二指肠壁可引起穿孔,表现为突发的剧烈腹痛、腹肌紧张、压痛、反跳痛等腹膜炎体征。

5.幽门梗阻　少数患者因溃疡瘢痕形成或周围炎症导致幽门狭窄,出现餐后上腹胀满、呕吐宿食等症状。

四、诊断方法

十二指肠溃疡的诊断主要依据患者的病史、临床表现和辅助检查。常用的诊断方法如下。

1.病史询问与临床表现评估　详细询问患者的病史,包括症状的出现时间、持续时间、诱发因素、缓解因素等,以及有无并发症的表现。结合患者的临床表现,可初步判断是否为十二指肠溃疡。

2.上消化道内镜检查　上消化道内镜检查是诊断十二指肠溃疡的金标准。通过内镜可直观观察十二指肠黏膜的病变情况,包括溃疡的位置、大小、形态等,并可取活检进行病理检查。

3.幽门螺杆菌检测　幽门螺杆菌检测对于明确十二指肠溃疡的病因具有重要意义。常用的检测方法包括尿素呼气试验、粪便抗原检测、血清抗体检测等。

4. X 射线钡餐造影 X 射线钡餐造影可观察十二指肠的形态和蠕动情况,有助于诊断十二指肠溃疡及其并发症。但该方法的敏感性和特异性较内镜检查低。

5. 腹部 CT 或 MRI 对于怀疑有穿孔、出血等并发症的患者,可行腹部 CT 或 MRI 检查,以明确病变范围及严重程度。

五、治疗

十二指肠溃疡的治疗旨在缓解症状、促进溃疡愈合、预防复发及并发症的发生。治疗方法主要包括一般治疗、药物治疗、内镜治疗和手术治疗。

(一)一般治疗

一般治疗是十二指肠溃疡治疗的基础,主要包括以下几个方面。

1. 调整生活习惯 戒烟限酒,避免过度劳累和精神紧张,保持规律的作息时间和饮食习惯。

2. 饮食调节 避免辛辣、刺激、油腻食物,以清淡、易消化、富含营养的食物为主。

3. 停用 NSAID 对于因 NSAID 使用导致的十二指肠溃疡,应停用相关药物,并改用其他抗炎药或采取其他治疗措施。

(二)药物治疗

药物治疗是十二指肠溃疡的主要治疗手段,包括抑酸药、抗幽门螺杆菌药、黏膜保护剂等。

1. 抑酸药

(1)质子泵抑制剂(PPI):如奥美拉唑、兰索拉唑等,可强效抑制胃酸分泌,促进溃疡愈合。

(2)H_2 受体拮抗剂:如雷尼替丁、法莫替丁等,可抑制组胺刺激引起的胃酸分泌,但作用较 PPI 弱。

2. 抗幽门螺杆菌药 对于幽门螺杆菌阳性的十二指肠溃疡患者,应采用三联或四联疗法根除幽门螺杆菌。常用药物包括 PPI、克拉霉素、阿莫西林、甲硝唑等。

3. 黏膜保护剂 如硫糖铝、胶体果胶铋等,可在溃疡表面形成一层保护膜,隔绝胃酸和胃蛋白酶的腐蚀作用,促进溃疡愈合。

(三)内镜治疗

对于药物治疗无效或并发出血、穿孔、狭窄的十二指肠溃疡患者,可考虑内镜治疗。内镜治疗方法包括内镜下止血、内镜下扩张、内镜下缝合等。

(四)手术治疗

手术治疗在十二指肠溃疡治疗中的应用较少,主要适用于并发穿孔、出血、幽门梗阻等严重并发症且内科治疗无效的患者。手术方式包括胃大部切除术、迷走神经切断术等。

六、预防与保健

预防十二指肠溃疡的发生和复发,需要从以下几个方面入手。

1. 根除幽门螺杆菌 对于幽门螺杆菌阳性的患者,应积极进行根除治疗,以降低十二指肠溃疡的发病率和复发率。

2. 避免 NSAID 滥用 在使用 NSAID 时,应严格掌握适应证和禁忌证,避免长期大量使用,以减少对十二指肠黏膜的损伤。

3.调整生活习惯和饮食结构　保持规律的作息时间和饮食习惯,避免过度劳累和精神紧张,戒烟限酒,减少辛辣、刺激、油腻食物的摄入。

4.定期体检　定期进行胃镜检查,及时发现并治疗十二指肠炎症和溃疡,防止病情恶化。

5.加强健康教育　提高公众对十二指肠溃疡的认识和重视程度,加强健康教育,倡导健康的生活方式和饮食习惯。

第三节　小肠肿瘤与间质瘤

小肠肿瘤是指起源于小肠黏膜或黏膜下层的异常增生性病变,包括良性肿瘤和恶性肿瘤。良性肿瘤如腺瘤、平滑肌瘤等,生长缓慢,多呈局限性生长,对机体的影响较小;恶性肿瘤如腺癌、肉瘤等,生长迅速,易浸润和转移,对机体的危害较大。间质瘤则是一种起源于小肠间质细胞的肿瘤,具有潜在的恶性转化能力。

一、流行病学

小肠肿瘤与间质瘤的发病年龄跨度较大,可发生于任何年龄段,但以中老年人为多见。小肠肿瘤的发病率相对较低,占胃肠道肿瘤的2%~5%。其中,良性肿瘤占20%~30%,恶性肿瘤占70%~80%。间质瘤的发病率也较低,但近年来随着诊断技术的提高,其检出率逐渐上升。

小肠肿瘤的发病在不同国家和地区存在差异,可能与饮食习惯、生活方式、环境因素等有关。在西方国家,小肠肿瘤的发病率相对较高,可能与高脂肪、高蛋白、低纤维的饮食结构有关。而在我国,随着生活水平的提高和饮食结构的改变,小肠肿瘤的发病率也呈上升趋势。

二、病因

小肠肿瘤与间质瘤的发病机制尚不完全明确,可能涉及多种因素的相互作用。

1.遗传因素　部分小肠肿瘤与间质瘤具有家族遗传性,如家族性腺瘤性息肉病等。这些疾病的患者在遗传上存在一定的缺陷,导致小肠黏膜细胞异常增生,进而形成肿瘤。

2.环境因素　长期接触某些化学物质、放射性物质或重金属等环境因素,可能增加小肠肿瘤与间质瘤的发病风险。此外,不良的生活习惯,如吸烟、饮酒等,也可能对小肠黏膜产生刺激和损伤,从而诱发肿瘤。

3.饮食因素　高脂肪、高蛋白、低纤维的饮食结构可能增加小肠肿瘤与间质瘤的发病风险。这类食物在肠道内停留时间较长,易产生有害物质,对肠道黏膜造成损伤和刺激,进而诱发肿瘤。

4.免疫因素　免疫系统的异常可能在小肠肿瘤与间质瘤的发病中起重要作用。当免疫系统功能低下或失调时,机体对肿瘤细胞的识别和清除能力减弱,从而增加肿瘤的发病风险。

5.慢性炎症　长期存在的慢性炎症可能刺激小肠黏膜细胞异常增生,进而形成肿瘤。如克罗恩病、溃疡性结肠炎等肠道炎症性疾病,可能增加小肠肿瘤与间质瘤的发病风险。

三、病理生理

小肠肿瘤与间质瘤的病理生理过程涉及多个方面,包括肿瘤细胞的生长、浸润、转移,以及机体对肿瘤的免疫反应等。

1.肿瘤细胞的生长　小肠肿瘤与间质瘤的肿瘤细胞具有异常增生的能力,其生长速度较快,可迅速形成肿块。肿瘤细胞的生长方式包括膨胀性生长和浸润性生长两种。膨胀性生长的肿瘤细胞呈圆形或椭圆形,排列整齐,对周围组织的影响较小;而浸润性生长的肿瘤细胞则呈不规则形,排列紊乱,易侵犯周围组织。

2.肿瘤的浸润与转移　恶性肿瘤细胞具有浸润和转移的能力。它们可突破基底膜,向周围组织浸润生长,甚至侵犯血管、淋巴管等结构,进而发生远处转移。小肠肿瘤的浸润与转移方式包括直接浸润、淋巴转移和血行转移等。直接浸润是指肿瘤细胞直接侵犯周围组织;淋巴转移是指肿瘤细胞通过淋巴管进入淋巴结,进而在淋巴结内增殖和扩散;血行转移是指肿瘤细胞进入血液循环,随血流到达远处器官和组织,形成新的肿瘤病灶。

3.机体的免疫反应　机体对肿瘤的免疫反应包括细胞免疫和体液免疫两种。细胞免疫主要通过T淋巴细胞、自然杀伤细胞等免疫细胞识别和清除肿瘤细胞;体液免疫则主要通过抗体等免疫分子与肿瘤细胞结合,促进其被吞噬细胞吞噬和清除。然而,在小肠肿瘤与间质瘤的发病过程中,机体的免疫反应往往受到抑制或逃避,导致肿瘤细胞得以逃脱免疫系统的监视和清除,进而发生浸润和转移。

四、临床表现

小肠肿瘤与间质瘤的临床表现多样,缺乏特异性。其症状与肿瘤的部位、大小、性质,以及是否发生并发症等因素密切相关。

1.腹痛　腹痛是小肠肿瘤与间质瘤最常见的症状之一。肿瘤生长导致肠腔狭窄或肠梗阻时,可引起阵发性或持续性的腹痛。腹痛的性质和程度因肿瘤的部位和性质而异,可表现为隐痛、钝痛、绞痛等。

2.肠道出血　部分小肠肿瘤与间质瘤可引起肠道出血。肿瘤表面破溃或侵犯血管时,可导致便血或黑便。出血量较大时,可引起贫血、头晕、乏力等症状。

3.腹部肿块　部分小肠肿瘤与间质瘤可在腹部触及肿块。肿块的大小、形状和质地因肿瘤的性质和生长方式而异。良性肿瘤多呈圆形或椭圆形,质地较软,边界清晰;恶性肿瘤则多呈不规则形,质地较硬,边界不清。

4.肠梗阻　肿瘤生长导致肠腔狭窄或压迫周围组织时,可引起肠梗阻。患者可出现恶心、呕吐、腹胀、停止排气排便等症状。肠梗阻是小肠肿瘤与间质瘤常见的并发症之一,需及时诊治。

5.全身症状　部分小肠肿瘤与间质瘤可引起全身症状,如发热、消瘦、乏力、食欲缺乏等。这些症状可能与肿瘤的生长和浸润导致机体代谢异常有关。

6.其他表现　根据肿瘤的部位和性质,小肠肿瘤与间质瘤还可引起其他表现,如黄疸(肿瘤压迫胆管所致)、呼吸困难(肿瘤压迫胸腔所致)等。

五、诊断方法

小肠肿瘤与间质瘤的诊断主要依据患者的病史、临床表现、体格检查及辅助检查。

1.病史询问与临床表现评估　详细询问患者的病史,包括症状的出现时间、持续时间、诱发因素、缓解因素等,以及有无家族史、遗传史等。结合患者的临床表现和体格检查,可初步判断是否为小肠肿瘤或间质瘤。

2.影像学检查　影像学检查在小肠肿瘤与间质瘤的诊断中起重要作用。常用的影像学检查方法包括 X 射线钡剂造影、CT、MRI、超声等。X 射线钡剂造影可观察肠腔的形态和狭窄程度;CT 和 MRI 可观察肿瘤的大小、形状、位置,以及与周围组织的关系;超声可用于评估肿瘤的血流情况和周围淋巴结的肿大情况。

3.内镜检查　内镜检查可直接观察小肠黏膜的病变情况,并可进行活检以明确肿瘤的性质。常用的内镜检查方法包括小肠镜、胶囊内镜等。小肠镜可通过口腔或肛门进入小肠,观察肠腔的病变情况;胶囊内镜则通过患者吞服带有摄像头的胶囊,实时传输小肠内的图像至体外接收器,用于评估小肠黏膜的病变情况。

4.实验室检查　实验室检查可用于评估患者的全身状况和肿瘤标志物水平。常用的实验室检查方法包括血常规、尿常规、大便常规、肝肾功能、肿瘤标志物等。其中,肿瘤标志物的检测对于小肠肿瘤与间质瘤的诊断和预后评估具有重要意义。

5.病理学检查　病理学检查是诊断小肠肿瘤与间质瘤的金标准。通过活检或手术切除的肿瘤组织进行病理学检查,可明确肿瘤的性质、类型、分级以及是否存在淋巴结转移等。

六、治疗

小肠肿瘤与间质瘤的治疗策略旨在全面管理症状、预防疾病复发,并有效延长患者的生存期。治疗方法的选择应根据患者的具体情况而定,包括肿瘤的性质、大小、位置、分期,以及患者的年龄、身体状况等因素。

1.手术治疗　手术治疗是小肠肿瘤与间质瘤的首选治疗方法。对于良性肿瘤,手术切除可达到根治的目的;对于恶性肿瘤,手术切除可提高患者的生存率和生活质量。手术方式的选择应根据肿瘤的性质和位置而定,手段包括局部切除、肠段切除、淋巴结清扫等。

2.化疗　化疗是恶性肿瘤的重要治疗手段之一。对于晚期或转移性小肠肿瘤与间质瘤,化疗可延长患者的生存期并缓解症状。常用的化疗药物包括氟尿嘧啶、奥沙利铂、伊立替康等。化疗方案的选择应根据患者的具体情况和肿瘤的类型而定。

3.放疗　放疗可用于辅助治疗或缓解晚期症状。对于局部晚期小肠肿瘤与间质瘤,放疗可提高手术切除的成功率并降低复发风险;对于晚期无法手术切除的肿瘤,放疗可缓解症状并延长生存期。然而,放疗对机体的损伤较大,需权衡利弊后使用。

4.靶向治疗　靶向治疗是一种针对肿瘤特定基因或蛋白质的治疗方法。对于部分小肠肿瘤与间质瘤,靶向治疗可抑制肿瘤细胞的生长和转移,从而提高患者的生存率和生活质量。常用的靶向治疗药物包括酪氨酸激酶抑制剂、单克隆抗体等。

5.免疫治疗　免疫治疗是一种通过激活机体免疫系统来识别和清除肿瘤细胞的治疗方法。对于部分小肠肿瘤与间质瘤,免疫治疗可增强机体的抗肿瘤能力,从而延长生存期并缓解症状。常用的免疫治疗方法包括细胞因子治疗、细胞免疫治疗等。

6.对症治疗　对症治疗在小肠肿瘤与间质瘤的治疗中同样占有重要地位。由于肿瘤的生长和浸润,患者可能出现腹痛、肠道出血、肠梗阻等症状,这些症状严重影响患者的生活质量。因此,对症治疗旨在缓解患者的症状,提高其生活质量,为后续的抗肿瘤治疗创造条件。

(1)腹痛治疗:对于腹痛症状明显的患者,可给予镇痛药物治疗。常用的镇痛药物包括非甾体抗炎药、阿片类药物等。镇痛药物的选择应根据患者的疼痛程度和身体状况而定,同时需注意药物的不良反应和成瘾性。

(2)肠道出血治疗:对于肠道出血症状严重的患者,可给予止血药物治疗,如凝血酶、垂体后叶激素等。同时,需密切监测患者的生命体征和血红蛋白水平,必要时给予输血治疗。对于出血无法控制的患者,可考虑手术治疗。

（3）肠梗阻治疗:对于肠梗阻症状严重的患者,需及时给予胃肠减压、灌肠等保守治疗措施。若保守治疗无效,则需考虑手术治疗,以解除肠梗阻并恢复肠道通畅。

七、预后

小肠肿瘤与间质瘤的预后因肿瘤的性质、大小、位置、分期,以及患者的年龄、身体状况等因素而异。良性肿瘤经过手术切除后,预后较好,复发率较低;恶性肿瘤的预后则相对较差,但早期发现、早期治疗可提高患者的生存率和生活质量。

影响小肠肿瘤与间质瘤预后的因素主要包括以下几个方面。

1. 肿瘤性质　良性肿瘤预后较好,恶性肿瘤预后较差。恶性肿瘤的恶性程度越高,预后越差。

2. 肿瘤大小与位置　肿瘤越大、位置越深在,手术难度越大,预后越差。

3. 分期与淋巴结转移　早期肿瘤预后较好,晚期肿瘤预后较差。存在淋巴结转移的肿瘤预后更差。

4. 治疗方法　综合治疗方法的应用可提高患者的生存率和生活质量。单一治疗方法的效果相对较差。

5. 患者身体状况　年龄较大、身体状况较差的患者预后较差。合并有其他慢性疾病的患者预后也较差。

因此,对于小肠肿瘤与间质瘤患者,应尽早发现、尽早治疗,采取综合治疗方法以提高疗效和改善预后。同时,应加强护理和康复指导,促进患者的身心健康和全面康复。

八、预防措施

小肠肿瘤与间质瘤的预防是一个综合性的过程,需要从多个方面入手。

1. 健康饮食　保持合理的饮食结构,避免高脂肪、高蛋白、低纤维的饮食。增加膳食纤维的摄入,如蔬菜、水果等,有助于促进肠道蠕动和减少有害物质在肠道内的停留时间。同时,应避免过度饮酒、吸烟等不良习惯。

2. 定期体检　定期进行体检可及时发现肠道病变,如息肉、炎症等,从而早期干预和治疗,降低小肠肿瘤与间质瘤的发病率。

3. 积极治疗肠道疾病　对于患有肠道疾病的患者,如克罗恩病、溃疡性结肠炎等,应积极治疗并控制病情发展,以减少恶变的风险。

4. 避免接触有害物质　长期接触某些有害物质,如石棉、放射性物质等,可能会增加小肠肿瘤与间质瘤的发病风险。因此,在生活和工作中,应尽量避免接触这些有害物质,或采取相应的防护措施,以降低发病风险。

5. 遗传咨询与筛查　小肠肿瘤与间质瘤的发病可能与遗传因素有关。对于有家族史的人群,建议进行遗传咨询和相关的基因筛查,以便及早发现潜在的风险并采取相应的预防措施。

第四节　肠套叠与肠扭转

一、肠套叠

肠套叠是指一段肠管及其系膜套入其相连的肠腔内,并导致肠内容物通过障碍。肠套叠多见于婴幼儿,成人较少见,但成人肠套叠的病情往往更为严重。

(一)病因

肠套叠的病因尚未完全明确,可能与以下因素有关。

1. 解剖因素　婴幼儿肠管相对较长,而肠系膜相对较短,且活动度较大,容易发生肠套叠。此外,部分成人肠管存在解剖异常,如肠息肉、肠肿瘤等,也可能成为肠套叠的诱因。

2. 肠蠕动异常　当肠蠕动节律发生紊乱时,肠管可能因过度蠕动而发生套叠。这种蠕动异常可能与饮食、药物、感染等因素有关。

3. 肠管病变　肠息肉、肠肿瘤等肠管病变可能导致肠腔狭窄,使肠管在蠕动过程中容易发生套叠。

(二)病理生理

肠套叠发生后,套入的肠管及其系膜受到压迫,导致肠腔狭窄和肠壁血运障碍。随着病情的进展,肠壁可能出现缺血、坏死和穿孔等严重并发症。此外,肠套叠还可能引起肠系膜淋巴结肿大、腹腔积液等病理改变。

(三)临床表现

肠套叠的临床表现主要包括以下几个方面。

1. 腹痛　腹痛是肠套叠最常见的症状,表现为突然发作的剧烈腹痛,可阵发性加重。腹痛部位多在脐周或右上腹,可放射至腰背部。

2. 呕吐　呕吐是肠套叠的早期症状之一,呕吐物多为胃内容物。随着病情的进展,呕吐物可能含有胆汁、血液等。

3. 便血　便血是肠套叠的重要体征之一,表现为暗红色血便或果酱样便。便血的发生与肠壁缺血、坏死有关。

4. 腹部肿块　腹部肿块是肠套叠的典型体征之一,肿块多位于脐周或右上腹,呈腊肠样或椭圆形,质地较硬,有压痛。

5. 全身症状　随着病情的进展,患者可能出现发热、寒战、脱水、休克等全身症状。

(四)诊断方法

肠套叠的诊断主要依据患者的病史、临床表现和辅助检查。常用的诊断方法如下。

1. 病史询问与临床表现评估　详细询问患者的病史,包括腹痛、呕吐、便血等症状的出现时间、持续时间、诱发因素等,以及有无腹部手术史、肠道疾病史等。结合患者的临床表现,可初步判断是否为肠套叠。

2. 腹部超声检查　腹部超声检查是诊断肠套叠的重要手段之一。超声检查可显示肠套叠的肿块、肠壁增厚、肠腔狭窄等征象,还可观察肠系膜淋巴结是否肿大、腹腔内是否有积液等。

3. 腹部 X 射线检查　腹部 X 射线检查可显示肠套叠的梗阻部位、肠管扩张和液气平面等征象。但需要注意的是,部分肠套叠患者腹部 X 射线检查可能无异常表现,因此不能仅凭 X 射线检查排除肠套叠的诊断。

4. 腹部 CT 检查　腹部 CT 检查可清晰显示肠套叠的肿块、肠壁增厚、肠腔狭窄等征象,还可观察肠系膜血管是否充血、水肿等。CT 检查对于明确肠套叠的诊断具有重要价值。

5. 钡剂灌肠检查　钡剂灌肠检查可用于诊断回盲部肠套叠。在钡剂灌肠过程中,若观察到钡剂在回盲部受阻,且钡影呈"杯口状"或"弹簧状",则可确诊为回盲部肠套叠。但需要注意的是,钡剂灌肠检查可能加重肠套叠的病情,因此应谨慎使用。

(五)治疗

肠套叠的治疗原则为早期发现、早期诊断、早期治疗。治疗方法主要包括非手术治疗和手术治疗两种。

1. 非手术治疗　对于病程较短、病情较轻的肠套叠患者,可采用非手术治疗。非手术治疗的方法包括空气灌肠、水压灌肠和钡剂灌肠复位等。其中,空气灌肠和水压灌肠是常用的非手术治疗方法。

(1)空气灌肠:空气灌肠是通过肛门向肠道内注入空气,利用空气的压力将套叠的肠管推回原位。空气灌肠适用于病程在 48 h 以内、全身状况良好的肠套叠患者。在进行空气灌肠前,应先行腹部 X 射线检查或超声检查,以明确肠套叠的部位和类型。空气灌肠时,应密切观察患者的生命体征和腹部情况,如发现患者面色苍白、脉搏细速、血压下降等休克表现,应立即停止灌肠并转手术治疗。

(2)水压灌肠:水压灌肠是通过肛门向肠道内注入温水或生理盐水,利用水的压力将套叠的肠管推回原位。水压灌肠适用于病程较短、全身情况较好的婴幼儿肠套叠患者。水压灌肠时,应控制灌肠液的压力和流量,避免灌肠液压力过大或流量过快导致肠道损伤。同时,应密切观察患者的生命体征和腹部情况,如发现异常情况应及时处理。

需要注意的是,非手术治疗肠套叠存在一定的复发率和并发症发生率。因此,在非手术治疗后,应密切随访患者,观察病情变化,及时发现并处理复发和并发症。

2. 手术治疗　对于病程较长、病情较重、非手术治疗无效的肠套叠患者,应采用手术治疗。手术治疗的方法包括肠套叠复位术和肠切除吻合术等。

(1)肠套叠复位术:肠套叠复位术是通过手术将套叠的肠管推回原位,并修复受损的肠壁和系膜。肠套叠复位术适用于肠套叠未发生坏死或穿孔的患者。在进行肠套叠复位术时,应仔细探查肠道情况,确定套叠的部位和类型,避免遗漏或误伤其他肠道结构。同时,应修复受损的肠壁和系膜,保持肠道的完整性和通畅性。

(2)肠切除吻合术:肠切除吻合术是通过手术切除坏死或穿孔的肠段,并将剩余的肠段进行吻合。肠切除吻合术适用于肠套叠已发生坏死或穿孔的患者。在进行肠切除吻合术时,应准确判断坏死肠段的范围和程度,避免切除过多或保留不足。同时,应选择适当的吻合方式和材料,确保吻合口的牢固性和通畅性。术后应加强护理和监测,及时发现并处理并发症。

(六)预后与预防

1. 预后　肠套叠的预后与病情轻重、治疗方法及并发症发生情况等因素有关。对于病程较短、病情较轻、及时接受非手术治疗或手术治疗的患者,预后较好。而对于病程较长、病情较重、合并严重并发症的患者,预后较差。因此,应尽早发现、诊断和治疗肠套叠,以降低并发症发生率和死亡率。

2.预防　肠套叠的预防应从以下几个方面入手。

(1)合理饮食:保持合理的饮食结构,避免暴饮暴食和食用过多刺激性食物。增加膳食纤维的摄入,促进肠道蠕动,预防便秘。

(2)定期体检:定期进行肠道检查,及时发现并处理肠道病变,如肠息肉、肠肿瘤等。对于存在肠道疾病家族史的人群,应更加重视肠道检查。

(3)避免剧烈运动:避免在饱餐后进行剧烈运动或体力劳动,以免诱发肠套叠。

(4)治疗肠道感染:及时治疗肠道感染,如细菌性痢疾、阿米巴痢疾等,以减少肠道炎症和粘连的发生。

(5)加强健康教育:加强对肠套叠的认识和了解,提高公众的健康意识和自我保健能力。

二、肠扭转

肠扭转是指肠管及其系膜沿系膜轴扭转360°～720°而造成的闭袢性肠梗阻。肠扭转多见于青壮年,且男性多于女性。肠扭转的病情危重,发展迅速,若不及时诊断和治疗,可导致肠坏死、穿孔和弥漫性腹膜炎等严重并发症。

(一)病因

肠扭转的病因主要与解剖异常、肠管病变、肠蠕动异常及外力作用等因素有关。

1.解剖异常　如肠系膜过长、肠管游动度过大、肠管与系膜之间缺乏固定或粘连等解剖异常,均可增加肠扭转的发生风险。

2.肠管病变　如肠肿瘤、肠息肉、肠粘连等肠管病变,可使肠腔狭窄,肠管活动度受限,易发生扭转。

3.肠蠕动异常　如饱餐后剧烈运动、肠道蠕动节律紊乱等,均可诱发肠扭转。

4.外力作用　如腹部外伤、手术操作等外力作用,可使肠管位置发生改变,增加肠扭转的发生风险。

(二)病理生理

肠扭转发生后,扭转的肠管及其系膜受到压迫和牵拉,导致肠腔狭窄、肠壁充血水肿、肠系膜血液循环障碍。随着病情的进展,肠管可发生出血、坏死、穿孔,继而引发弥漫性腹膜炎和严重的全身感染。肠扭转的病理生理过程可分为三个阶段。

1.初期　肠扭转刚发生时,肠管及其系膜受到轻度压迫和牵拉,肠腔尚未完全梗阻,肠壁充血水肿,但尚未发生坏死。此时,患者可出现阵发性腹痛、腹胀、恶心、呕吐等肠梗阻症状。

2.进展期　随着病情的进展,肠管及其系膜受到越来越严重的压迫和牵拉,肠腔逐渐狭窄,肠壁血液循环障碍加重,肠管开始出现出血、坏死。此时,患者腹痛、腹胀等症状加剧,可出现血性腹腔积液、腹膜刺激征等体征。

3.晚期　肠管完全坏死、穿孔,肠内容物外溢,引发弥漫性腹膜炎和严重的全身感染。此时,患者病情危重,可出现休克、多器官功能衰竭等严重并发症。

(三)临床表现

肠扭转的临床表现因病情轻重、发病部位及个体差异而异。常见的临床表现如下。

1.腹痛　肠扭转患者常出现阵发性绞痛,疼痛部位多位于脐周或下腹部。随着病情的进展,腹痛逐渐加剧,并转为持续性疼痛。

2.腹胀　肠扭转导致肠道梗阻,肠腔内气体和液体无法排出,引起腹胀。腹胀程度与肠扭转的严重程度成正比。

3.恶心与呕吐　肠扭转患者常出现恶心、呕吐症状。呕吐物多为胃内容物,后期可出现血性呕吐物。

4.排便与排气停止　肠扭转导致肠道完全梗阻,患者排便与排气停止。

5.腹膜刺激征　肠扭转晚期,肠管坏死、穿孔,引发弥漫性腹膜炎。此时,患者可出现腹肌紧张、压痛、反跳痛等腹膜刺激征。

6.休克与多器官功能衰竭　肠扭转晚期,患者病情危重,可出现休克、多器官功能衰竭等严重并发症。

(四)辅助检查

肠扭转的辅助检查主要包括 X 射线检查、CT 检查、B 超检查及实验室检查等。

1.X 射线检查　腹部 X 射线平片可见肠管充气扩张,肠袢增多,排列紊乱。若肠管坏死、穿孔,可见膈下游离气体。

2.CT 检查　CT 检查可清晰显示肠管及其系膜的结构和位置关系,有助于判断肠扭转的部位、程度及并发症情况。

3.B 超检查　B 超检查可观察肠管的蠕动情况,判断肠管是否发生梗阻。同时,B 超检查还可观察腹腔内积液情况,有助于判断肠管是否坏死、穿孔。

4.实验室检查　实验室检查包括血常规、尿常规、生化检查等。肠扭转患者常出现白细胞计数升高、血红蛋白降低等异常表现。若肠管坏死、穿孔,可出现血清淀粉酶升高、电解质紊乱等异常表现。

(五)诊断

肠扭转的诊断主要依据患者的临床表现、体格检查和辅助检查。对于疑似肠扭转的患者,应尽早进行腹部 X 射线、CT 或 B 超检查,以明确诊断。同时,应密切监测患者的生命体征和腹部情况,及时发现并处理并发症。

(六)治疗

肠扭转的治疗原则为尽早解除梗阻、恢复肠道血供、防止肠坏死和穿孔等并发症的发生。治疗方法包括非手术治疗和手术治疗。

1.非手术治疗　对于病情较轻、发病时间较短、无明显腹膜刺激征的肠扭转患者,可采用非手术治疗。非手术治疗主要包括禁食、胃肠减压、补液、抗感染等支持治疗。同时,可尝试通过改变体位、按摩腹部等方法促进肠道蠕动,帮助缓解肠扭转。然而,非手术治疗的效果有限,且易复发。因此,对于病情较重、发病时间较长的肠扭转患者,应及时采用手术治疗。

2.手术治疗　手术治疗是肠扭转的主要治疗方法。手术的目的为解除梗阻、恢复肠道血供、切除坏死肠段并吻合剩余肠段。手术方式包括肠扭转复位术、肠切除吻合术等。具体手术方式应根据患者病情、发病部位及手术者的经验进行选择。术后应加强护理和监测,及时发现并处理并发症。

(七)预后与预防

1.预后　肠扭转的预后与病情轻重、治疗方法及并发症发生情况等因素有关。对于病情较轻、及时接受手术治疗的患者,预后较好。而对于病情较重、合并严重并发症的患者,预后较差。因此,应尽早发现、诊断和治疗肠扭转,以降低并发症发生率和死亡率。

2. 预防　肠扭转的预防应从以下几个方面入手。

（1）合理饮食：保持合理的饮食结构，避免暴饮暴食和食用过多刺激性食物。增加膳食纤维的摄入，促进肠道蠕动，预防便秘。

（2）适度运动：适度运动可以促进肠道蠕动，增强肠道功能，有助于预防肠扭转。建议每天进行适量的有氧运动，如散步、慢跑、游泳等。

（3）避免剧烈运动：在饱餐后避免剧烈运动，以免诱发肠扭转。同时，在进行剧烈运动前，应做好热身准备，避免突然改变体位或剧烈运动导致肠道扭转。

（4）定期体检：定期进行体检可以及时发现肠道病变，如肠道肿瘤、肠道炎症等，有助于早期发现和治疗肠扭转。特别是对于老年人、长期卧床或患有肠道疾病的人群，更应重视定期体检。

（5）注意腹部保暖：腹部受凉可能引起肠道蠕动异常，增加肠扭转的风险。因此，在日常生活中应注意腹部保暖，避免腹部受凉。

（6）及时治疗肠道疾病：对于患有肠道疾病的人群，如肠道炎症、肠道肿瘤等，应及时治疗，以降低肠扭转的发病风险。

第五节　小肠梗阻与肠系膜血管缺血性疾病

一、小肠梗阻

(一)病因

小肠梗阻的病因复杂多样，主要包括以下几种。

1. 粘连性肠梗阻　腹腔内手术、炎症、创伤、出血等因素可导致腹腔内粘连形成，进而引发肠梗阻。粘连性肠梗阻是肠梗阻最常见的类型之一，约占肠梗阻总数的 $30\% \sim 60\%$。

2. 肿瘤性肠梗阻　肠道肿瘤，尤其是小肠肿瘤，可压迫或浸润肠管，导致肠腔狭窄，引发肠梗阻。此外，肠道外肿瘤，如盆腔肿瘤、腹膜后肿瘤等，也可压迫肠道，引起肠梗阻。

3. 炎性肠病　如克罗恩病、溃疡性结肠炎等，可导致肠道炎症、狭窄和瘢痕形成，进而引发肠梗阻。

4. 肠套叠　多见于儿童，成人肠套叠较少见。肠套叠是指一段肠管套入其相连的肠管腔内，导致肠腔狭窄，引起肠梗阻。

5. 肠扭转　肠扭转是肠管的某一段肠袢沿一个固定点旋转而引起，常常是因为肠袢及其系膜过长，肠扭转后肠腔受压而变窄，引起梗阻、扭转与压迫影响肠管的血液供应。因此，肠扭转所引起的肠梗阻多为绞窄性。

6. 疝嵌顿　腹股沟疝、股疝等疝囊内的肠管因嵌顿而无法回纳，可导致肠梗阻。

7. 肠道异物　吞入异物、粪块堵塞等也可导致肠梗阻。

(二)病理生理

小肠梗阻的病理生理过程主要包括肠腔狭窄、肠管膨胀、肠壁水肿和血液循环障碍等。当肠管因各种原因发生梗阻时，肠腔内容物无法正常通过，导致肠腔狭窄，肠管内的气体和液体滞留，肠管膨胀。随着肠管膨胀的加剧，肠壁静脉回流受阻，肠壁水肿，肠壁毛细血管通透性增加，血浆外渗，进一步加重肠壁水肿。同时，肠壁血液循环障碍，肠系膜血栓形成或栓塞，导致肠管缺血、坏死。

（三）临床表现

小肠梗阻的临床表现多样,主要包括腹痛、呕吐、腹胀和停止排气排便等。

1. 腹痛　肠梗阻发生时,肠管膨胀,肠壁平滑肌剧烈收缩,产生阵发性绞痛。腹痛部位多在脐周或中上腹部,呈阵发性加剧,疼痛程度与梗阻部位和程度有关。

2. 呕吐　肠梗阻时,肠管内的气体和液体无法正常通过,导致胃内压力升高,引起呕吐。呕吐物多为胃内容物,随着梗阻时间的延长,呕吐物可逐渐变为黄绿色胆汁样液体或粪臭样液体。

3. 腹胀　肠梗阻时,肠管膨胀,腹腔内压力升高,引起腹胀。腹胀程度与梗阻部位和程度有关,高位梗阻时腹胀较轻,低位梗阻时腹胀较重。

4. 停止排气排便　肠梗阻时,肠管内的气体和液体无法正常通过,导致肛门停止排气排便。完全梗阻时,肛门完全停止排气排便;不完全梗阻时,可有少量气体和液体排出。

（四）诊断方法

小肠梗阻的诊断主要依据患者的病史、临床表现和辅助检查。常用的诊断方法如下。

1. 病史询问与临床表现评估　详细询问患者的病史,包括腹痛、呕吐、腹胀、停止排气排便等症状的出现时间、持续时间、诱发因素、缓解因素等,以及有无手术史、外伤史等。结合患者的临床表现,可初步判断是否为肠梗阻。

2. 体格检查　观察患者的腹部形态,有无腹胀、肠型、蠕动波等。触诊腹部,有无压痛、反跳痛、腹肌紧张等腹膜刺激征。听诊腹部,有无肠鸣音亢进或减弱、消失等。

3. 辅助检查

（1）X 射线检查:腹部 X 射线平片是诊断肠梗阻的重要方法。肠梗阻时,可见肠管充气扩张,气液平面等征象。

（2）CT 检查:CT 检查可清晰显示肠道的形态、结构和周围组织的病变情况,有助于判断肠梗阻的部位、原因和程度。

（3）B 超检查:B 超检查可观察肠道的蠕动情况和肠腔内的液体回声,有助于判断有无肠梗阻和梗阻程度。

（4）血液检查:血常规、血生化等血液检查可了解患者的全身状况,判断是否存在感染、水电解质紊乱等并发症。

（五）治疗

小肠梗阻的治疗原则为解除梗阻、恢复肠道通畅。治疗方法主要包括保守治疗和手术治疗。

1. 保守治疗

（1）禁食、禁水:患者需禁食、禁水,以减少肠道负担,促进肠道恢复。

（2）胃肠减压:通过胃管或肠道减压管吸出肠道内的气体和液体,减轻肠道压力,缓解疼痛。

（3）补液与营养支持:根据患者的全身状况和水电解质平衡情况,给予补液和营养支持,维持患者的生命体征稳定。

（4）灌肠与通便:对于不完全梗阻的患者,可采用灌肠或通便的方法,促进肠道内容物的排出,缓解梗阻。

（5）抗感染治疗:对于存在感染的患者,需给予抗感染治疗,预防和控制感染扩散。

2. 手术治疗　手术治疗适用于保守治疗无效、梗阻原因明确且需手术解决的患者。手术方式包括粘连松解术、肠切除吻合术、肠造口术等,具体手术方式需根据患者的具体情况和梗阻原因来选择。

（1）粘连松解术：对于粘连性肠梗阻的患者，可采用粘连松解术，分离粘连组织，恢复肠道通畅。

（2）肠切除吻合术：对于肿瘤性肠梗阻、炎性肠病引起的肠梗阻等，需切除病变肠段，并进行肠吻合术，恢复肠道的连续性。

（3）肠造口术：对于肠梗阻严重、肠道水肿严重、无法进行一期肠切除吻合术的患者，可采用肠造口术，暂时解决梗阻问题，待肠道恢复后再进行二期手术。

（六）预防措施

小肠梗阻的预防措施主要包括以下几点。

（1）术后早期活动：腹腔内手术后，患者应早期下床活动，促进肠道蠕动，预防粘连性肠梗阻的发生。

（2）合理饮食：保持合理的饮食结构，多吃富含纤维的食物，如蔬菜、水果等，促进肠道蠕动，预防便秘和肠梗阻的发生。

（3）定期体检：定期进行体检，及时发现并处理肠道疾病，如肠道肿瘤、炎性肠病等，预防肠梗阻的发生。

（4）避免剧烈运动：饱餐后避免剧烈运动，以免引发肠扭转等肠梗阻。

二、肠系膜血管缺血性疾病

（一）病因

肠系膜血管缺血性疾病的病因主要包括肠系膜上动脉血栓形成或栓塞、肠系膜静脉血栓形成等。

1. 肠系膜上动脉血栓形成或栓塞　肠系膜上动脉是肠道的主要供血血管，当肠系膜上动脉发生血栓形成或栓塞时，可导致肠道缺血、坏死。血栓形成的原因主要包括动脉粥样硬化、高血压、糖尿病等慢性疾病引起的血管病变。栓塞的原因则主要包括心脏血栓脱落、血栓性静脉炎等。

2. 肠系膜静脉血栓形成　肠系膜静脉是肠道的主要回流血管，当肠系膜静脉发生血栓形成时，可导致肠道血液回流受阻，肠道淤血、水肿，进而引发肠道缺血、坏死。肠系膜静脉血栓形成的原因主要包括血液高凝状态、静脉内膜损伤、静脉血流缓慢等。

（二）病理生理

肠系膜血管缺血性疾病的病理生理过程主要包括肠道缺血、水肿、坏死和炎症反应等。当肠系膜血管发生血栓形成或栓塞时，肠道血液供应不足，肠道组织缺氧、缺血，导致肠道黏膜和黏膜下层水肿、充血。随着病情的进展，肠道组织可出现坏死、穿孔，继而引发弥漫性腹膜炎和严重的全身感染。

（三）临床表现

肠系膜血管缺血性疾病的临床表现多样，主要包括腹痛、恶心、呕吐、腹泻或便血等。

1. 腹痛　肠道缺血时，可出现阵发性或持续性腹痛，疼痛部位多在脐周或中上腹部，呈绞痛或钝痛，疼痛程度与缺血程度和范围有关。

2. 恶心、呕吐　肠道缺血时，肠道平滑肌收缩，可出现恶心、呕吐等症状。呕吐物多为胃内容物，随着病情的进展，可出现胆汁样液体或血性液体。

3. 腹泻或便血　肠道缺血时，肠道黏膜受损，可出现腹泻或便血等症状。便血可为鲜红色或暗红色，量多少不等。

4.其他症状　随着病情的进展,患者可出现发热、寒战、心率加快、血压下降等全身症状,严重者可出现休克、多器官功能衰竭等。

(四)诊断方法

肠系膜血管缺血性疾病的诊断主要依据患者的病史、临床表现、体格检查和辅助检查。常用的诊断方法如下。

1.病史询问与临床表现评估　详细询问患者的病史,包括腹痛、恶心、呕吐、腹泻或便血等症状的出现时间、持续时间、诱发因素等。结合患者的临床表现,可初步判断是否为肠系膜血管缺血性疾病。

2.体格检查　观察患者的腹部形态,有无腹胀、肠鸣音减弱或消失等。触诊腹部有无压痛、反跳痛及腹肌紧张等腹膜刺激征。叩诊腹部有无移动性浊音。听诊腹部肠鸣音是否减弱或消失。

3.实验室检查

(1)血常规:检查白细胞计数和中性粒细胞比例,判断是否存在感染。

(2)凝血功能:检查凝血酶原时间、活化部分凝血活酶时间等指标,了解患者的凝血功能状态。

(3)生化检查:检查肝肾功能、电解质等指标,了解患者的全身状况。

4.影像学检查

(1)腹部 X 射线平片:观察肠道有无积气、液平面等肠梗阻征象。

(2)腹部 CT:CT 检查对于肠系膜血管缺血性疾病的诊断具有重要价值。通过 CT 检查,可以观察肠系膜血管的走行、管腔是否通畅、有无血栓形成或栓塞等。同时,还可以观察肠道的形态、肠壁是否增厚、有无水肿、坏死等征象。

(3)血管造影:对于疑似肠系膜血管缺血性疾病的患者,可进行血管造影检查。血管造影可以直观地显示肠系膜血管的形态、走行和管腔情况,对于确定诊断、制定治疗方案具有重要意义。

(五)治疗

肠系膜血管缺血性疾病的治疗原则为尽早恢复肠道血液供应、预防肠道坏死和感染扩散。治疗方法主要包括保守治疗和手术治疗。

1.保守治疗　对于症状较轻、肠道尚未发生坏死的患者,可采用保守治疗。保守治疗主要包括禁食禁水、胃肠减压、补液与营养支持、抗感染治疗等。同时,应密切观察患者的病情变化,及时调整治疗方案。

2.手术治疗　手术治疗适用于保守治疗无效、肠道已发生坏死或穿孔的患者。手术方式包括肠系膜血管血栓取出术、肠切除吻合术、肠造口术等。具体手术方式需根据患者的具体情况和病情来选择。

(1)肠系膜血管血栓取出术:对于肠系膜上动脉血栓形成或栓塞的患者,可采用血栓取出术,恢复肠道的血液供应。

(2)肠切除吻合术:对于肠道已发生坏死或穿孔的患者,需切除坏死肠段,并进行肠吻合术,恢复肠道的连续性。

(3)肠造口术:对于肠道水肿严重、无法进行一期肠切除吻合术的患者,可采用肠造口术,暂时解决肠道问题,待肠道恢复后再进行二期手术。

(六)并发症与预后

肠系膜血管缺血性疾病的并发症主要包括肠道坏死、穿孔、弥漫性腹膜炎、感染中毒性休克等。这些并发症可危及患者的生命,因此应尽早诊断和治疗。

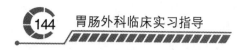

预后方面,肠系膜血管缺血性疾病的预后与患者的年龄、病情严重程度、治疗时机和方法等因素有关。对于早期发现、及时诊断和治疗的患者,预后较好。而对于病情严重、治疗不及时的患者,预后较差,可能出现肠道坏死、多器官功能衰竭等严重后果。

(七)预防措施

肠系膜血管缺血性疾病的预防措施主要包括以下几点。

1. 控制慢性疾病　对于高血压、糖尿病、动脉粥样硬化等慢性疾病患者,应积极控制病情,减少血管病变的发生。

2. 合理饮食　保持合理的饮食结构,多吃富含纤维的食物,如蔬菜、水果等,促进肠道蠕动,预防便秘和肠道疾病的发生。

3. 定期体检　定期进行体检,及时发现并处理肠道疾病和血管病变,预防肠系膜血管缺血性疾病的发生。

4. 避免长时间卧床　长时间卧床可导致静脉血流缓慢,增加血栓形成的风险。因此,应避免长时间卧床,适当进行活动,促进血液循环。

5. 戒烟限酒　吸烟和过量饮酒可损伤血管内膜,增加血栓形成的风险。因此,应戒烟限酒,保护血管健康。

第六节　先天性肠闭锁与先天性肠狭窄

先天性肠闭锁与先天性肠狭窄是指新生儿在胚胎发育过程中,由于肠道发育障碍所导致的肠道梗阻性病变。这些病变可发生于肠道的任何部位,但以小肠最为常见。先天性肠闭锁是指肠道的某一部分完全堵塞,肠内容物无法通过;先天性肠狭窄则是指肠道的某一部分管腔缩小,肠内容物通过困难。这些病变可单独存在,也可同时发生,且常伴有其他先天性畸形。

先天性肠闭锁与先天性肠狭窄的发病原因尚不完全清楚,可能与胚胎期肠道发育过程中的各种因素有关,如胚胎期肠道血供障碍、肠道感染、基因突变等。这些因素可能单独或共同作用,导致肠道发育异常,形成闭锁或狭窄。

一、病因

先天性肠闭锁与先天性肠狭窄的病因复杂多样,主要包括以下几个方面。

1. 胚胎期肠道发育障碍

(1)肠道血供不足:胚胎期肠道发育过程中,如果肠道的血供不足,可能导致肠道发育障碍,形成闭锁或狭窄。这可能是由于胚胎期血管发育异常、胎盘功能不全等原因所致。

(2)肠道感染:胚胎期肠道感染可能导致肠道发育受阻,形成闭锁或狭窄。感染可能由母体感染、胎儿宫内感染等原因引起。

2. 基因突变与遗传　先天性肠闭锁与先天性肠狭窄的发生与某些基因突变和遗传因素密切相关。一些家族研究表明,这些病变可能呈家族性发病,且常伴有其他先天性畸形。此外,一些基因突变也被认为与这些病变的发生有关。

3. 环境因素　环境因素如孕期母体暴露于有害物质、母体营养不良等,也可能影响胚胎期肠道的发育,增加先天性肠闭锁与先天性肠狭窄的发病风险。

二、病理生理

先天性肠闭锁与先天性肠狭窄的病理生理过程涉及肠道的解剖结构异常、肠道功能异常，以及全身代谢异常等多个方面。

1. 解剖结构异常　先天性肠闭锁与先天性肠狭窄的病变部位可发生于肠道的任何部位，但以小肠最为常见。这些病变可能表现为肠道的完全堵塞（闭锁）或管腔缩小（狭窄）。病变部位的肠道可能伴有肠壁增厚、肠腔狭窄、肠黏膜萎缩等病理改变。

2. 肠道功能异常　由于肠道的解剖结构异常，先天性肠闭锁与先天性肠狭窄患者的肠道功能也受到影响。肠道的蠕动功能减弱，肠内容物通过困难，导致肠道梗阻。此外，肠道的吸收和分泌功能也可能受到影响，导致水电解质紊乱、酸碱平衡失调等全身代谢异常。

3. 全身代谢异常　先天性肠闭锁与先天性肠狭窄患者由于肠道梗阻，无法正常进食和排泄，导致营养不良、水电解质紊乱、酸碱平衡失调等全身代谢异常。这些异常可能进一步加重患者的病情，增加治疗难度和死亡率。

三、临床表现

先天性肠闭锁与先天性肠狭窄的临床表现因病变部位、严重程度及患儿年龄等因素而异。

1. 呕吐　呕吐是先天性肠闭锁与先天性肠狭窄最常见的症状之一。由于肠道梗阻，患儿在出生后不久即出现呕吐。呕吐物初为胃内容物，后逐渐变为胆汁性液体，甚至含有血液。呕吐的频率和程度因病变部位而异，高位肠闭锁的呕吐症状更为严重。

2. 腹胀　腹胀也是先天性肠闭锁与先天性肠狭窄的常见症状。由于肠道梗阻，肠内容物在肠道内积聚，导致腹胀。腹胀的程度因病变部位和严重程度而异，高位肠闭锁的腹胀症状更为显著。

3. 排便异常　先天性肠闭锁与先天性肠狭窄患儿的排便异常主要表现为排便延迟或无排便。由于肠道梗阻，患儿无法正常排便。对于低位肠闭锁或肠狭窄的患儿，可能排出少量黏液样便或血便。

4. 全身症状　先天性肠闭锁与先天性肠狭窄患儿还可能出现全身症状，如营养不良、水电解质紊乱、酸碱平衡失调等。这些症状可能进一步加重患儿的病情，增加治疗难度和死亡率。

5. 并发症　先天性肠闭锁与先天性肠狭窄的并发症主要包括肠道穿孔、腹膜炎、败血症等。这些并发症可能危及患儿的生命，因此应尽早诊断和治疗。

四、诊断

先天性肠闭锁与先天性肠狭窄的诊断主要依据患儿的临床表现、体格检查、影像学检查和实验室检查等综合判断。

1. 临床表现与体格检查　根据患儿的临床表现，如呕吐、腹胀、排便异常等，以及体格检查中的腹部膨隆、肠鸣音减弱或消失等体征，可以对先天性肠闭锁与先天性肠狭窄做出初步诊断。然而，由于这些临床表现和体征并非特异性，因此还需要进一步进行影像学检查以明确诊断。

2. 影像学检查

（1）腹部 X 射线平片：腹部 X 射线平片是诊断先天性肠闭锁与先天性肠狭窄的重要方法。在腹部 X 射线平片上，可以观察到肠道的扩张、气液平面等征象，从而判断肠道梗阻的部位和程度。对于高位肠闭锁，可以观察到胃泡扩大、十二指肠梗阻等征象；对于低位肠闭锁或肠狭窄，则可以观察到肠道的远端梗阻征象。

（2）腹部超声：腹部超声可以清晰地显示肠道的解剖结构和病理改变,对于判断肠道梗阻的部位、程度和性质具有重要意义。此外,腹部超声还可以观察到腹腔内的其他异常,如腹腔积液、肠道穿孔等。

（3）CT检查：CT检查可以更加清晰地显示肠道的解剖结构和病理改变,对于判断肠道梗阻的部位、程度和性质具有更高的准确性。此外,CT检查还可以观察到腹腔内的其他异常,如腹腔内血肿、肠道穿孔等。然而,由于CT检查具有一定的辐射风险,因此在新生儿中应谨慎使用。

3. 实验室检查

（1）血常规：血常规检查可以了解患儿的血红蛋白、白细胞计数等指标,从而判断患儿是否存在贫血、感染等情况。这些指标对于评估患儿的病情和制定治疗方案具有重要意义。

（2）电解质检查：电解质检查可以了解患儿的水电解质紊乱情况,如低钾血症、低钠血症等。这些异常可能进一步加重患儿的病情,因此应及时纠正。

（3）血气分析：血气分析可以了解患儿的酸碱平衡情况,如酸中毒、碱中毒等。这些异常可能危及患儿的生命,因此应及时处理。

4. 其他检查

（1）钡剂灌肠：钡剂灌肠是一种通过向肠道内注入钡剂并观察其在肠道内的运动和分布情况来判断肠道梗阻的方法。然而,由于钡剂灌肠可能加重肠道梗阻并导致穿孔等风险,因此在新生儿中应谨慎使用。

（2）腹腔镜检查：腹腔镜检查是一种通过腹腔镜观察腹腔内情况并判断肠道梗阻的方法。这种方法具有创伤小、恢复快等优点,但需要在全麻下进行,且对于某些部位的肠道梗阻可能难以判断。

五、治疗

先天性肠闭锁与先天性肠狭窄的治疗原则为早期诊断、及时手术。

1. 手术治疗　手术治疗是先天性肠闭锁与先天性肠狭窄的主要治疗方法。手术的原则为切除病变肠段并恢复肠道的连续性。手术的具体方式因病变部位和程度而异,如肠切除吻合术、肠造口术等。

（1）肠切除吻合术：对于病变肠段较短且周围组织正常的情况,可以选择肠切除吻合术。这种方法可以彻底切除病变肠段并恢复肠道的连续性,术后效果较好。然而,由于新生儿肠道娇嫩,手术风险较高,因此需要精心操作并加强术后护理。

（2）肠造口术：对于病变肠段较长或周围组织炎症较重的情况,可以选择肠造口术。这种方法可以在病变肠段上方或下方造口,使肠道内容物暂时排出体外,待病情好转后再行二期手术关闭造口。肠造口术可以暂时缓解病情,但也会增加护理难度和感染风险,因此需要加强术后护理和抗感染治疗。

2. 术前准备　术前准备对于手术的成功和患儿的康复至关重要。术前应禁食、禁水,并给予静脉营养支持以维持患儿的生命体征。同时,应积极纠正患儿的水电解质紊乱和酸碱平衡失调等异常情况,以减少手术风险和并发症的发生。

3. 术后护理　术后护理是先天性肠闭锁与先天性肠狭窄治疗的重要环节。术后应密切观察患儿的生命体征、腹部情况、排便情况等,及时发现并处理异常情况。同时,应给予患儿适当的营养支持、抗感染治疗等,以促进患儿的康复。

4. 并发症处理　先天性肠闭锁与先天性肠狭窄术后可能出现各种并发症,如腹腔感染、肠瘘、肠梗阻等。这些并发症可能危及患儿的生命,因此应及时处理。对于腹腔感染等感染性疾病,应给予积极的抗感染治疗;对于肠瘘等瘘管性疾病,应根据具体情况选择保守治疗或手术治疗;对于肠梗阻等梗阻性疾病,应根据梗阻的部位和程度选择相应的治疗方法。

六、预防

先天性肠闭锁与先天性肠狭窄的预防主要依赖于孕期保健和产前筛查。

1. 孕期保健 孕期保健是预防先天性肠闭锁与先天性肠狭窄的重要措施。孕妇在孕期应保持良好的生活习惯,避免接触有害物质,定期进行产前检查,以及时发现和处理可能存在的胎儿异常。

2. 遗传咨询 先天性肠闭锁与肠狭窄的发生可能与遗传因素有关。因此,对于有家族史的夫妇,应在孕前进行遗传咨询,了解遗传风险,并在医生的指导下采取相应的预防措施。

3. 产前筛查 产前筛查是预防先天性肠闭锁与肠狭窄的重要手段。通过产前超声检查、羊水穿刺等检查手段,可以及时发现胎儿可能存在的肠道畸形和其他异常,从而为家庭提供决策依据,并采取相应的治疗措施。

4. 营养与饮食 孕妇在孕期的营养与饮食对胎儿的发育至关重要。孕妇应保持均衡的饮食,摄入足够的蛋白质、维生素和矿物质等营养物质,以促进胎儿的正常发育。同时,孕妇应避免食用过多的刺激性食物和药物,以减少对胎儿的不良影响。

5. 健康教育 加强健康教育,提高孕妇和家庭成员对先天性肠闭锁与肠狭窄的认识和了解,有助于早期发现和干预。医疗机构和社会组织应积极开展相关健康教育活动,为孕妇和家庭成员提供科学的指导和帮助。

第七节 短肠综合征与肠吸收不良

短肠综合征(short bowel syndrome,SBS)与肠吸收不良是临床上一类由小肠结构或功能异常导致的营养吸收障碍性疾病。这两类疾病严重影响患者的营养状况和生存质量,需要运用多种治疗手段进行综合管理。

短肠综合征是指因各种原因导致小肠被大量切除后,剩余小肠的长度不足以维持机体对水分、电解质、营养素等基本需求而引发的临床综合征。SBS 的发生与小肠切除的长度密切相关,通常当剩余小肠长度小于 200 cm 时,患者即可出现明显的吸收不良症状。SBS 多见于因肠道炎症性疾病、创伤、肿瘤等而接受小肠广泛切除的患者。

肠吸收不良是指小肠黏膜吸收面积减少或吸收功能受损,导致营养物质无法正常吸收进入血液循环的病症。肠吸收不良可由多种病因引起,包括感染性肠炎、自身免疫性肠病、肠道药物损伤、克罗恩病等。临床表现为营养不良、腹泻、电解质紊乱等症状。

一、流行病学

短肠综合征与肠吸收不良的流行病学特征因病因、地域、生活习惯等因素而异。在发达国家,SBS 的发病率较高,主要归因于肠道肿瘤、炎症性肠病等疾病的高发,以及手术治疗的普及。在发展中国家,由于医疗资源有限,小肠切除手术相对较少,SBS 的发病率相对较低。然而,随着医疗技术的进步和人们生活习惯的改变,这两类疾病的发病率均呈上升趋势。

肠吸收不良的病因复杂多样,因此其流行病学特征也各具特点。感染性肠炎和自身免疫性肠病是导致肠吸收不良的主要原因之一,在卫生条件较差、营养不良、免疫系统异常的人群中更为常见。此外,长期大量服用抗生素、非甾体抗炎药等药物,以及酗酒、吸烟等不良生活习惯,也会增加肠吸收不良的风险。

二、病因

1. 短肠综合征的病因　短肠综合征的病因主要包括小肠切除手术、先天性小肠发育不良及肠道缺血性疾病等。

(1)小肠切除手术:是 SBS 最常见的原因。小肠切除手术通常用于治疗肠道炎症性疾病、肿瘤、肠道损伤等疾病。切除小肠的长度越长,SBS 的发生率越高。

(2)先天性小肠发育不良:包括先天性小肠闭锁、短肠畸形等。这些疾病导致小肠长度不足,无法满足机体的营养摄入需求。

(3)肠道缺血性疾病:如肠系膜血栓形成、肠扭转等,可导致小肠缺血性坏死,需进行小肠切除手术。若切除范围过大,则可引发 SBS。

2. 肠吸收不良的病因　肠吸收不良的病因多样,主要包括感染、自身免疫性疾病、药物损伤、肿瘤等。

(1)感染:肠道细菌、病毒、寄生虫等感染可引起肠炎,导致小肠黏膜充血、水肿、糜烂,影响营养物质的吸收。

(2)自身免疫性疾病:如克罗恩病、溃疡性结肠炎等,这些疾病可导致小肠黏膜发生炎症反应,影响肠道的吸收功能。

(3)药物损伤:长期服用抗生素、非甾体抗炎药等药物,可对小肠黏膜造成损伤,影响营养物质的吸收。

(4)肿瘤:肠道肿瘤可导致小肠狭窄、梗阻,影响营养物质的吸收。此外,肿瘤还可导致肠道内菌群失调,进一步影响肠道的吸收功能。

三、病理生理

1. 短肠综合征　短肠综合征的病理生理过程主要包括肠道吸收面积减少、肠道动力异常、肠道菌群失调等方面。

(1)肠道吸收面积减少:小肠切除手术后,剩余小肠的长度减少,导致肠道吸收面积不足。小肠黏膜表面的微绒毛数量减少,影响营养物质的吸收效率。

(2)肠道动力异常:小肠切除后,肠道动力发生改变,可能导致肠道排空过快,营养物质在肠道内的停留时间缩短,影响吸收。

(3)肠道菌群失调:小肠切除后,肠道内的菌群平衡被打破,有害菌增多,有益菌减少,进一步影响肠道的吸收功能。

2. 肠吸收不良　肠吸收不良的病理生理过程主要包括小肠黏膜损伤、营养物质吸收障碍、电解质平衡紊乱等方面。

(1)小肠黏膜损伤:肠道炎症、感染、药物损伤等因素可导致小肠黏膜发生炎症反应,造成黏膜细胞肿胀、变性、坏死,进而破坏黏膜的正常结构,影响营养物质的吸收。

(2)营养物质吸收障碍:小肠黏膜是营养物质吸收的主要部位,当黏膜受损时,其吸收功能将受到严重影响。此外,肠道动力异常和肠道菌群失调也会干扰营养物质的正常吸收过程。

(3)电解质平衡紊乱:小肠黏膜不仅负责营养物质的吸收,还参与电解质的平衡调节。当黏膜受损时,电解质的吸收和分泌可能受到影响,导致电解质平衡紊乱,如低钾血症、低钙血症等。

四、临床表现

1. **短肠综合征** 主要包括腹泻、营养不良、电解质平衡紊乱等方面。

(1)腹泻:是 SBS 最常见的症状之一。由于肠道吸收面积减少,大量水分和电解质无法被肠道吸收,导致腹泻。腹泻次数和量因个体差异而不同,严重者可导致脱水。

(2)营养不良:SBS 患者因营养物质吸收不足,可出现体重下降、贫血、低蛋白血症等营养不良症状。长期营养不良可影响患者的免疫力和生活质量。

(3)电解质平衡紊乱:SBS 患者可出现低钾血症、低钙血症等电解质平衡紊乱症状。这些紊乱可能加重患者的腹泻和营养不良症状,甚至危及患者生命。

2. **肠吸收不良** 与病因和严重程度密切相关,主要包括腹泻、腹胀、体重下降、营养不良等方面。

(1)腹泻:是肠吸收不良最常见的症状之一。腹泻的量和次数因病因和个体差异而异,严重者可导致脱水和电解质紊乱。

(2)腹胀:肠道炎症、感染等因素可导致肠道蠕动减慢,肠道内气体增多,引起腹胀。

(3)体重下降:由于营养物质吸收不足,肠吸收不良患者可出现体重下降。长期体重下降可导致患者免疫力下降,易感染疾病。

(4)营养不良:肠吸收不良患者因营养物质吸收不足,可出现贫血、低蛋白血症等营养不良症状。这些症状可影响患者的日常生活和工作能力。

五、诊断方法

1. **短肠综合征** 短肠综合征的诊断主要依据患者的病史、临床表现、实验室检查和影像学检查。

(1)病史询问:详细询问患者的病史,包括小肠切除手术史、肠道疾病史等,对于诊断 SBS 具有重要意义。

(2)临床表现评估:观察患者的腹泻、营养不良、电解质平衡紊乱等临床表现,有助于诊断 SBS。

(3)实验室检查:包括血常规、生化全项、电解质等检查,有助于了解患者的营养状况和电解质平衡情况。

(4)影像学检查:如腹部 X 射线、CT、MRI 等,有助于了解肠道的形态和结构,评估剩余小肠的长度和肠道动力情况。

2. **肠吸收不良** 主要依据患者的病史、临床表现、实验室检查、影像学检查及小肠镜检查。

(1)病史询问:详细询问患者的病史,包括肠道疾病史、药物使用史等,有助于诊断肠吸收不良。

(2)临床表现评估:观察患者的腹泻、腹胀、体重下降等临床表现,有助于诊断肠吸收不良。

(3)实验室检查:包括血常规、生化全项、粪便常规等检查,有助于了解患者的营养状况和肠道炎症情况。

(4)影像学检查:如腹部 X 射线、CT 等,有助于了解肠道的形态和结构,评估肠道狭窄和梗阻情况。

3. **小肠镜检查** 小肠镜检查是诊断肠吸收不良的重要手段。通过小肠镜,可直接观察小肠黏膜的形态和病理变化,了解肠道炎症、溃疡、狭窄等病变情况。同时,还可进行小肠黏膜活检,进一步明确诊断。

六、治疗

1. 短肠综合征　旨在改善患者的营养状况,减轻腹泻和电解质平衡紊乱症状,提高生活质量。治疗方法包括一般治疗、营养支持、药物治疗和手术治疗等。

(1)一般治疗:包括调整饮食习惯、增加膳食纤维摄入、避免刺激性食物等。这些措施有助于减轻腹泻症状,改善患者的营养状况。

(2)营养支持:对于 SBS 患者,营养支持是治疗的关键。营养支持方式包括肠内营养和肠外营养。肠内营养是指通过口服或鼻饲等方式,将营养物质直接送入肠道进行吸收。肠外营养则是指通过静脉输注等方式,将营养物质直接输入血液循环。根据患者的具体情况,选择合适的营养支持方式,有助于改善患者的营养状况,减轻腹泻和电解质平衡紊乱症状。

(3)药物治疗:药物治疗主要包括止泻药、抗生素、微生态制剂等。止泻药可减轻腹泻症状;抗生素可用于治疗肠道感染;微生态制剂可调节肠道菌群平衡,改善肠道环境。然而,药物治疗仅能缓解症状,无法根治 SBS。

(4)手术治疗:对于 SBS 患者,手术治疗是改善肠道结构和功能的重要手段。手术方式包括小肠延长术、肠道重建术等。小肠延长术可通过手术方法将小肠长度延长,增加肠道吸收面积。肠道重建术则可通过改变肠道结构,改善肠道功能,提高营养物质的吸收效率。然而,手术治疗具有一定的风险和并发症,需要在严格评估患者的具体情况后谨慎选择。

2. 肠吸收不良　旨在改善患者的营养状况,减轻腹泻、腹胀等症状,提高生活质量。治疗方法包括一般治疗、营养支持、药物治疗和针对病因的治疗等。

(1)一般治疗:调整饮食习惯,避免高脂、高糖、高纤维等刺激性食物,增加易消化的营养丰富的食物摄入。同时,保持心情愉悦,避免精神紧张和焦虑,有助于改善肠道功能。

(2)营养支持:肠吸收不良患者常存在营养不良,因此营养支持是治疗的关键。营养支持方式包括肠内营养和肠外营养。根据患者的具体情况,选择合适的营养支持方式,以提供足够的营养物质,满足患者的生理需求。

(3)药物治疗:药物治疗主要包括止泻药、抗生素、消化酶等。止泻药可减轻腹泻症状;抗生素可用于治疗肠道感染;消化酶则有助于改善肠道消化功能,提高营养物质的吸收效率。然而,药物治疗仅能缓解症状,无法根治肠吸收不良。

(4)针对病因的治疗:针对肠吸收不良的病因进行治疗,是根治疾病的关键。例如,对于克罗恩病患者,可采用免疫抑制剂、生物制剂等药物进行治疗;对于肠道感染患者,可采用敏感的抗生素进行治疗。通过针对病因的治疗,可改善肠道功能,提高营养物质的吸收效率,从而缓解肠吸收不良的症状。

七、预防措施

短肠综合征和肠吸收不良的预防措施主要包括以下几个方面。

1. 合理饮食　保持合理的饮食结构,避免高脂、高糖、高纤维等刺激性食物的摄入。增加易消化的、营养丰富的食物摄入,如瘦肉、鱼、蛋等。同时,保持饮食规律,避免暴饮暴食。

2. 定期体检　定期进行体检,及时发现并处理肠道疾病。对于存在肠道疾病风险的人群,如家族中有肠道疾病史者,应更加关注肠道健康,定期进行肠道检查。

3. 避免不良生活习惯　避免吸烟、饮酒等不良生活习惯。这些习惯可损害肠道黏膜,影响肠道功能,增加肠道疾病的发病风险。

4. 保持良好的心态　保持心情愉悦,避免精神紧张和焦虑。这些情绪因素可影响肠道功能,诱发或加重肠道疾病。因此,应学会调节情绪,保持心态平和。

实习指导　小肠疾病临床实习

小肠疾病是胃肠外科常见疾病类型,在临床实习中深入学习小肠疾病相关知识与技能,对医学生成长意义重大。本实习指导旨在助力学生系统掌握小肠疾病知识,提升临床实践能力与职业素养。

(一)实习目标

1. 掌握小肠基础医学知识　熟练掌握小肠的解剖结构,涵盖十二指肠、空肠、回肠的位置、形态、结构特点及临床意义,熟悉小肠系膜的结构与功能;深入理解小肠的消化、吸收、分泌和运动等生理功能,明确其与小肠疾病发生发展的内在联系,为临床实践筑牢理论根基。

2. 熟悉小肠疾病临床表现　通过临床观察与实践,精准识别小肠疾病的常见症状和体征,如腹痛、腹泻、呕吐、腹胀、肠道出血、腹部肿块等症状,以及腹部压痛、反跳痛、肠鸣音改变等体征,熟悉这些症状体征在不同小肠疾病中的特点及演变规律,增强临床诊断的敏锐度。

3. 掌握小肠疾病诊断方法　熟练运用多种诊断手段,包括详细准确的病史询问、全面细致的体格检查、针对性强的影像学检查(X 射线钡剂造影、CT、MRI、超声等)、内镜检查(小肠镜、胶囊内镜等),以及实验室检查(血常规、生化检查、肿瘤标志物检测等),依据综合信息做出准确诊断,提高诊断的准确性和可靠性。

4. 掌握小肠疾病治疗原则　全面了解小肠疾病的治疗方法,包含一般治疗、药物治疗、内镜治疗、手术治疗和对症治疗等,明确不同治疗方法的适应证、禁忌证和操作要点,学会根据患者具体情况制定个性化治疗方案。

5. 培养临床实践能力　在实习过程中积极参与临床实践,提升动手操作能力,如体格检查、影像学检查操作与解读、手术观摩与助手工作等;增强分析和解决问题的能力,能够独立思考并妥善处理临床实际问题,提高临床实践水平。

6. 培养职业素养和患者服务能力　学会与患者及其家属进行有效沟通,理解患者需求,尊重患者隐私,提高职业素养和患者服务能力,为患者提供全面、优质、人性化的医疗服务。

(二)实习内容和实践技能

【实习内容】

1. 小肠的解剖与生理

(1)解剖结构:系统复习小肠的起始(十二指肠起于胃幽门)、终止(回肠与盲肠相连)位置,深入学习十二指肠、空肠、回肠各段的位置、形态、结构特点及临床意义。例如,十二指肠的"C"形弯曲、四个部分的特征及相关疾病好发部位;空肠管径粗、管壁厚、血管丰富利于营养吸收的特点;回肠淋巴组织丰富与免疫防御的关系等。掌握小肠系膜的结构、起止位置及对小肠的固定和支持作用,以及系膜内血管和淋巴管的分布及功能。

(2)生理功能:深入理解小肠的消化、吸收、分泌和运动功能。掌握小肠通过蠕动和分节运动进行物理性消化,以及胰液、胆汁、小肠液在化学性消化中的作用;熟悉小肠吸收营养物质的机制和吸收面积增大的结构基础;了解小肠液分泌和免疫防御的相关知识;掌握小肠蠕动和分节运动的特点和生理意义,以及运动功能异常与疾病的关联。

2. 小肠疾病的临床表现

(1)常见症状:全面学习小肠疾病的常见症状,如腹痛、腹泻、呕吐、腹胀、肠道出血、腹部肿块、便秘等。对比不同小肠疾病症状的差异,如十二指肠溃疡的饥饿痛、肠套叠的阵发性剧烈腹痛、小肠肿瘤的腹部肿块特点等,掌握症状在鉴别诊断中的意义。

(2)体征:学习如何通过体格检查发现小肠疾病相关体征,如腹部压痛的部位和程度(十二指肠溃疡压痛多在上腹部偏右,肠扭转压痛部位与扭转部位相关)、反跳痛、腹肌紧张的意义,以及腹部包块的位置、大小、质地、活动度、有无压痛等特征,和肠鸣音频率、音调变化(肠梗阻时肠鸣音亢进或减弱、消失)对疾病诊断的提示作用。

3. 小肠疾病的诊断方法

(1)病史询问与体格检查:掌握详细询问小肠疾病患者病史的技巧,包括症状出现的时间、频率、诱发及缓解因素,饮食习惯、生活方式、家族史等。学会进行针对性的体格检查,如腹部的视诊、触诊、叩诊和听诊,注意检查的顺序、手法和要点,根据病史和体格检查初步判断疾病方向。

(2)影像学检查:了解 X 射线钡剂造影、CT、MRI、超声等影像学检查在小肠疾病诊断中的应用原理、适应证和禁忌证。学习解读 X 射线钡剂造影中肠腔形态、狭窄程度、充盈缺损、龛影等异常表现;掌握 CT 和 MRI 检查对小肠肿瘤大小、形状、位置、与周围组织关系,以及肠壁增厚、肠系膜血管情况的判断方法;熟悉超声检查对肠套叠、肠系膜淋巴结肿大等的诊断价值。

(3)内镜检查:熟悉小肠镜、胶囊内镜等内镜检查在小肠疾病诊断中的重要性,学习内镜检查的术前准备、操作过程和术后注意事项。观察内镜下小肠黏膜的色泽、光滑度、有无糜烂、溃疡、肿块等病变,了解如何通过内镜取活检进行病理学检查,明确病变性质。

(4)实验室检查:掌握血常规、生化检查、肿瘤标志物检测等实验室检查在小肠疾病诊断中的意义。了解血常规中白细胞、红细胞、血红蛋白等指标变化与小肠炎症、出血的关系;熟悉生化检查中肝功能、肾功能、血糖、血脂等指标对评估患者全身状况和小肠疾病的辅助诊断价值;掌握肿瘤标志物(如癌胚抗原等)检测对小肠肿瘤诊断和预后评估的意义。

4. 小肠疾病的治疗原则

(1)一般治疗:了解一般治疗在小肠疾病治疗中的基础地位,如调整饮食习惯(规律饮食、避免刺激性食物、根据病情调整饮食结构)、改变生活方式(戒烟限酒、规律作息、适当运动)、心理调节等对小肠疾病的影响和作用。

(2)药物治疗:熟悉治疗小肠疾病的常用药物,如抑酸药、抗幽门螺杆菌药、黏膜保护剂、抗感染药、止泻药、消化酶等。掌握各类药物的作用机制、适应证、用法用量及不良反应,学会根据患者病情合理选择药物治疗方案,注意药物的联合使用和用药疗程。

(3)内镜治疗:了解内镜治疗在小肠疾病中的应用,如内镜下止血、息肉切除、狭窄扩张等。掌握这些治疗方法的适应证、操作原理及术后注意事项,认识内镜治疗在小肠疾病治疗中的优势和局限性,以及与其他治疗方法的联合应用。

(4)手术治疗:学习小肠疾病的常用手术方式,如肠切除吻合术、肠造口术、肠扭转复位术、小肠肿瘤切除术等。掌握不同手术方式的适应证、禁忌证、手术操作要点及术后可能出现的并发症(如出血、吻合口瘘、感染、肠梗阻等),了解如何进行术后管理和并发症的预防与处理。

(5)对症治疗:掌握针对小肠疾病常见症状的对症治疗方法,如腹痛的镇痛治疗、肠道出血的止血治疗、肠梗阻的胃肠减压和灌肠治疗等。了解对症治疗的重要性和注意事项,学会根据患者症状的严重程度选择合适的治疗措施。

【实践技能】

1. 体格检查

(1)腹部触诊:学习正确进行腹部触诊的方法,包括浅触诊和深触诊。了解如何触诊腹部包块,判断其位置、大小、质地、活动度、有无压痛等;掌握压痛、反跳痛的触诊技巧和临床意义,通过实践提高触诊的准确性和敏感性。

(2)叩诊与听诊:掌握腹部叩诊的手法和正常叩诊音,学会辨别异常叩诊音(如鼓音、浊音、实音)及其在小肠疾病中的意义。熟悉腹部听诊的部位和内容,包括肠鸣音、振水音等,能够准确判断肠鸣音的频率、音调变化,了解其对小肠疾病诊断的价值。

2. 影像学检查操作与解读

(1)X 射线检查:在带教老师指导下,学习协助患者进行小肠 X 射线钡剂造影检查的操作流程,包括准备钡剂、指导患者正确吞咽钡剂、配合技师进行 X 射线拍摄等。学会初步解读钡剂造影图像,观察肠腔的形态、轮廓、蠕动情况,识别充盈缺损、龛影、狭窄等异常表现,并与正常图像进行对比分析。

(2)CT 检查:了解 CT 检查在小肠疾病诊断中的扫描方法和参数设置,学习如何在 CT 图像上识别小肠的位置、形态,判断肠壁的厚度、有无肿块,观察肿瘤与周围组织(如肠系膜、血管、邻近器官等)的关系,评估淋巴结转移情况。通过实践,提高对 CT 图像的解读能力,能够准确描述病变的特征和位置。

3. 内镜检查操作与配合

(1)内镜检查术前准备:协助带教老师进行内镜检查前的准备工作,包括患者的心理疏导、告知检查注意事项,准备内镜检查器械和相关药品(如局部麻醉剂、止血药等),协助患者摆好检查体位。

(2)内镜检查过程配合:在带教老师操作内镜时,学习协助观察患者反应,递取器械,记录内镜下所见。观察内镜下小肠黏膜的色泽、血管纹理、有无病变,以及病变的位置、形态、大小等特征,初步判断病变性质。通过多次实践,熟悉内镜检查的操作流程和注意事项,提高配合能力。

4. 手术治疗技能

(1)手术观摩:在带教老师带领下,观摩小肠疾病相关手术,如肠切除吻合术、肠扭转复位术等。观察手术的整个过程,包括手术切口的选择、小肠的游离、病变的切除或处理、消化道重建等关键步骤,了解手术器械的使用和手术团队的协作。通过观摩,对手术操作有直观的认识,为后续参与手术实践打下基础。

(2)手术助手工作:在符合实习规定和带教老师指导下,作为手术助手参与小肠手术,如传递手术器械、协助暴露手术视野、吸引手术野的血液和分泌物、协助缝合伤口等。通过实践操作,逐步掌握手术基本技能,体会手术操作的严谨性和精细性,提高动手能力和团队协作能力。

5. 术后处理技能

(1)患者监护:学习对小肠手术后患者进行监护,包括密切观察生命体征(体温、心率、呼吸、血压)的变化,监测血氧饱和度,观察患者意识状态。妥善管理各种引流管(如腹腔引流管、胃管等),记录引流液的量、颜色和性质,及时发现异常情况并报告带教老师。

(2)营养支持:了解小肠手术后患者的营养需求特点,根据患者的病情和消化功能,学习制定合理的营养支持方案。对于术后不能经口进食的患者,掌握肠外营养或肠内营养的实施方法,如静脉输液补充营养物质、鼻饲营养液等,注意预防营养支持相关并发症(如感染、误吸等)。

(3)并发症处理:学习识别和处理小肠手术后可能出现的并发症,如出血、吻合口瘘、感染、肠梗阻等。了解并发症的临床表现(如发热、腹痛、腹胀、引流液异常等),掌握相应的预防措施(如严格无菌操作、合理使用抗生素、术后早期活动等)和处理方法(如抗感染治疗、引流、手术干预等)。

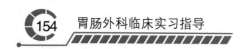 案例分析

案例一　先天性肠闭锁

患儿,男,出生后 2 d,因呕吐、腹胀就诊。患儿出生后即开始呕吐,呕吐物为绿色液体,伴腹胀。体格检查显示,患儿腹部膨隆,肠鸣音减弱。腹部 X 射线平片显示肠道扩张,有气液平面。诊断为先天性肠闭锁。

1.治疗过程　患儿入院后,立即给予禁食、禁水,并给予静脉营养支持。同时,积极纠正患儿的水电解质紊乱和酸碱平衡失调。在完善相关检查后,行肠切除吻合术。手术过程顺利,术后给予抗感染治疗、营养支持等。患儿术后恢复良好,无并发症发生。

2.诊断分析　患儿出生后即开始呕吐,呕吐物为绿色液体,伴腹胀。结合体格检查中的腹部膨隆、肠鸣音减弱等体征,以及腹部 X 射线平片上的肠道扩张、气液平面等征象,可以初步诊断为先天性肠闭锁。进一步通过其他影像学检查,如腹部超声、CT 检查等,可以更加准确地判断肠道梗阻的部位和程度。

3.治疗分析　手术治疗是先天性肠闭锁的主要治疗方法。本例患儿在完善相关检查后,行肠切除吻合术。手术过程顺利,术后给予抗感染治疗、营养支持等。患儿术后恢复良好,无并发症发生。这说明手术治疗对于先天性肠闭锁具有良好的疗效。

4.预防与随访　对于先天性肠闭锁的预防,主要依赖于孕期保健和产前筛查。本例患儿未进行产前筛查,因此未能及时发现和干预。在未来的工作中,应加强孕期保健和产前筛查工作,以减少先天性肠闭锁的发生。同时,对于已确诊的先天性肠闭锁患儿,应进行定期的随访和复查,以及时发现和处理可能出现的并发症和问题。

案例二　短肠综合征

患者男性,45 岁,因小肠肿瘤行小肠部分切除术,术后出现腹泻、营养不良等症状。经检查诊断为短肠综合征。针对该患者,可以采取以下治疗措施。

1.营养支持　采用肠内营养和肠外营养相结合的方式,为患者提供足够的营养物质。同时,根据患者的营养状况和实验室检查结果,调整营养支持方案。

2.药物治疗　给予止泻药减轻腹泻症状,给予抗生素预防感染。同时,给予消化酶改善肠道消化功能。

3.心理治疗　针对患者的焦虑情绪,进行心理治疗,缓解患者的心理压力。

经过治疗,患者的腹泻症状得到缓解,营养状况得到改善。目前,患者仍在接受定期随访和治疗。

案例三　肠吸收不良

患者女性,30 岁,因长期腹泻、体重下降就诊。经检查诊断为肠吸收不良。针对该患者,可以采取以下治疗措施。

1.饮食调整　避免高脂、高糖、高纤维等刺激性食物的摄入,增加易消化的营养丰富的食物摄入,如瘦肉、鱼、蛋等。同时,保持饮食规律,避免暴饮暴食。

2.营养支持　采用肠内营养为主,肠外营养为辅的方式,为患者提供足够的营养物质。根据患者的营养需求和耐受情况,调整营养支持方案。

3.药物治疗　给予止泻药和消化酶,改善患者的腹泻和消化不良症状。同时,针对患者的具体情况,给予相应的抗生素或其他药物治疗。

4.病因治疗　经过进一步检查,发现患者存在肠道感染,采用敏感的抗生素进行治疗。通过针对病因的治疗,患者的肠道功能得到改善,营养物质的吸收效率提高。

经过综合治疗,患者的腹泻、体重下降等症状得到缓解,营养状况得到改善。目前,患者仍在接受定期随访和治疗,病情稳定。

第九章　大肠疾病

第一节　大肠的解剖与生理

大肠是人体消化系统的重要组成部分,主要负责吸收水分、电解质和部分维生素,并将剩余的食物残渣转化为粪便排出体外。理解大肠的解剖结构与生理功能对于诊断与治疗大肠疾病至关重要。

一、大肠的解剖结构

大肠全长约1.5 m,其起点位于盲肠,终点为肛门,可分为盲肠、阑尾、结肠和直肠四部分。大肠的管壁结构与小肠相似,由内向外依次为黏膜层、黏膜下层、肌层和外膜层。每一部分都有其独特的解剖特征和相应的临床意义。

1. 盲肠　盲肠是大肠的起始部分,位于右下腹部,其盲端向内侧延伸形成阑尾。盲肠的主要功能是暂时储存从小肠输送来的食物残渣,同时促进其与消化液混合,为后续的吸收和消化做准备。盲肠的黏膜层富含淋巴组织,有助于免疫防御。

(1)位置:右下腹部,与小肠的回肠末端相连。

(2)特点:盲端结构,内部形成阑尾。

(3)临床意义:盲肠炎症(如阑尾炎)是常见的外科急腹症,需及时诊断和治疗。

2. 阑尾　阑尾是盲肠末端的一条细长盲管,其长度和位置因人而异,通常长6～8 cm。阑尾的主要功能是参与淋巴组织的免疫防御,但其生理功能并非不可或缺,故阑尾切除后对人体影响较小。

(1)位置:位于盲肠的末端,其根部连于盲肠的后内侧壁。

(2)特点:细长盲管,易发生炎症和梗阻。

(3)临床意义:急性阑尾炎是常见的外科疾病,表现为转移性右下腹痛,需紧急手术治疗。

3. 结肠　结肠是大肠的主要部分,可分为升结肠、横结肠、降结肠和乙状结肠四段。结肠的主要功能是吸收水分、电解质和部分维生素,同时将食物残渣转化为粪便。

(1)升结肠。位置:起自盲肠,沿右侧腹部向上至肝右叶下方。

特点:肠腔较宽,壁较薄,易于扩张。

临床意义:升结肠是结肠癌的好发部位之一,且由于肠腔较宽,肿瘤早期不易被发现。

(2)横结肠。位置:自升结肠起始处横行向左,跨越上腹部至脾脏下方。

特点:活动度较大,易受肠内容物重力影响而下垂。

临床意义:横结肠的下垂可能导致肠扭转或肠梗阻,需及时干预。

(3)降结肠。位置:自横结肠左端下行至左髂嵴处。

特点:肠腔逐渐变窄,壁逐渐增厚。

临床意义:降结肠的炎症或肿瘤可能导致左侧腹痛、腹泻等症状。

(4)乙状结肠。位置:自降结肠下端呈"乙"字形弯曲向下,至第3骶椎平面续于直肠。

特点:肠腔最窄,壁最厚,蠕动较强。

临床意义:乙状结肠是粪便储存的主要部位,也是结肠癌的好发部位之一。其强蠕动有助于粪便的排出,但也可能导致肠痉挛或疼痛。

4.直肠　直肠是大肠的末端部分,上接乙状结肠,下连肛门。直肠的主要功能是储存粪便,并在适当的时机通过肛门排出体外。直肠的黏膜层富含感受器,对粪便的刺激非常敏感。

(1)位置:位于盆腔内,上接乙状结肠,下连肛门。

(2)特点:肠腔逐渐变窄,壁逐渐增厚,黏膜层富含感受器。

(3)临床意义:直肠疾病,如直肠癌、直肠息肉等,常表现为便血、排便习惯改变等症状。直肠指检是诊断直肠疾病的重要方法。

二、大肠的生理功能

大肠的生理功能主要包括吸收水分、电解质和部分维生素,形成、储存和排出粪便,以及参与免疫防御。这些功能相互协调,共同维持人体的正常消化和排泄过程。

1.吸收功能　大肠黏膜层具有强大的吸收能力,能够吸收食物残渣中的水分、电解质(如钠、钾、氯等)和部分维生素(如维生素 K、B 族维生素等)。这些物质的吸收对于维持人体的水电解质平衡和营养状态至关重要。

(1)水分吸收:大肠通过其黏膜层的渗透作用,吸收粪便中的大量水分,使粪便逐渐变得干燥、成型。这一过程有助于减少粪便的体积和重量,便于后续的储存和排出。

(2)电解质吸收:大肠黏膜层能够选择性地吸收粪便中的电解质,特别是钠、钾、氯等离子。这些电解质的吸收对于维持人体的水电解质平衡和酸碱平衡具有重要意义。

(3)维生素吸收:大肠黏膜层还能吸收部分维生素,特别是维生素 K 和 B 族维生素。这些维生素对于人体的凝血功能、神经系统功能和能量代谢等方面具有重要作用。

2.粪便形成与储存　大肠通过其蠕动功能和黏膜层的吸收作用,将食物残渣逐渐转化为粪便。粪便在大肠内停留的时间较长,有助于其进一步干燥和成型。同时,大肠的末端部分(特别是乙状结肠和直肠)具有一定的扩张性,能够储存一定量的粪便,待适当的时机通过肛门排出体外。

(1)粪便形成:大肠内的食物残渣在细菌的作用下发酵和腐败,产生气体和短链脂肪酸等物质。这些物质与食物残渣混合后逐渐变得干燥、成型,形成粪便。

(2)粪便储存:乙状结肠和直肠具有一定的扩张性,能够储存一定量的粪便。当粪便积累到一定程度时,会刺激直肠黏膜层的感受器,引发排便反射。

3.排泄功能　大肠的排泄功能是指将粪便通过肛门排出体外的过程。这一过程依赖于大肠的蠕动波和肛门括约肌的协调作用。当粪便积累到一定程度时,会刺激直肠黏膜层的感受器,引发排便反射。此时,大肠的蠕动波会推动粪便向肛门方向移动,同时肛门括约肌会放松,允许粪便排出体外。

(1)排便反射:当粪便积累到一定程度时,会刺激直肠黏膜层的感受器,引发排便反射。这一反射过程包括神经传导和肌肉收缩等环节,旨在促进粪便的排出。

（2）蠕动波推动：大肠的蠕动波是推动粪便向肛门方向移动的主要动力。蠕动波的产生和传递依赖于大肠平滑肌的自律性和神经调节共同作用。

（3）肛门括约肌协调：肛门括约肌在排便过程中起着重要的协调作用。当排便反射发生时，肛门括约肌会放松以允许粪便排出；排便结束后，肛门括约肌会收缩以关闭肛门，防止粪便外泄。

4. 免疫防御　大肠黏膜层富含淋巴组织，如淋巴小结、孤立淋巴滤泡等，这些淋巴组织能够产生免疫细胞和抗体，参与机体的免疫防御。大肠的免疫防御功能对于抵御病原微生物的侵入、维护肠道微生态平衡等方面具有重要意义。

（1）淋巴组织分布：大肠黏膜层富含淋巴组织，特别是回盲瓣附近的淋巴组织最为丰富。这些淋巴组织能够产生大量的免疫细胞和抗体，参与机体的免疫防御。

（2）免疫细胞作用：大肠内的免疫细胞主要包括巨噬细胞、T细胞、B细胞等。这些免疫细胞能够吞噬和消化病原微生物、产生细胞因子和抗体等免疫效应分子，从而抵御病原微生物的侵入。

（3）微生态平衡：大肠内的微生态环境对于维持肠道健康具有重要作用。大肠黏膜层的免疫防御功能能够调节肠道微生态平衡，防止有害菌的过度繁殖和侵袭。

三、大肠疾病的解剖与生理基础

大肠疾病的发生往往与大肠的解剖结构和生理功能异常密切相关。了解这些异常有助于更好地理解大肠疾病的病因、病理生理过程及临床表现，从而指导诊断和治疗。

1. 解剖结构异常

（1）肠腔狭窄：大肠的肠腔狭窄可能是由先天性发育异常、炎症性肠病（如溃疡性结肠炎、克罗恩病）、肿瘤等原因引起的。肠腔狭窄会导致粪便通过受阻，引起便秘、腹痛等症状。严重时还可能引发肠梗阻等急腹症。

（2）肠壁增厚：大肠壁增厚可能是由炎症性肠病、结核性腹膜炎、肿瘤等原因引起的。肠壁增厚会影响大肠的蠕动功能和吸收功能，导致便秘、腹泻、腹痛等症状。严重时还可能引发肠穿孔、肠出血等并发症。

（3）肠管扩张：大肠管扩张可能是由肠梗阻、肠麻痹等引起的。肠管扩张会导致肠壁张力增高、血液循环障碍等病理生理变化，进而引发肠坏死、肠穿孔等严重并发症。

2. 生理功能异常

（1）吸收功能障碍：大肠的吸收功能障碍可能是由于肠黏膜受损、肠壁血液循环障碍等引起的。吸收功能障碍会导致水电解质平衡紊乱、营养不良等临床表现。严重时还可能引发低血容量性休克等危及生命的并发症。

（2）蠕动功能障碍：大肠的蠕动功能障碍可能是由神经调节异常、肌肉结构改变、药物不良反应等引起的。蠕动功能障碍会导致粪便通过受阻、便秘或腹泻等症状。严重时还可能引发肠梗阻等急腹症。

（3）免疫防御功能减弱：大肠的免疫防御功能减弱可能是由于长期慢性炎症刺激、营养不良、免疫抑制剂使用等引起的。免疫防御功能减弱会导致肠道微生态失衡、病原微生物过度繁殖等病理生理变化，进而引发肠道感染、炎症性肠病等疾病。

第二节 结肠炎与溃疡性结肠炎

结肠炎是一类涉及大肠(结肠)黏膜的炎症性疾病,其病因复杂多样,临床表现各异。溃疡性结肠炎(ulcerative colitis,UC)是结肠炎的一种特定类型,属于炎症性肠病(inflammatory bowel disease,IBD)的范畴。UC 主要表现为结肠黏膜的连续性炎症和溃疡形成,通常从直肠开始,逆向延伸至结肠的不同部位,病情可轻可重,病程常呈慢性反复发作。

一、流行病学

结肠炎的发病率在全球范围内存在差异,受地域、生活习惯、遗传等多种因素的影响。溃疡性结肠炎作为结肠炎的一种特定类型,其发病率在不同国家和地区也有所不同。在西方国家,UC 的发病率相对较高,而亚洲地区的发病率相对较低,但近年来呈上升趋势。UC 的发病年龄多在 20～40 岁,男女发病率相近。此外,UC 的发病还具有一定的家族聚集性,遗传因素在 UC 的发病中扮演着重要角色。

二、病因

结肠炎与溃疡性结肠炎的病因尚未完全明确,但普遍认为是由多种因素共同作用的结果。

1. 遗传因素 遗传因素在 UC 的发病中占据重要地位。研究显示,UC 患者的一级亲属发病风险显著高于普通人群,表明遗传因素在 UC 的发病中起着关键作用。此外,特定基因的变异也被认为与 UC 的发病风险增加有关。

2. 环境因素 环境因素也是 UC 发病的重要因素之一。饮食、卫生条件、吸烟习惯等环境因素均可能影响 UC 的发病风险。例如,高脂肪、高蛋白、低纤维的饮食结构被认为与 UC 的发病有关;不卫生的生活环境可能增加肠道感染的风险,从而诱发或加重 UC;吸烟则被认为是 UC 发病的危险因素之一。

3. 免疫因素 免疫系统的异常反应在 UC 的发病中起到了核心作用。UC 患者的肠道黏膜免疫系统对肠道内正常菌群产生过度反应,导致肠道黏膜持续炎症和损伤。这种异常免疫反应可能与遗传易感性、环境因素等多种因素有关。

4. 肠道微生态失衡 肠道微生态失衡也被认为是 UC 发病的重要因素之一。肠道内有益菌与有害菌的比例失衡,可能导致肠道黏膜屏障功能受损,从而增加肠道感染的风险和诱发 UC。

三、病理生理

结肠炎与溃疡性结肠炎的病理生理过程涉及肠道黏膜的炎症、溃疡形成、黏膜屏障功能受损等多个环节。

1. 肠道黏膜炎症 在 UC 患者中,肠道黏膜免疫系统对肠道内正常菌群产生过度反应,导致肠道黏膜持续炎症。这种炎症反应表现为肠道黏膜充血、水肿、渗出等病理改变。

2. 溃疡形成 随着肠道黏膜炎症的加重,黏膜下层组织受损,形成溃疡。溃疡通常呈连续性分布,从直肠开始逆向延伸至结肠的不同部位。溃疡的形成进一步破坏了肠道黏膜的完整性,导致肠道黏膜屏障功能受损。

3. 黏膜屏障功能受损　肠道黏膜屏障是维持肠道内环境稳定的重要防线。在 UC 患者中,由于肠道黏膜炎症和溃疡的形成,黏膜屏障功能受损,导致肠道内有害物质(如细菌、毒素等)易于穿透黏膜层进入血液循环,引发全身炎症反应。

4. 肠道动力异常　UC 患者的肠道动力常出现异常,表现为肠道蠕动减弱或消失。这种动力异常可能进一步加重肠道黏膜的炎症和损伤,形成恶性循环。

四、临床表现

结肠炎与溃疡性结肠炎的临床表现多样,轻者可能仅表现为轻微的腹部不适和腹泻,重者则可能出现严重的全身症状和并发症。

1. 消化系统症状

(1)腹泻:腹泻是 UC 最常见的症状之一,表现为大便次数增多、粪便稀薄或呈水样。腹泻的程度和频率因患者病情而异。

(2)腹痛:部分患者可出现腹部隐痛或绞痛,疼痛部位多位于左下腹或下腹部。腹痛可能与肠道蠕动增强或肠道痉挛有关。

(3)黏液脓血便:部分患者大便中可混有黏液和脓血,这是肠道黏膜炎症和溃疡形成的直接表现。

2. 全身症状

(1)发热:部分患者在疾病活动期可出现低热或中等度发热。

(2)体重减轻:由于长期腹泻和营养不良,部分患者可出现体重减轻。

(3)贫血:由于肠道慢性失血和营养不良,部分患者可出现贫血症状。

3. 肠外表现

(1)关节炎:部分患者可出现关节红肿、疼痛等关节炎症状。

(2)皮肤病变:如红斑、结节性红斑等皮肤病变在 UC 患者中较为常见。

(3)眼部病变:如虹膜炎、葡萄膜炎等眼部病变也可能在 UC 患者中出现。

4. 并发症

(1)中毒性巨结肠:这是一种严重的并发症,表现为结肠扩张、肠壁变薄、肠蠕动减弱或消失。中毒性巨结肠可能导致肠穿孔、腹膜炎等严重后果。

(2)肠出血:肠道黏膜炎症和溃疡可能导致肠出血,严重者甚至可能出现大出血和休克。

(3)癌变:长期慢性炎症刺激可能增加肠道癌变的风险。UC 患者患结肠癌的风险显著高于普通人群。

五、诊断方法

结肠炎与溃疡性结肠炎的诊断主要依据患者的病史、临床表现、辅助检查和病理活检。

1. 病史询问与临床表现评估　详细询问患者的病史,包括症状的出现时间、持续时间、诱发因素、缓解因素等,以及有无并发症的表现。结合患者的临床表现,可初步判断是否为结肠炎或溃疡性结肠炎。

2. 辅助检查

(1)血液检查:包括血常规、血沉、C 反应蛋白等,有助于评估患者的炎症程度和营养状况。

(2)粪便检查:粪便常规、粪便培养等检查有助于排除肠道感染等其他疾病。

（3）影像学检查：如腹部 X 射线、CT、MRI 等，有助于评估肠道病变的范围和程度。

（4）内镜检查：结肠镜检查是诊断 UC 的金标准。通过结肠镜可直观观察肠道黏膜的炎症、溃疡等病变情况，并可取活检组织进行病理检查。

3.病理活检　通过结肠镜取活检组织进行病理检查，是确诊 UC 的重要依据。病理活检可显示肠道黏膜的炎症细胞浸润、隐窝脓肿、腺体排列紊乱等特征性改变。

六、治疗

结肠炎与溃疡性结肠炎的治疗旨在控制炎症、缓解症状、预防并发症和提高患者生活质量。治疗方法包括一般治疗、药物治疗、内镜下治疗和手术治疗等。

1.一般治疗

（1）饮食调整：建议患者采用高纤维、低脂肪、易消化的饮食，避免辛辣、刺激性食物和酒精等。

（2）休息与营养支持：保证患者充足的休息和营养摄入，有助于改善病情和恢复体力。

（3）心理调适：关注患者的心理健康状况，必要时提供心理支持和辅导。

2.药物治疗

（1）氨基水杨酸类药物：如柳氮磺吡啶、美沙拉嗪等，是治疗轻中度 UC 的常用药物。这类药物能够抑制肠道黏膜的炎症反应，缓解症状。

（2）糖皮质激素：如泼尼松、地塞米松等，适用于中重度 UC 患者的急性发作期。糖皮质激素具有强大的抗炎作用，能够迅速控制病情。但长期使用可能导致多种不良反应，如骨质疏松、免疫抑制等。

（3）免疫抑制剂：如硫唑嘌呤、环孢素等，适用于对氨基水杨酸类药物和糖皮质激素治疗无效或不耐受的患者。免疫抑制剂能够抑制免疫系统的异常反应，减轻肠道黏膜的炎症和损伤。但使用过程中需密切监测血常规、肝肾功能等指标，以防药物不良反应。

（4）生物制剂：如英夫利昔单抗、阿达木单抗等，是近年来新兴的 UC 治疗药物。生物制剂能够特异性地针对肠道黏膜免疫系统的异常反应进行干预，具有疗效好、不良反应小的优点。但价格昂贵且需长期使用，限制了其在临床上的广泛应用。

3.内镜下治疗

（1）内镜下黏膜切除术：适用于结肠黏膜局灶性病变的患者。通过内镜切除病变黏膜组织，可达到治愈的目的。

（2）内镜下扩张术：适用于肠道狭窄的患者。通过内镜扩张狭窄部位，可恢复肠道通畅性。

4.手术治疗

（1）结肠切除术：对于药物治疗无效、病情严重或有癌变风险的患者，可考虑行结肠切除术。手术可切除病变的结肠组织，达到根治的目的。但术后患者需长期接受造口护理和营养支持等治疗。

（2）肠造口术：对于无法耐受结肠切除术的患者，可行肠造口术以缓解肠道梗阻和排便困难等症状。肠造口术是一种姑息性手术，不能根治 UC 但可改善患者生活质量。

七、预防措施

结肠炎与溃疡性结肠炎的预防措施主要包括以下几个方面。

1.调整饮食习惯　保持合理的饮食结构，避免高脂肪、高蛋白、低纤维的饮食，增加膳食纤维的摄入。多食用新鲜蔬菜和水果等富含纤维素的食物，有助于促进肠道蠕动和保持肠道健康。

2.注意个人卫生　保持良好的个人卫生习惯,勤洗手、勤洗澡、勤换衣等。避免与肠道感染性疾病患者密切接触,以防交叉感染。

3.戒烟限酒　吸烟和酗酒是 UC 发病的危险因素之一。因此,建议患者戒烟限酒以降低发病风险。

4.定期体检　定期进行肠道健康检查,如粪便隐血试验、结肠镜检查等。有助于及时发现肠道病变并采取相应治疗措施。

5.保持心情愉悦　长期精神紧张和焦虑可能诱发或加重 UC 病情。因此,建议患者保持心情愉悦、避免过度劳累和精神压力等负面情绪的影响。

通过以上措施的实施,可有效降低结肠炎与溃疡性结肠炎的发病风险并提高患者的生活质量。同时,对于已确诊的患者而言,积极配合医生的治疗和护理也是控制病情、预防并发症的关键所在。

第三节　克罗恩病与肠瘘

克罗恩病(Crohn's disease,CD)是一种慢性、复发性、炎症性肠道疾病,可影响胃肠道的任何部位,但最常见于末段回肠和右半结肠。克罗恩病的病因尚未完全明确,可能与遗传、免疫、环境及肠道微生物等多种因素相互作用有关。本病临床表现多样,包括腹痛、腹泻、体重下降、发热及肠梗阻等,且常伴发肠瘘、肠狭窄、肛周病变等并发症。肠瘘作为克罗恩病的严重并发症之一,可显著增加治疗难度和患者的生活质量。

肠瘘是指肠管与其他空腔脏器、体腔或体表之间存在的异常通道,根据瘘管的位置和性质,可分为内瘘和外瘘。内瘘可发生于肠管与肠管之间、肠管与膀胱、输尿管等空腔脏器之间;外瘘则指肠管与体表之间的病理性通道。克罗恩病引起的肠瘘多为复杂性肠瘘,治疗棘手,需综合考虑患者病情、瘘管位置、营养状态及全身状况,采用个体化治疗方案。

一、流行病学

克罗恩病在全球范围内的发病率和患病率均呈上升趋势,但存在显著的地理和种族差异。北美、西欧等地区的发病率较高,而亚洲、非洲等地的发病率相对较低。近年来,随着生活方式的改变和诊断技术的提高,我国克罗恩病的发病率也呈现逐年上升的趋势。克罗恩病可发生于任何年龄,但以青壮年多见,男女发病率无明显差异。

肠瘘作为克罗恩病的并发症,其发生率与克罗恩病的病情严重程度、治疗方式和病程长短密切相关。在克罗恩病患者中,肠瘘的发生率可达 10%~25%,且复发率较高,严重影响患者的生活质量。

二、病因与发病机制

(一)克罗恩病

克罗恩病的病因复杂,尚未完全阐明,目前认为可能与以下因素有关。

1.遗传因素　克罗恩病具有家族聚集性,患者一级亲属的发病率显著高于普通人群。遗传易感基因在克罗恩病的发病中起重要作用,但具体机制尚需进一步研究。

2.免疫因素　克罗恩病患者的肠道黏膜免疫系统存在异常激活,对肠道内正常菌群产生过度免疫反应,导致肠道黏膜持续炎症。免疫调节异常在克罗恩病的发病和进展中起关键作用。

3.环境因素　吸烟、饮食、肠道微生态失衡等因素可能与克罗恩病的发病有关。吸烟是克罗恩病发病的独立危险因素,可加重病情并增加肠瘘等并发症的风险。

4.肠道微生态　肠道微生物群落的失衡可能在克罗恩病的发病中起重要作用。某些细菌或细菌代谢产物可能触发肠道黏膜的免疫反应,导致炎症和肠瘘的形成。

（二）肠瘘

肠瘘的发病机制主要涉及以下几个方面。

1.炎症损伤　克罗恩病引起的肠道黏膜持续炎症可导致肠壁组织破坏和坏死,形成瘘管。

2.感染因素　肠道感染可能加重肠道黏膜炎症,促进肠瘘的形成。

3.营养不良　克罗恩病患者常伴有营养不良和蛋白质－能量营养不良,影响肠壁组织的修复和再生,增加肠瘘的风险。

4.治疗因素　手术、药物等治疗方式可能对肠壁组织造成损伤,诱发或加重肠瘘。

三、病理生理

克罗恩病的病理特征主要表现为肠道黏膜的非特异性炎症、溃疡形成、肉芽肿性炎及肠壁全层炎症。炎症可累及肠壁的各个层次,导致肠壁增厚、狭窄或穿透肠壁形成瘘管。肠瘘的病理生理过程涉及炎症损伤、组织修复与再生、感染等多个方面。瘘管的形成破坏了肠道的完整性和连续性,导致肠内容物泄漏至腹腔、胸腔或其他空腔脏器,引起感染、电解质紊乱、营养不良等严重并发症。

四、临床表现

克罗恩病与肠瘘作为两种复杂的消化系统疾病,其临床表现极为丰富多变,深受病变的具体位置、波及范围,以及伴随并发症的影响,呈现出截然不同的症状图谱。

1.克罗恩病

(1)腹痛:疼痛常定位于右下腹区域或脐周围,呈现阵发性特点,尤其在进食后疼痛加剧,而排便或排气后能暂时得到缓解,这种节律性变化是克罗恩病腹痛的一个典型特征。

(2)腹泻:患者的粪便多为不成形的糊状,初期通常不含脓血及黏液,但随着病情进展,肠道炎症加剧,可转变为含有黏液甚至脓血的便样。

(3)体重下降:长期受腹泻困扰,加之疾病引起的食欲减退、营养吸收不良,患者体重会逐渐减轻,出现消瘦。

(4)发热:发热多为低热至中等度热,反映了体内存在的炎症反应;少数情况下,病情严重时可出现高热。

(5)肠梗阻:当肠道炎症导致肠腔狭窄或闭塞时,患者会出现剧烈腹痛、频繁呕吐、腹部膨胀,并伴随停止排便排气的症状,这是肠梗阻的典型表现。

(6)肛周病变:包括肛瘘(即肠道与肛门周围皮肤之间形成异常通道)、肛裂、肛周脓肿等,这些病变给患者带来极大痛苦,影响生活质量。

2.肠瘘

(1)瘘管排出肠内容物:肠瘘使得肠道内容物(包括气体、消化液、食物残渣等)非正常途径排出体外,导致患者日常生活极大不便。

（2）感染症状：瘘管的存在易于引发感染，患者常出现发热、寒战、血液检查中白细胞计数升高等全身性感染迹象。

（3）营养不良：肠瘘会导致大量蛋白质、电解质及其他营养物质随肠液流失，长此以往，患者会出现体重减轻、肌肉萎缩、免疫力下降等营养不良症状。

（4）腹痛、腹胀：瘘管形成后，肠内容物可能漏入腹腔，引发腹腔感染、形成腹腔脓肿，导致腹部持续疼痛、胀满不适。

（5）其他并发症：肠瘘还可能引发水电解质及酸碱平衡紊乱，严重时可出现腹腔内大出血，甚至诱发多器官功能障碍综合征（MODS），危及患者生命。

五、诊断方法

克罗恩病与肠瘘的诊断需结合患者的病史、临床表现、实验室检查、影像学检查和内镜检查等多种手段。

1. 病史与临床表现　详细询问患者的病史，包括病程长短、症状特点、既往治疗情况等，结合临床表现进行初步判断。

2. 实验室检查　血常规、C反应蛋白、红细胞沉降率等炎症指标可反映疾病的活动性；生化检查可了解患者的营养状态和电解质平衡情况。

3. 影像学检查

（1）X射线钡剂灌肠：可显示肠道黏膜的溃疡、狭窄和瘘管等病变。

（2）CT或MRI：可评估肠道病变的范围、严重程度及并发症情况，如腹腔脓肿、肠梗阻等。

（3）肠系膜血管造影：有助于评估肠道血供情况，对肠瘘的诊断和治疗有一定帮助。

4. 内镜检查

（1）结肠镜：可直接观察肠道黏膜的病变情况，如溃疡、息肉、狭窄等，并可取活检进行病理学检查。

（2）小肠镜：对于累及小肠的克罗恩病患者，小肠镜是重要的诊断手段。

5. 其他检查　如肛门指诊、瘘管造影等，有助于评估肛周病变和瘘管的具体情况。

六、治疗

克罗恩病与肠瘘的治疗需遵循个体化原则，综合考虑患者的病情、并发症、营养状态及全身状况等因素，制定综合治疗方案。

1. 一般治疗

（1）营养支持：克罗恩病患者由于肠道炎症和吸收障碍，往往伴有不同程度的营养不良。因此，营养支持成为治疗的基础。患者应被鼓励摄入高蛋白、高热量、低脂肪、少渣且易于消化的食物，如瘦肉、鱼、鸡蛋、豆制品，以及精细加工的谷物。在疾病活动期，可能需要采用肠内营养制剂，如要素型或短肽型营养液，以减少肠道刺激。对于严重营养不良或肠道吸收功能严重受损的患者，肠外营养（如静脉输注营养液）则是必要的，以确保患者获得足够的能量和营养素，促进病情缓解和体力恢复。

（2）戒烟：吸烟已被证实是克罗恩病发病和复发的重要独立危险因素。烟草中的有害物质可加重肠道炎症，促进疾病进展。因此，所有患者都应被强烈建议戒烟，并接受相应的戒烟辅导和支持，以减少疾病活动性和提高治疗效果。

（3）心理治疗：克罗恩病是一种慢性疾病，其病程长、易复发，给患者带来了巨大的心理压力和负担。焦虑、抑郁等情绪障碍在克罗恩病患者中十分常见，这些情绪问题又可反过来影响疾病的控制。因此，心理治疗应成为治疗计划的一部分，包括认知行为疗法、放松训练、家庭支持以及必要时的抗抑郁或抗焦虑药物治疗，以帮助患者建立积极应对疾病的心态，提高生活质量。

2. 药物治疗

（1）氨基水杨酸制剂：对于轻至中度克罗恩病患者，氨基水杨酸制剂（如柳氮磺吡啶、美沙拉嗪）是首选治疗药物。它们通过抑制肠道内的炎症反应，减轻症状，促进黏膜愈合。这类药物通常需要长期服用，且需注意监测其可能的不良反应，如胃肠道不适、过敏反应等。

（2）糖皮质激素：糖皮质激素（如泼尼松、布地奈德）因其强大的抗炎作用，被用于克罗恩病的急性期或重症患者，以迅速控制病情。然而，长期使用糖皮质激素可能导致一系列严重不良反应，包括骨质疏松、感染风险增加、高血压等，因此需严格掌握使用指征，并在病情控制后尽快减量或停药。

（3）免疫抑制剂：对于糖皮质激素依赖或无效的患者，免疫抑制剂（如硫唑嘌呤、甲氨蝶呤）可作为替代治疗。这类药物通过调节免疫系统功能，减少肠道炎症。但使用时需警惕其潜在的肝肾毒性、骨髓抑制等不良反应，定期进行相关指标的监测。

（4）生物制剂：生物制剂（如英夫利昔单抗、阿达木单抗）是针对克罗恩病特定炎症途径的靶向治疗药物，尤其适用于对传统治疗无效或不耐受的患者。它们能够更精确地作用于疾病的关键环节，减少全身性不良反应，但长期使用也可能带来感染风险、过敏反应等问题，需严格评估风险与收益。

3. 内镜下治疗

（1）狭窄扩张：对于因肠道炎症导致的肠道狭窄，内镜下球囊扩张或支架置入术是有效的治疗手段，可以迅速缓解梗阻症状，避免手术干预。这一技术需要高超的内镜操作技巧，以及严格的术后随访，以监测狭窄是否复发。

（2）瘘管封堵：内镜下瘘管封堵术适用于内瘘或外瘘患者，通过特定的封堵材料或技术封闭瘘管，减少肠内容物的泄漏，促进瘘管愈合。这一治疗方法创伤小，恢复快，但并非所有瘘管都适合封堵，需根据具体情况决定。

4. 手术治疗

（1）病变肠段切除：对于药物治疗无效、肠道狭窄严重、肠瘘等并发症频发的患者，手术治疗成为必要选择。病变肠段的切除可以彻底去除炎症病灶，改善肠道功能。手术方式和范围需根据病变部位、范围及患者整体状况决定，力求在最小创伤下达到最佳治疗效果。

（2）肠瘘修补：肠瘘的修补手术需根据瘘管的具体位置、大小以及周围组织的状况来选择最合适的修补方法，包括直接缝合、使用补片加强或采用其他创新技术。术后需密切监测瘘管愈合情况，以及预防感染等并发症。

（3）肠造口术：对于无法一期缝合的肠瘘或肠道功能严重受损的患者，肠造口术（如回肠造口、结肠造口）可以暂时转流粪便，保护下游肠道，促进瘘管或肠道炎症的愈合。肠造口的管理和维护同样重要，需教会患者及其家属如何正确护理造口，减少并发症。

手术治疗克罗恩病与肠瘘需注意术后并发症的预防和处理，如感染、出血、吻合口瘘等。同时，术后需继续给予药物治疗和营养支持，以促进肠道功能的恢复和减少复发。

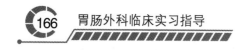

七、预防措施

克罗恩病与肠瘘的预防措施主要包括以下几个方面。

1. 饮食调整　保持合理的饮食结构,避免高脂肪、高蛋白、低纤维的饮食,增加膳食纤维的摄入,如蔬菜、水果等。同时,避免过冷、过热、辛辣等刺激性食物的摄入。

2. 戒烟限酒　吸烟是克罗恩病发病的独立危险因素,戒烟有助于降低发病风险。同时,限制酒精的摄入也有助于减少肠道黏膜的损伤。

3. 规律作息　保持规律的作息时间,避免熬夜和过度劳累,有助于维持肠道的正常生理功能。

4. 心理调适　保持心情愉悦,避免精神紧张和焦虑等情绪障碍,有助于减少克罗恩病的发病和复发。

5. 定期体检　定期进行体检和肠道检查,及时发现并处理肠道病变,有助于降低克罗恩病与肠瘘的发病风险。

第四节　结直肠癌

结直肠癌(colorectal cancer,CRC)是胃肠道中常见的恶性肿瘤,发病率仅次于胃和食管癌,是大肠癌最常见的部分。由于直肠癌位置低,可通过直肠指诊及乙状结肠镜诊断而早期发现,但其发病率仍居恶性肿瘤的第3位,死亡率第5位,且有逐年上升趋势。发病年龄多在40~60岁,男性多于女性。

一、病因及发病机制

结直肠癌的病因目前仍不十分清楚,其发病与社会环境、饮食习惯、遗传因素等有关。直肠息肉是直肠癌的高危因素。目前基本公认的高危因素是动物脂肪和蛋白质摄入过高、食物纤维摄入不足。

1. 饮食因素　高脂肪、高蛋白、低纤维素的所谓西方饮食被认为与直肠癌发生有关。西方国家是大肠癌高发地区,且直肠癌发生率高,与此对比,南非斑替氏族摄取的是低脂肪而富有纤维素的粗糙食物,直肠癌发病率低。这些研究结果提示高脂肪、高蛋白、低纤维素饮食与直肠癌发病有密切关系。

2. 直肠腺瘤癌变　特别是家族性多发性腺瘤病(FAP)及直肠腺瘤,其癌变率很高,是直肠癌的重要发病原因。

3. 直肠慢性炎症　慢性溃疡性结肠炎、慢性血吸虫病形成的肉芽肿等与结直肠癌的发生有直接的关系。其病程愈长,发生结直肠癌的可能性愈高,患病20年以上的溃疡性结肠炎患者结直肠癌的发生率为20%~40%。

4. 遗传因素　直肠癌患者家族中,直肠癌的发病率比一般人群高,约1/4新发病例有直肠癌的家族史。

5. 其他　如免疫功能缺陷、长期精神压抑、病毒感染及化学致癌物质等都是诱发直肠癌的潜在因素。

二、病理解剖及病理生理

1. 好发部位　直肠癌约70%位于腹膜反折以下,距肛门7～10 cm,称为低位直肠癌;约30%位于腹膜反折以上,称为高位直肠癌。结肠癌好发部位依次为乙状结肠、盲肠、升结肠、降结肠及横结肠。

2. 大体形态

(1)隆起型:肿瘤向肠腔内突出,表面高低不平,呈息肉状或蕈伞状,可有糜烂及浅溃疡形成。

(2)浸润型:肿瘤沿肠壁浸润性生长,边界不清,肠腔狭窄,有时呈环形浸润生长,导致肠梗阻。

(3)溃疡型:肿瘤表面形成较深的溃疡,溃疡底部深凹,边缘隆起且不规则,易出血。

3. 组织学类型

(1)腺癌:占结直肠癌的95%以上,包括管状腺癌、乳头状腺癌、黏液腺癌及印戒细胞癌。

(2)未分化癌:癌细胞呈片状或团索状浸润生长,不形成腺腔结构,细胞排列不规则,癌细胞多形性明显,核分裂象多见。

(3)腺鳞癌:亦称腺棘细胞癌,较少见,癌组织中含有腺癌和鳞癌两种成分。

(4)类癌:少见,起源于直肠黏膜上皮及黏膜下腺体中的神经内分泌细胞(Kulchitsky细胞),可分泌5-羟色胺(血清素),产生类癌综合征。

4. 扩散与转移

(1)直接浸润:癌肿首先直接浸润到邻近器官,如前列腺、膀胱、子宫、阴道及盆壁等。

(2)淋巴转移:是主要的转移途径。一般先转移到病灶附近的淋巴结,如直肠上淋巴结、乙状结肠淋巴结等,然后再转移到较远的淋巴结,如上、下肠系膜淋巴结及主动脉旁淋巴结等。

(3)血行转移:多转移到肝脏,其次为肺、脑、骨等。

(4)种植转移:癌细胞可脱落,在腹腔内种植,形成腹腔内转移,常见于结肠黏液癌。

三、临床表现

早期直肠癌多无症状或症状轻微,易被患者忽视,待症状明显时多已属中晚期,癌肿侵犯至不同部位可引起不同的临床表现。

1. 直肠刺激症状　直肠癌早期,随着癌肿在直肠内的悄然生长,它开始干扰正常的排便机制。患者可能会发现自己的排便习惯发生了微妙的变化:原本规律的排便变得不规律,排便次数或增加或减少,给人一种捉摸不定的感觉。同时,里急后重感(即排便后仍有未排尽的感觉)成为常态,肛门部位也时常感到坠胀不适。部分患者还会伴有腹部隐痛,这种疼痛虽然不剧烈,却足以影响日常生活质量。

2. 便血　便血作为直肠癌最为典型的症状之一,往往能引起患者的警觉。这种出血多为鲜红色,与粪便不相混合,呈现出一种独立的、间断性的特征。有时,血液会与黏液或脓液混合,形成黏液血便或脓血便,进一步提示肠道内可能存在的不寻常变化。

3. 肠梗阻症状　随着癌肿的不断增大,它开始压迫并侵犯肠管,导致肠腔狭窄,进而引发肠梗阻。此时,患者会经历腹部胀痛、肠鸣音亢进(即肚子咕噜咕噜响)、排气排便停止等一系列症状。肠梗阻的出现,不仅加剧了患者的身体不适,还预示着病情已经发展到了较为严重的阶段。

4. 腹部肿块　在部分患者中,随着癌肿的持续增大,腹部可以触摸到一个质硬、形状不规则、活

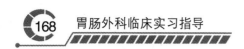

动度差的肿块。这些肿块多位于腹部的左侧或右侧,它们的存在不仅让患者感到恐慌,也是医生评估病情、制定治疗方案的重要依据。

5.全身症状　当直肠癌发展到晚期,患者往往会出现一系列全身症状,如贫血、消瘦、乏力、低热以及恶病质等。这些症状的出现,意味着癌肿已经广泛侵犯了患者的身体,消耗了大量的营养物质,使得患者的身体状况急剧下降。

6.其他特殊症状　除了上述常见症状外,直肠癌还可能侵犯周围的其他器官和组织,引发一系列特殊症状。例如,当癌肿侵犯膀胱时,患者可能会出现尿频、尿急、尿痛甚至血尿等泌尿系统症状;若侵犯骶前神经,则可能导致骶尾部出现剧烈的疼痛;而当癌肿转移到肝脏时,患者可能会出现肝大、黄疸、腹水等肝功能受损的表现。这些症状不仅增加了患者的痛苦,也进一步提示了病情的复杂性和严重性。

四、诊断及鉴别诊断

1.诊断

(1)直肠指诊:是诊断直肠癌最重要的方法,中国人直肠癌中约70%为低位直肠癌,可在直肠指诊时触及。直肠指诊可发现直肠内有无肿块,肿块的大小、形状、质地、活动度以及有无压痛等。

(2)内镜检查:直肠镜或结肠镜检查可直接观察病灶的形态、大小、部位及范围,并可取活组织行病理学检查,是诊断直肠癌最可靠的方法。

2.影像学检查

(1)钡剂灌肠:可发现直肠及结肠的充盈缺损、肠腔狭窄、黏膜皱襞破坏等征象,显示癌肿部位和范围。

(2)B超、CT和MRI:可了解直肠癌盆腔内扩散情况,有无侵犯膀胱、子宫及盆壁,对决定手术方式及估计预后有重要意义。

3.实验室检查　大便潜血试验阳性,肿瘤标志物如 CEA、CA19-9 等可升高。

4.鉴别诊断

(1)直肠息肉:多分布在直肠下端,呈圆形,有细长的蒂,大多由黏膜及腺体构成,与肠壁相连接。一般无症状,偶有肠道出血,大便带血,可在直肠指诊或内镜检查时发现,需行活组织病理检查与直肠癌鉴别。

(2)肛裂:肛裂是齿状线以下肛管皮肤层裂伤后形成的小溃疡,其方向与肛管纵轴平行,长0.5~1.0 cm,呈梭形或椭圆形,常引起剧痛,愈合困难。肛裂患者多有便秘史,排便时疼痛剧烈,出血较少,血液常与粪便混合,检查可见肛管皮肤裂伤,无肿块。

(3)痔:痔是直肠下端黏膜下或肛管皮肤下的静脉丛扩张形成的静脉团块,可分为内痔、外痔及混合痔。内痔主要表现为出血和脱出,外痔主要表现为肛门不适、潮湿不洁,有时伴瘙痒,混合痔兼有内痔和外痔的表现。直肠指诊可触及柔软、光滑、无压痛的痔核,与直肠癌的肿块不同。

(4)溃疡性结肠炎:主要表现为反复发作的腹泻、黏液脓血便及腹痛,常有里急后重,便后腹痛缓解,常伴有发热、乏力、贫血等全身症状。直肠指诊可发现肠壁增厚,黏膜水肿,有多发性溃疡或息肉形成,与直肠癌的肿块不同。

五、治疗

直肠癌的治疗原则是以手术为主的综合治疗,包括放疗、化疗、免疫治疗、中医中药治疗等。

(一)手术治疗

1.手术治疗原则　在直肠癌的治疗体系中,手术占据着举足轻重的地位,其原则主要基于肿瘤的分期、位置以及患者的整体身体状况,旨在最大程度地切除肿瘤组织,同时尽可能保留患者的生理功能和生活质量。

根治性手术是直肠癌治疗的首选方案,其核心目标在于彻底清除癌肿本身及其可能转移的淋巴结,以达到根治疾病的目的。这一原则要求手术范围足够广泛,不仅要切除原发灶,还要清扫周围可能受累的淋巴组织,从而降低术后复发和转移的风险。根治性手术的成功实施,往往能够为患者赢得更长的生存期和更好的生活质量。

然而,对于已经发生远处转移或局部浸润严重,无法实施根治性手术的晚期直肠癌患者,姑息性手术则成了一种重要的治疗手段。这类手术的目的不在于彻底治愈疾病,而是为了缓解患者的症状,如解除肠梗阻、减轻疼痛等,从而改善患者的生活质量,延长生存期。虽然姑息性手术无法根治肿瘤,但在某些情况下,它能够为患者提供宝贵的治疗机会,为后续的治疗创造有利条件。

2.手术方式　直肠癌的手术方式多种多样,每种方式都有其特定的适应证和优势,医生会根据患者的具体情况选择最合适的手术方案。

局部切除术是一种相对简单的手术方式,主要适用于早期、瘤体较小且无淋巴结转移的直肠癌患者,如 T_1 期直肠癌。这种手术通过直接切除肿瘤组织,保留了大部分直肠和肛门功能,术后恢复快,对患者的生活质量影响较小。

腹会阴联合直肠癌根治术(Miles 手术)则是针对距肛门 5 cm 内的直肠癌而设计的。该手术范围广泛,不仅切除了乙状结肠远端、全部直肠及周围淋巴结,还包括了肛提肌、坐骨直肠窝内脂肪、肛管及肛门周围约 5 cm 直径的皮肤、皮下组织及全部肛门括约肌。术后患者需在左下腹行永久性乙状结肠单腔造口,虽然失去了肛门功能,但能够彻底清除肿瘤,提高生存率。

相比之下,经腹腔直肠癌切除术(Dixon 手术)则更加保留了患者的生理功能。它适用于距肛门 5 cm 以上的直肠癌患者,通过切除乙状结肠下段、全部直肠及周围淋巴结,然后在左下腹行结肠直肠吻合,保留了肛门和部分直肠功能。这种手术方式不仅提高了患者的生活质量,还减少了术后并发症的发生。

保留肛门括约肌的直肠癌切除术则是一种更加精细的手术方式,适用于距肛门 7～11 cm 的直肠癌患者。在切除癌肿的同时,手术保留了足够的直肠和乙状结肠,行结肠-直肠吻合,从而保留了肛门及肛门括约肌的功能。这种手术方式对患者的排便功能影响较小,术后恢复快,生活质量高。

Hartmann 手术则是一种应急性的手术方式,主要适用于因全身一般情况差不能耐受 Miles 手术或急性梗阻不宜行 Dixon 手术的直肠癌患者。该手术通过经腹直肠癌切除、近端造口、远端封闭的方式,迅速解除患者的梗阻症状,为后续治疗创造有利条件。虽然 Hartmann 手术无法根治肿瘤,但在某些紧急情况下,它能够为患者提供宝贵的生命救治机会。

3.手术适应证及禁忌证　手术作为直肠癌治疗的重要手段,其适用性和限制性均需严格把握,以确保治疗的有效性和安全性。适应证主要涵盖了那些处于早期阶段的直肠癌患者,此时肿瘤尚未广泛扩散,手术切除有望达到根治效果。同时,患者的全身状况也是决定能否手术的关键因素。对于那些全身情况良好,无心、肺、肝、肾等重要脏器严重功能不全的直肠癌患者,手术是可行的选择。此外,无严重凝血功能障碍也是手术的必要条件,以确保术中及术后出血能够得到有效控制。

然而,并非所有直肠癌患者都适合手术治疗。禁忌证主要包括已有远处转移的晚期直肠癌患者,此时手术往往无法彻底切除肿瘤,且可能加重患者的身体负担。严重心、肺、肝、肾功能不全的患者,由于无法耐受手术带来的生理压力,也被列为手术禁忌。同样,严重凝血功能障碍者,在手术过程中极易出现出血不止的情况,因此也不适合手术。此外,对于存在严重腹腔感染或肠梗阻的患者,手术可能会加剧感染或导致梗阻进一步恶化,因此同样被列为禁忌。

4. 手术并发症及处理　尽管手术是治疗直肠癌的有效手段,但术后并发症的发生却不容忽视。及时识别并妥善处理这些并发症,对于患者的康复至关重要。

(1)吻合口瘘:是直肠癌术后最常见的并发症之一。其发生原因多样,包括吻合口张力过大、血供不足及感染等。患者术后出现发热、腹痛及腹膜刺激征阳性等症状,造口处流出粪液是吻合口瘘的典型表现。一旦确诊,应立即进行盆腔引流,以控制感染。同时,禁食、胃肠减压,以及加强支持治疗也是必不可少的措施。多数吻合口瘘可通过保守治疗自行愈合,但对于瘘管较大或经保守治疗无效的患者,则需考虑再次手术。

(2)吻合口狭窄:多见于 Dixon 手术患者。由于吻合口处瘢痕增生和纤维收缩,导致吻合口狭窄,进而影响患者的排便功能。轻度狭窄可通过扩肛治疗得到缓解,而重度狭窄则需通过手术切除狭窄段并重新吻合。

(3)骶前出血:直肠癌术后最为严重的并发症之一。其发生原因主要与骶前静脉丛损伤、止血不彻底或感染腐蚀血管有关。患者术后出现持续性大出血,鲜血从造口或肛门处大量流出,情况危急。一旦确诊,应立即进行骶前出血点的缝扎止血,并同时给予输血、补液等抗休克治疗,以挽救患者生命。

(4)直肠残端破裂:多见于 Miles 手术患者。由于直肠残端关闭不全或感染导致破裂,患者出现发热、腹痛及腹膜刺激征阳性等症状,造口处流出肠内容物是直肠残端破裂的典型表现。一旦确诊,应立即进行残端重新缝合,并同时给予抗感染和支持治疗,以促进患者康复。

此外,手术还可能对患者的排尿及性功能造成一定的影响。这主要是由于手术过程中损伤了盆腔神经、膀胱及尿道括约肌等结构所致。患者术后可能出现排尿困难、尿潴留及性功能障碍等问题。对于排尿障碍,可通过导尿、膀胱训练,以及药物治疗等方式进行恢复。而性功能障碍则可通过心理咨询、药物治疗,以及物理疗法等多种手段进行干预和治疗,以帮助患者重拾信心,恢复正常生活。

(二)放射治疗

放射治疗,作为直肠癌综合治疗的重要组成部分,以其独特的局部控制效果,在直肠癌的治疗中占据着举足轻重的地位。它主要通过高能射线对肿瘤组织进行照射,破坏肿瘤细胞的 DNA 结构,从而抑制肿瘤的生长和扩散。

1. 术前放疗　术前放疗又称为新辅助放疗,其主要目的是在手术前通过放射线对肿瘤进行照射,使肿瘤体积缩小,降低肿瘤的分期,从而提高手术切除的彻底性和成功率。这一策略特别适用于直肠癌中晚期患者,尤其是那些局部晚期、肿瘤体积较大或浸润深度较深的患者。通过术前放疗,不仅可以减少手术中的出血和并发症,还能有效降低术后复发率,提高患者的长期生存率。

2. 术后放疗　术后放疗则是针对直肠癌手术后病理分期较晚、存在淋巴结转移或肿瘤侵及邻近器官的患者而设计的。手术虽然能够切除肉眼可见的肿瘤组织,但往往难以彻底清除微小的癌细胞残留。术后放疗通过精确照射手术区域,可以杀灭这些残留的癌细胞,进一步降低术后复发的风险。同时,它还能促进手术创面的愈合,减少并发症的发生。

3. 放疗方式　放疗方式主要分为外照射和内照射两种。外照射是通过外部设备(如直线加速器或钴-60 治疗机)产生的射线对肿瘤进行照射,具有操作简便、照射范围广泛等优点。而内照射则是将放射性粒子直接植入肿瘤组织内或肿瘤附近,实现更为精准的照射。内照射常用于那些外照射难以达到或需要更高剂量照射的肿瘤区域。

4.放疗并发症　放疗虽然效果显著,但也可能带来一系列并发症。常见的放疗并发症包括放射性肠炎、放射性皮炎及放射性膀胱炎等。这些并发症的发生与放疗的剂量、照射范围,以及患者的个体差异密切相关。对于出现的并发症,应及时给予对症治疗,如使用抗炎药物、保护胃肠黏膜药物及利尿药物等,以减轻患者的症状和提高其生活质量。

(三)化学治疗

化学药物治疗,简称化疗,是直肠癌综合治疗中的另一重要手段。它通过静脉注射或口服化疗药物,杀灭或抑制肿瘤细胞的生长和繁殖。

1.化疗方案　化疗方案的选择需要根据患者的具体情况、肿瘤分期及病理类型来制定。常用的化疗药物包括氟尿嘧啶、奥沙利铂、亚叶酸钙、伊立替康等。这些药物可以单独使用,也可以联合应用,以达到更好的治疗效果。联合化疗方案通常能够更有效地杀灭肿瘤细胞,但同时也可能增加毒副作用。

2.化疗时机　化疗的时机选择对于治疗效果至关重要。术前化疗可以缩小肿瘤体积,提高手术切除的彻底性;术后化疗则可以杀灭残留的癌细胞,降低复发风险。对于晚期直肠癌患者,姑息性化疗则能够延长生存期,提高生活质量。化疗的周期和剂量需要根据患者的身体状况和肿瘤情况来调整,以达到最佳的治疗效果。

3.化疗毒副作用　化疗药物在杀灭肿瘤细胞的同时,也会对正常细胞造成一定的损伤,从而产生一系列毒副作用。常见的毒副作用包括骨髓抑制(如白细胞减少、贫血等)、胃肠道反应(如恶心、呕吐、腹泻等)、肝肾功能损害以及神经毒性等。对于出现的毒副作用,应及时给予对症治疗,如使用升白细胞药物、止吐药物、保肝药物,以及营养神经药物等,以减轻患者的痛苦和提高治疗依从性。

(四)免疫治疗

免疫治疗是一种新兴的治疗手段,它通过增强患者的免疫力,提高机体对肿瘤细胞的识别和清除能力。常用的免疫增强剂有胸腺肽、干扰素、白介素等。这些药物能够刺激机体的免疫系统,促进T细胞、NK细胞等免疫细胞的增殖和活化,从而增强抗肿瘤能力。免疫治疗通常与其他治疗手段联合应用,以达到更好的治疗效果。

(五)中医中药治疗

中医中药治疗在直肠癌的综合治疗中也有着独特的优势。中医药通过调节患者的免疫功能、改善内环境、减轻放化疗不良反应等方式,提高患者的生活质量。常用的中药有黄芪、党参、白术、茯苓、白花蛇舌草等。这些药物具有益气健脾、清热解毒、活血化瘀等功效,能够改善患者的体质和免疫力,为放化疗提供有力的支持。同时,中医药还能缓解患者的疼痛、恶心、呕吐等症状,提高患者的治疗耐受性和生活质量。

六、预后

直肠癌的预后与肿瘤分期、病理类型、治疗方式及患者情况有关。早期直肠癌经根治性手术治疗后,5年生存率可达90%以上;中晚期直肠癌经综合治疗,5年生存率为50%～70%;晚期直肠癌预后较差,5年生存率不到10%。

七、预防措施

1.饮食预防　多吃富含纤维素的食物,减少高脂肪、高蛋白食物的摄入,保持饮食平衡。

2.**生活方式预防**　戒烟限酒,保持规律作息,加强体育锻炼,控制体重。

3.**早期筛查**　定期进行直肠指诊、内镜检查等早期筛查,及时发现并治疗直肠息肉等癌前病变。

4.**遗传咨询**　对有直肠癌家族史的人群进行遗传咨询,必要时进行基因检测,以便早期发现并及时干预。

第五节　肠息肉

肠息肉是指肠黏膜表面突出的异常生长组织,在未确定病理性质前统称为息肉。其发生率随年龄增加而上升,男性更为多见,以结肠息肉和直肠息肉最为常见,小肠息肉相对较少。

一、分类

1.**炎症性息肉**　这类息肉是由炎症刺激肠道黏膜引发的。当肠道发生炎症时,免疫系统会做出反应,刺激肠黏膜细胞过度增生,从而形成息肉。在炎症治愈后,刺激因素消失,这类息肉可自行消失。例如,肠道感染性炎症得到有效控制后,因炎症产生的息肉往往会逐渐缩小直至消失。炎症性息肉通常不会恶变,对人体健康的影响相对较小,但在炎症未得到有效控制时,可能会引发一些肠道不适症状。

2.**腺瘤性息肉**　腺瘤性息肉的形成与多种因素有关,如遗传因素、不良的生活习惯(长期高脂肪、低纤维饮食等)、肠道微生态失衡等。这类息肉不会自行消失,存在恶变倾向,是需要格外关注的一类息肉。随着时间推移和息肉的生长,腺瘤性息肉的细胞可能会发生异常变化,逐渐发展为癌细胞,增加患肠癌的风险。其恶变的风险与息肉的大小、形态、病理类型等因素相关,一般来说,息肉越大、绒毛成分越多,恶变风险越高。

二、临床表现

肠息肉在早期通常没有明显症状,这使得很多患者在息肉较小时难以察觉。随着病情发展,部分患者可能出现以下表现。

1.**肠道刺激症状**　腹部不适表现为隐痛、胀痛或不适感,程度轻重不一,没有明显的规律。腹痛可能是间歇性发作,也可能持续存在。大便次数增多,原本每日 1~2 次的排便规律,可能增加到 3~5 次甚至更多,同时还可能伴有黏液便,黏液的量也因人而异。这些症状的出现是因为息肉刺激肠道黏膜,影响了肠道的正常蠕动和分泌功能。

2.**便血**　大便带血是肠息肉较为常见的症状之一,血液颜色鲜红或暗红,出血量通常较少。便血的原因是息肉表面的黏膜比较脆弱,在粪便通过时容易受到摩擦,导致黏膜破损出血。有时血液会附着在大便表面,有时则与大便混合在一起。如果长期少量便血,可能会导致患者出现缺铁性贫血,表现为面色苍白、乏力、头晕等症状。

3.**肠道梗阻**　若息肉较大或数量较多,堵塞肠道,会引发肠梗阻。此时,患者会出现腹痛、腹胀,疼痛较为剧烈,呈阵发性绞痛。同时伴有呕吐,呕吐物可为胃内容物、胆汁甚至粪样物。还会停止排气排便,这是因为肠道被堵塞,气体和粪便无法正常通过。肠梗阻是一种较为严重的情况,如果不及时处理,可能会导致肠坏死、穿孔等严重并发症。

三、检查

1.结肠镜检查 这是检出息肉和确定病变性质最有效的措施。通过结肠镜,医生能够直接观察息肉的形态、大小、数量及位置。在检查过程中,医生可以清晰地看到息肉是有蒂的还是广基的,表面是否光滑,颜色是否正常等。并且,结肠镜还能深入到肠道的各个部位,包括一些较为隐蔽的角落,大大提高了息肉的检出率。更为重要的是,在结肠镜检查时,医生可以直接取组织进行病理检查,通过显微镜观察细胞的形态和结构,准确判断息肉是良性还是恶性,以及是否存在癌前病变。

2.粪便潜血试验 该试验可检测粪便中是否存在肉眼不可见的血液。其原理是利用化学试剂与粪便中的血红蛋白发生反应,若结果呈阳性,说明粪便中含有血液。但粪便潜血试验阳性并不一定意味着患有肠息肉,还可能是其他肠道疾病,如肠炎、肠癌等。不过,它可以作为一个初步的筛查手段,提示医生和患者需要进一步检查排除肠道疾病,包括肠息肉。

3.影像学检查 如 CT 结肠成像等,可辅助发现较大的息肉。CT 结肠成像通过对肠道进行断层扫描,能够在一定程度上显示肠道内的病变情况。对于一些无法耐受结肠镜检查或结肠镜检查有禁忌的患者,CT 结肠成像可以提供一些有用的信息。但它无法像结肠镜检查那样直接观察息肉的细节,也不能取组织进行病理诊断,所以在诊断肠息肉方面,不能替代结肠镜检查。

四、治疗

1.内镜下治疗 随着内镜技术的发展,内镜下手术已成为治疗大肠息肉的重要手段,绝大多数大肠息肉都能通过内镜切除。

(1)高频电凝圈套法:适用于有蒂息肉,利用圈套器套住息肉蒂部,通过高频电流切除。在操作时,医生先将圈套器经内镜活检孔道插入肠道,张开套环,准确地将息肉套入套环内,然后逐渐收紧套环,紧贴在息肉蒂部。接着,将高频发生器与圈套器连接,根据息肉的大小、形态及蒂部的粗细,选择适当的电凝或电切指数,进行通电切割。切割过程中,要密切观察切割情况,确保切割的准确性和安全性,避免损伤周围肠壁组织。

(2)高频电凝灼除法:针对多发小息肉,通过高频电流热效应直接凝固灼除。医生在内镜直视下,将高频电凝探头定位至息肉的顶部,然后调整高频发生器的参数,如电流强度、作用时间等,对息肉进行灼除。在灼除过程中,需密切观察息肉的变化,直至其完全消失。由于这种方法是直接对息肉进行烧灼,所以要严格控制电凝的强度和范围,避免对周围正常组织造成损伤。

(3)活检钳除法:操作简便,适用于单发或少数球状小息肉,能同时获取活组织进行病理检查。在操作时,医生在内镜直视下,准确找到息肉的位置,然后使用活检钳轻轻夹住息肉的蒂部,并向上提起,通过适当的力度控制,将息肉切除。切除后的息肉可以随内镜一起退出体外,方便进行后续的病理检查。这种方法创伤小、恢复快,但对于较大的息肉或蒂部较宽的息肉,可能无法完全切除。

(4)微波灼除法:利用微波能量使息肉组织升温凝固坏死,适用于直径小于 2 cm 的无蒂或广基息肉。操作时,先将微波治疗仪的探头通过内镜活检孔插入,并直接接触息肉。然后,根据息肉的大小和形态,调整微波的功率和作用时间。微波的热效应能够使息肉组织迅速升温,导致细胞内水分汽化,蛋白质凝固变性,从而使息肉坏死脱落。在治疗过程中,要注意避免过度治疗导致的肠壁损伤。

(5)氩离子凝固术:属于非接触性电凝固方法,用于广基息肉、扁平息肉及息肉切除后的残端处理。操作时,将氩气刀的治疗探头通过内镜活检孔插入,并伸至息肉的上方,启动氩气刀,使氩气离子束通过内镜的工作通道射向息肉。氩气离子束在电场作用下被加速,撞击息肉组织,产生热效应,使息肉组织凝固。通过调整氩气刀的功率和治疗时间,可以精确控制凝固的范围和深度。这种方法具有非接触性、治疗精确且创伤小的优点,但也要注意避免过度治疗导致的肠穿孔等严重并发症。

(6)内镜黏膜切除术(EMR):适用于直径大于 2 cm 的广基息肉、平坦型息肉,以及早期癌变但未浸润至黏膜下层的息肉。在操作中,首先需要在息肉基底部的黏膜下层注射生理盐水或肾上腺素盐水,目的是使息肉隆起,与周围组织分离,便于后续的圈套和切除。注射时,要确保液体均匀分布,使息肉充分隆起且不影响周围正常组织。随后,操作者使用圈套器准确套住息肉,并通过高频电流进行切除。在切除过程中,需保持圈套器与息肉之间的适当张力,避免损伤周围肠壁。必要时,可使用钛夹封闭创面,以减少出血和穿孔的风险。

(7)内镜黏膜下剥离术(ESD):可更彻底地剥离直径较大、广基且可疑恶变的息肉,保留更多正常肠黏膜,降低复发风险。在操作时,首先需要在息肉边缘进行标记,以便准确界定切除范围。随后,在息肉基底部黏膜下层注射生理盐水或肾上腺素盐水,使息肉与黏膜下层分离。这一步骤要求操作者具备高度的专注力和精准的操作技巧,因为分离的效果直接影响到后续的切除操作。接下来,使用专用器械如 IT 刀、Hook 刀等逐步剥离息肉。这些器械使得剥离过程更加精细和可控,能够减少出血和穿孔的风险。最后,使用圈套器切除剥离下来的息肉,并进行病理检查以明确其性质。

2.外科手术切除　对于家族性腺瘤性息肉病患者,当息肉布满肠道、有恶变可能或已恶变时,需行全结肠切除、回肠-直肠吻合术或回肠-肛管吻合术。全结肠切除手术会切除整个结肠,然后将回肠与直肠或肛管进行吻合,以恢复肠道的连续性。这样可以彻底清除病变组织,防止息肉恶变或进一步扩散。对于黑斑息肉综合征(Peutz-Jeghers 综合征)患者,若息肉数量较多或分布广泛,可能需要外科手术切除部分或全部肠道。手术方式的选择要根据患者的具体情况,如息肉的分布范围、患者的身体状况等综合考虑,以达到最佳的治疗效果。

五、特殊肠息肉病

1.家族性腺瘤性息肉病　家族性腺瘤性息肉病(FAP)是一种常染色体显性遗传性病,意味着只要父母一方携带致病基因,子女就有 50% 的概率遗传到该基因。整个结直肠布满大小不一的腺瘤,这些腺瘤从外观上看,形态各异,大小从几毫米到几厘米不等。多在 15 岁前后出现息肉,起初数量不多,可能只有几个或十几个,但随着年龄增长,息肉数量会迅速增多。患者可出现腹部不适、腹痛,腹痛的性质多样,可为隐痛、胀痛或绞痛。大便带血或带黏液,便血的颜色和出血量因个体差异而异,黏液的量也不尽相同。大便次数增多,排便习惯发生改变。若不及时治疗,随着息肉的不断生长和恶变,终将发生癌变,所以一旦确诊,应尽快手术,以降低癌变风险。

2.黑斑息肉综合征　又称家族性黏膜皮肤色素沉着胃肠道息肉病,是常染色体显性遗传性疾病,以皮肤黏膜色素沉着、胃肠道多发息肉为主要特点。皮肤黏膜色素沉着表现为口唇、口腔黏膜、手掌、足底等部位出现黑色或褐色的斑点。这些斑点大小不一,形状不规则。胃肠道多发息肉可发生于消化道任何部位,以小肠多见(50%),其次是结肠(30%),胃(20%),直肠少见(<10%),也可见于输尿管、膀胱及子宫等。黑斑息肉综合征患者胃肠道息肉发生癌变的风险较低,但仍有癌变可能,这是因为虽然息肉恶变的概率相对其他类型息肉病较低,但随着息肉数量的增加和时间的推移,癌变的可能性也会逐渐增加。所以确诊后需积极治疗并密切随访,以便及时发现和处理可能出现的问题。

六、术后处理

1. 一般处理　术后患者需卧床休息，这是为了减少身体活动对手术部位的刺激，促进伤口愈合。卧床期间，患者要避免剧烈运动，如翻身时动作要轻柔，避免突然用力，以免增加腹压，导致伤口出血或裂开。禁食24 h是术后常规措施，旨在减少胃肠道负担，避免食物残渣对手术部位的刺激。24 h后，根据患者的恢复情况，可逐渐过渡到流质饮食，如米汤、菜汤等，这些食物容易消化，不会对肠道造成太大负担。然后再过渡到半流质饮食，如粥、面条等，最后恢复至普通饮食。在饮食过渡过程中，应密切观察患者的生命体征，包括体温、脉搏、呼吸和血压，以及腹部症状，如腹痛、腹胀、便血等。一旦发现异常，应立即采取措施进行处理，确保患者安全。

2. 预防感染　术后预防感染是术后处理的重要一环。由于手术过程中可能破坏肠道的屏障功能，使肠道内的细菌更容易进入血液或组织，增加感染的风险，因此术后可适当使用抗生素进行预防性治疗。抗生素的选择和使用时间应根据患者的具体情况和手术范围来确定，一般使用3~5 d。同时，应加强患者的个人卫生管理，保持手术部位的清洁干燥，定期更换敷料，避免交叉感染。例如，在护理患者时，医护人员要严格遵守无菌操作原则，患者家属也要注意个人卫生，避免将病菌传播给患者。

3. 止血　术后出血是常见的并发症之一。如发现患者有少量出血，可首先给予止血药物进行保守治疗，如口服或静脉注射止血药。止血药物可以通过收缩血管、促进血液凝固等机制来减少出血。同时，可密切观察出血情况，如出血量未减少或持续增多，应及时进行内镜下止血治疗。内镜下止血具有直观、准确的优点，医生能够通过内镜迅速定位出血点，并使用止血夹、电凝等方法进行有效处理。如出血量大，甚至导致休克等严重情况，应立即输血以补充血容量，维持患者的生命体征稳定，并紧急进行手术止血，以确保患者的生命安全。

4. 病理检查　切除的息肉应送病理检查，这是明确息肉性质及有无恶变的关键步骤。病理检查通过显微镜观察息肉的组织结构、细胞形态及染色特点，能够准确判断息肉的良恶性。例如，良性息肉的细胞形态较为规则，组织结构相对正常；而恶性息肉的细胞则呈现出异形性，组织结构紊乱。如病理结果显示息肉有恶变倾向或已恶变，应根据病理结果决定下一步治疗方案，如进一步手术扩大切除范围、进行化疗或放疗等。这一步骤对于指导后续治疗、评估预后具有重要意义。

5. 随访　术后随访是确保患者长期健康的重要环节。对于所有接受息肉切除手术的患者，术后应定期进行内镜复查，以观察创面愈合情况、有无息肉残留或复发，以及有无并发症的发生。复查的频率和时间应根据患者的具体情况和手术类型来确定。一般来说，术后1~3个月进行第一次复查，之后根据情况每半年或1年复查一次。对于家族性腺瘤性息肉病患者，由于其后代患息肉的风险较高，术后更应密切随访。建议每半年至1年行一次结肠镜检查，以及早发现并处理新生的息肉，防止其恶变。同时，应加强对患者的健康教育，提高其自我保健意识，鼓励其积极参与随访工作，共同维护健康。

七、并发症及处理

1. 出血　是最常见的并发症，原因包括切割损伤血管、蒂部止血不彻底、术后创面渗血。在息肉切除过程中，如果操作不当，如切割速度过快、方向不准确，或者息肉位置特殊，靠近较大的血管，就容易损伤肠壁血管，导致出血。息肉蒂部止血不彻底，可能是因为止血夹未夹紧，或者使用的止血药物剂量不足，无法有效止血。术后创面渗血可能是由于患者凝血功能不佳，或者术后活动过早、过度,导致创面再次出血。术中出血可用圈套器、活检钳止血,医生会迅速用圈套器或活检钳夹住出血点,施加压力,以控制出血。必要时,还可注射止血药物,如肾上腺素盐水,或者用电凝、氩气刀等方法进行止血,通过热效应使血液凝固,防止出血进一步扩散。术后少量出血可药物保守治疗,如使用止血敏、止血芳酸等药物;大量出血需内镜下止血,通过内镜找到出血点,使用止血夹夹闭出血血管,或用电凝、氩离子凝固术等方法止血;内镜止血无效则手术治疗,通过手术直接找到出血部位,进行缝合或结扎止血。

2. 穿孔　因切割损伤、电凝灼伤、创面过大导致。在切除息肉时,如果切割过深,直接切穿肠壁,就会造成穿孔。电凝时,如果电凝功率过大或持续时间过长,会使肠壁组织过度灼伤,导致肠壁坏死穿孔。对于一些大型或复杂息肉的切除,术后创面可能过大,肠壁的完整性受到严重破坏,在肠腔内压力变化等因素的作用下,容易引发穿孔。术中穿孔可用钛夹或尼龙绳封闭,医生会在发现穿孔后,立即用钛夹或尼龙绳将穿孔部位夹闭或缝合,防止肠道内容物外泄。必要时,还可行外科手术修补,通过开腹或腹腔镜手术,对穿孔部位进行更彻底的修复。术后穿孔一旦确诊,应尽快外科手术修补,同时给予抗感染治疗,使用抗生素控制感染,防止炎症扩散。还要给予营养支持,通过静脉输液或鼻饲等方式,为患者提供足够的营养,促进身体恢复。

3. 感染　原因有术前肠道准备不充分、术中污染、术后创面感染。术前肠道准备不充分,肠道内残留的食物残渣和大量细菌,在手术过程中容易进入手术区域,引发感染。术中污染可能是由于手术器械消毒不严,或者手术操作过程中违反无菌原则,导致外部细菌进入肠道。术后创面感染是因为术后创面是细菌滋生的良好环境,如果护理不当,如未及时更换敷料,或者患者免疫力降低,就容易受到细菌感染。术前充分清洁肠道,患者需要在术前口服泻药,如硫酸镁、聚乙二醇电解质散等,必要时还需进行清洁灌肠,以清除肠道内的粪便和细菌,降低感染风险。术中严格无菌操作,医生和护士要严格遵守无菌操作规程,确保手术器械和手术区域的清洁与消毒,避免外部细菌进入肠道。术后适当使用抗生素预防感染,根据患者的情况选择合适的抗生素,如头孢菌素类、喹诺酮类等。如发现感染迹象,如发热、腹痛、脓液排出等,应及时行抗感染治疗,根据感染的病原体调整抗生素的使用,控制感染扩散。

4. 电凝综合征　因电凝功率和时间不当、操作不当引发。在高频电凝时,如果电凝功率过大,电流通过肠壁时产生的热量过多,会对肠壁组织造成过度损伤;电凝时间过长,也会使肠壁组织长时间受到热刺激,导致损伤加重。电凝时如果电极与肠壁接触不紧密,电流分布不均匀,可能会导致局部肠壁组织受到过度的电流冲击,损伤周围肠壁组织。术中严格控制电凝参数,医生要根据息肉的大小、位置、形态等因素,选择合适的电凝功率和时间,在操作前仔细调试设备,确保电凝参数准确无误。术后密切观察,一旦患者出现腹痛、腹胀、发热等电凝综合征表现,应及时行对症治疗。比如,使用止痛药物缓解腹痛,使用抗炎药物减轻炎症反应。必要时,可行外科手术探查,通过手术来明确肠壁的损伤程度,并进行相应的修复处理,防止病情进一步恶化。

5. 息肉残留或复发　由于息肉切除不彻底、多发息肉未全部切除、术后新发息肉所致。息肉切除不彻底,可能是因为息肉的形态复杂,如息肉根部较深、呈分叶状等,导致手术时难以完全切除干净,残留的部分息肉组织在术后会继续生长,甚至有恶变的风险。对于多发息肉患者,如果术中未能全面细致地检查肠道,就可能遗漏一些较小的息肉,这些遗漏的息肉在后续会逐渐长大,成为复发的源头。部分患者术后可能因遗传因素,其体内的基因缺陷持续影响肠道黏膜细胞的生长,或者由于环境因素,如长期不良的饮食习惯、生活作息不规律等,导致肠道微生态失衡,促使新的息肉生成。术中仔细检查,医生在切除息肉后,要对手术部位及周围肠道进行反复、全面的观察,确保没有息肉残留。对于多发息肉患者,更要提高警惕,不放过任何一个可能存在息肉的部位。术后定期复查,患者应按照医生的建议,定期进行内镜复查,一般在术后 1～3 个月进行首次复查,之后根据个体情况,每半年至一年复查一次。及时处理残留或复发息肉,一旦发现息肉残留或复发,应根据息肉的大小、形态、数量等具体情况,选择合适的治疗方式,如再次内镜下切除或外科手术治疗。对于新发息肉,同样要依据息肉的性质和大小,制定个性化的处理方案,以保障患者的长期健康。

八、预防措施与健康教育

1. 预防措施　定期进行结肠镜检查至关重要,尤其是年龄超过 40 岁、有肠息肉家族史、长期高脂肪低纤维饮食、肥胖、吸烟等高危人群,建议每 3～5 年进行一次结肠镜检查,以便尽早发现肠道内的息肉,在其恶变前进行干预。改善饮食习惯,增加膳食纤维的摄入,多吃蔬菜(如西兰花、菠菜、芹菜等)、水果(如苹果、香蕉、橙子等)、全谷类食物(如燕麦、糙米、全麦面包等),膳食纤维能够促进肠道蠕动,减少粪便在肠道内的停留时间,降低有害物质对肠黏膜的刺激。减少高脂肪、高蛋白食物的摄入,如动物内脏、油炸食品、红肉等,这些食物会增加肠道负担,改变肠道微生态环境,增加息肉发生的风险。养成良好生活习惯,戒烟限酒,吸烟和过量饮酒会对肠道黏膜造成损害,影响肠道的正常生理功能。适当体育锻炼,每周进行至少 150 min 的中等强度有氧运动,如快走、慢跑、游泳等,运动能够增强体质,调节肠道功能,维持肠道正常的免疫状态。有家族遗传史的人群,应定期进行遗传咨询,了解自身的遗传风险,并根据医生的建议,定期进行结肠镜检查,以便早期发现和处理息肉。

2. 健康教育　向患者及家属普及肠息肉的相关知识,包括:病因,如遗传因素、饮食因素、炎症刺激等;临床表现,如腹痛、便血、大便习惯改变等;诊断方法,如结肠镜检查、粪便潜血试验等;治疗方法,如内镜下治疗、外科手术治疗等;预防措施,如改善生活方式、定期体检等。告知术后可能出现的并发症及处理方法,让患者及家属提前做好心理准备,如术后出血可能出现便血、头晕、心慌等症状,一旦发生应及时告知医生;穿孔可能表现为剧烈腹痛、腹胀等,需要紧急处理。指导术后饮食调整、生活护理及定期复查,术后饮食要从流质、半流质逐渐过渡到正常饮食,避免食用辛辣、油腻、刺激性食物;生活中要注意休息,避免劳累和剧烈运动;严格按照医生安排的时间进行复查。鼓励患者保持积极乐观的心态,配合治疗及随访工作,良好的心态有助于提高患者的免疫力,促进身体恢复,患者积极配合随访能够及时发现问题,保障治疗效果,提高生活质量。

第六节　大肠梗阻与肠粘连

一、大肠梗阻

(一)病因

1. 肿瘤性梗阻　大肠癌是大肠梗阻最常见的病因,肿瘤生长可导致肠腔狭窄、堵塞。此外,腹腔内其他部位的恶性肿瘤转移至大肠或压迫大肠,也会引发梗阻。

2. 结肠扭转　乙状结肠扭转较为常见,这主要是因为乙状结肠系膜较长而肠管相对游离,当肠管蠕动不协调、饱食后剧烈运动等情况下,易发生扭转,导致肠腔梗阻,同时影响肠管血运,可能发展为绞窄性肠梗阻。

3.结肠憩室炎 结肠憩室反复发炎,可引起局部肠壁增厚、粘连,导致肠腔狭窄,进而引发肠梗阻。

4.粪石堵塞 长期便秘患者,干结的粪块在结肠内积聚,可堵塞肠腔造成梗阻。特别是在结肠的狭窄部位,如乙状结肠与直肠交界处,更容易发生粪石梗阻。

5.肠粘连 腹部手术、炎症、创伤等因素导致腹腔内粘连形成,粘连可牵拉、压迫结肠,引起大肠梗阻,不过相比小肠梗阻,由粘连导致的大肠梗阻比例相对较低。

6.先天性肠道畸形 如先天性巨结肠,因肠壁肌间神经节细胞缺如或发育不良,导致病变肠段持续痉挛,粪便淤滞于近端结肠,使该段结肠肥厚、扩张,引发梗阻症状。

(二)病理生理

大肠梗阻发生后,肠腔内气体和粪便无法正常排出,致使肠腔逐渐扩张。起初,肠壁静脉回流受阻,肠壁淤血、水肿,毛细血管通透性增加,大量液体渗出到肠腔和腹腔内。随着梗阻时间延长,肠壁动脉血供也会受到影响,可出现肠管缺血、坏死,甚至穿孔。由于大肠内细菌含量丰富,一旦肠管坏死穿孔,极易引发严重的腹腔感染和全身感染,导致感染性休克等严重并发症,危及生命。同时,梗阻还会引起水电解质紊乱和酸碱平衡失调,进一步加重机体的病理生理改变。

(三)临床表现

1.腹痛 多表现为持续性胀痛或阵发性绞痛,疼痛部位常位于下腹部,疼痛程度因梗阻原因和程度而异。若发生肠扭转等绞窄性梗阻时,腹痛往往较为剧烈,且呈持续性加重。

2.腹胀 腹胀是大肠梗阻较为突出的症状,因为大肠梗阻后肠腔积气、积液明显,且梗阻部位越低,腹胀越显著。患者腹部隆起,严重时可出现肠型和蠕动波。

3.呕吐 早期呕吐相对较少,呕吐物多为胃内容物。随着梗阻时间延长,若梗阻部位较低,呕吐物可呈粪样物;若为高位结肠梗阻,呕吐出现相对较早,且呕吐物中可能含有胆汁。

4.停止排气排便 完全性大肠梗阻时,肛门完全停止排气排便;不完全性梗阻时,可能仍有少量气体和粪便排出,但排气排便量明显减少。此外,部分患者还可能出现恶心、乏力、发热等全身症状,若病情进展至感染性休克阶段,可出现血压下降、心率加快、意识障碍等表现。

(四)诊断方法

1.病史询问与临床表现评估 详细询问患者的病史,包括腹痛、腹胀、呕吐、停止排气排便等症状的出现时间、特点、变化情况,有无便秘史、肠道手术史、肿瘤病史等。结合患者的症状和体征,初步判断是否存在大肠梗阻。

2.体格检查 观察患者腹部形态,有无腹胀、肠型、蠕动波等。触诊腹部,检查有无压痛、反跳痛、腹肌紧张等腹膜刺激征,注意是否可触及腹部肿块。听诊腹部,判断肠鸣音是否亢进、减弱或消失。若出现肠鸣音亢进,伴有气过水声,提示可能存在机械性肠梗阻;若肠鸣音减弱或消失,要警惕肠坏死等严重情况。

3.辅助检查

(1)X射线检查:腹部X射线平片可显示结肠充气扩张,可见宽大的液平面等典型的肠梗阻征象。若为结肠扭转,可能出现特征性的"咖啡豆征"或"鸟嘴征"。

(2)CT检查:CT检查能更清晰地显示结肠的形态、结构,准确判断梗阻部位、原因,还可观察到肠壁厚度、有无肿瘤、腹腔内有无积液等情况,对于鉴别诊断具有重要价值。

(3)肠镜检查:在病情允许的情况下,肠镜检查不仅可以直接观察肠腔内的病变情况,如肿瘤、息肉、狭窄等,还可进行活检,明确病变性质,为后续治疗提供依据。

（4）血液检查：血常规检查可了解白细胞计数、中性粒细胞比例等，判断是否存在感染；血生化检查能检测电解质、肝肾功能等指标，评估患者有无水电解质紊乱和酸碱平衡失调，对于指导治疗具有重要意义。

（五）治疗

大肠梗阻的治疗原则同样是解除梗阻、恢复肠道通畅，根据病情可选择保守治疗或手术治疗。

1. 保守治疗

（1）禁食、禁水：患者需严格禁食、禁水，减少胃肠道负担，避免食物和液体进一步积聚在梗阻近端肠道，加重梗阻症状。

（2）胃肠减压：通过放置胃管，吸出胃肠道内的气体和液体，减轻胃肠道压力，缓解腹胀、呕吐等症状。对于低位大肠梗阻，还可考虑使用肛管排气等方法辅助减压。

（3）补液与营养支持：根据患者的脱水程度、电解质紊乱情况，合理补充液体和电解质，维持患者的水电解质平衡和酸碱平衡。同时，给予营养支持，保证患者的能量供应，增强机体抵抗力。

（4）灌肠治疗：对于不完全性大肠梗阻，尤其是由粪石堵塞等原因引起的梗阻，可采用温盐水灌肠、开塞露纳肛等方法，促进粪便排出，缓解梗阻。但灌肠时需注意压力和灌肠液的量，避免加重病情。

（5）抗感染治疗：由于大肠内细菌繁多，梗阻后容易并发感染，因此对于怀疑有感染的患者，应及时给予抗生素治疗，预防和控制感染的扩散，降低感染性休克等严重并发症的发生风险。

2. 手术治疗 适用于保守治疗无效、绞窄性肠梗阻、肿瘤性梗阻等情况。手术方式需根据梗阻原因、部位和患者的全身状况来选择。

（1）粘连松解术：对于因肠粘连导致的大肠梗阻，若粘连较为局限，可在手术中进行粘连松解，恢复肠道的正常形态和通畅性。

（2）肠切除吻合术：对于肿瘤性梗阻、坏死的肠段，通常需要切除病变肠段，然后将两端正常肠管进行吻合，恢复肠道的连续性。在切除肿瘤时，还需进行区域淋巴结清扫，以达到根治的目的。

（3）肠造口术：当肠梗阻严重，肠管水肿明显，无法进行一期肠切除吻合术时，可先进行肠造口术，将梗阻近端的肠管引出腹壁外，形成造口，使粪便暂时由此排出，以缓解梗阻症状。待患者病情稳定、肠道水肿消退后，再进行二期手术，关闭造口并恢复肠道的连续性。

（4）结肠扭转复位术：对于结肠扭转导致的梗阻，若肠管尚未发生坏死，可在手术中进行扭转肠管的复位，并对系膜进行适当固定，防止再次扭转。

（六）预防措施

1. 积极治疗肠道疾病 对于患有肠道肿瘤、结肠憩室炎、溃疡性结肠炎等肠道疾病的患者，应积极进行规范治疗，控制病情发展，预防肠道狭窄和梗阻的发生。定期进行肠镜检查，以便早期发现和处理肠道病变。

2. 养成良好的排便习惯 保持规律的排便习惯，避免便秘。增加膳食纤维的摄入，多吃蔬菜、水果、全谷类食物等，同时要保证充足的水分摄入，促进肠道蠕动，使粪便保持松软，易于排出。对于习惯性便秘患者，可在医生指导下适当使用缓泻剂。

3. 术后早期活动 腹部手术后，患者应尽早在床上翻身、活动肢体，待病情允许后，尽早下床活动，促进肠道蠕动恢复，减少肠粘连的发生，降低粘连性肠梗阻的发病风险。

4. 避免不良生活习惯 避免暴饮暴食，进食时细嚼慢咽，减少吞入过多空气。饱餐后避免剧烈运动，尤其是突然改变体位的运动，以防止肠扭转等急性肠梗阻的发生。

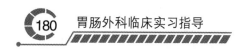

5.定期体检　定期进行全面体检,包括腹部超声、肠镜等检查项目,有助于早期发现肠道潜在病变,及时采取干预措施,预防大肠梗阻的发生。

二、肠粘连

肠粘连(adhesions of intestine)是指肠管与肠管之间、肠管与腹膜之间、肠管与腹腔内脏器之间发生的异常黏附。肠粘连是一种常见的腹部手术后并发症,也是引起肠梗阻的重要原因之一。

(一)病因

肠粘连的病因多种多样,主要包括以下几个方面。

1.腹部手术　腹部手术是导致肠粘连的主要原因。手术过程中肠管暴露时间过长、动作粗糙、创面大、止血不彻底、术后渗血、渗液、腹腔冲洗不净或腹腔内遗留异物等都可能造成肠粘连。

2.腹部炎症　如肠结核、结核性腹膜炎等疾病可导致腹腔内组织发生一系列变化,从而促进肠粘连的发生。

3.腹部创伤　如腹部发生外伤、存在异物或由于一些原因导致腹腔内出血可引起腹腔内组织的一系列变化,从而促进肠粘连的发生。

4.其他因素　如腹腔内放疗和化疗也可能导致肠粘连的发生。

(二)临床表现

肠粘连的临床表现因粘连部位、程度及是否引起肠梗阻而异。轻度肠粘连多无症状或症状轻微;重度肠粘连可引起腹痛、腹胀、呕吐等症状。当肠粘连引起肠梗阻时,患者可出现典型的肠梗阻症状。

(三)诊断

肠粘连的诊断主要依据患者的病史、临床表现及辅助检查结果。常用的辅助检查方法如下。

1.腹部 X 射线平片　可显示肠腔积气、气液平面等征象,有助于判断是否存在肠梗阻。

2.腹部 CT　能更清晰地显示肠道结构及粘连情况,有助于判断粘连部位及程度。

3.腹腔镜探查　对于疑似肠粘连的患者,可行腹腔镜探查以明确诊断。

(四)治疗

肠粘连的治疗原则为解除粘连、恢复肠道通畅。具体治疗方法如下。

1.非手术治疗　非手术治疗是肠粘连治疗的初步选择,尤其适用于病情较轻、粘连不完全或患者身体状况较差无法立即接受手术的情况。这一治疗方法旨在通过一系列细致入微的非侵入性手段,减轻肠道负担,为肠道功能的自然恢复创造条件。

(1)禁食、胃肠减压:作为非手术治疗的首要步骤,禁食与胃肠减压能够迅速减轻胃肠道的压力,缓解患者的腹痛、腹胀症状。通过胃管将胃内积聚的食物和液体吸出,不仅能够有效减少肠道内容物的刺激,还能为后续治疗提供更为清晰、准确的病情评估。同时,禁食也能避免新的食物进入肠道,进一步加重粘连情况。

(2)补液、纠正水电解质平衡紊乱:肠粘连患者常因呕吐、腹泻等症状导致脱水和电解质紊乱。医生会根据患者的脱水程度、电解质失衡情况,制定个性化的补液方案,通过静脉输液补充丢失的水分和电解质,如钠、钾、氯等,以维持内环境的稳定,防止病情进一步恶化。补液治疗还能为患者提供必要的营养支持,增强其抵抗力,为后续的治疗打下坚实的基础。

(3)抗感染治疗:肠粘连患者由于肠道屏障功能受损,易发生感染。一旦患者出现发热、白细胞升高等感染征象,应及时给予抗生素治疗,以控制感染,防止其进一步扩散,对肠道造成更大的损害。抗感染治疗还能有效缓解患者的炎症反应,减轻粘连程度,为后续治疗创造有利条件。

(4)理疗:理疗作为非手术治疗的一种辅助手段,如超短波、微波等物理疗法,能够促进局部血液循环,加速炎症消退,有利于粘连的吸收和消散。这一方法不仅安全、无痛,还能在一定程度上缓解患者的疼痛症状,提高患者的生活质量。理疗的疗程和频率需根据患者的具体情况由医生制定,以确保治疗效果的最大化。

2.手术治疗　当非手术治疗无法缓解粘连症状,或患者病情危重、粘连程度严重且需要立即解决时,手术治疗就成为必然选择。手术治疗旨在通过直接干预肠道,精准地解除粘连,恢复肠道的通畅性。

(1)粘连松解术:粘连松解术是肠粘连手术治疗的核心方法。通过手术分离粘连的肠道组织,恢复肠道的正常解剖结构,从而解除梗阻,恢复肠道的通畅性。这一手术方法要求医生具备精湛的手术技巧和丰富的临床经验,以确保手术的安全性和有效性。在手术过程中,医生会仔细评估粘连的程度和范围,制定个性化的手术方案,以最大程度地减少手术创伤和并发症的发生。

(2)肠排列术:对于粘连较重、反复梗阻的患者,肠排列术是一种有效的治疗方法。通过手术将小肠重新排列并固定于腹壁,形成有序的排列,以防止再次粘连的发生。这一手术方法能够显著降低肠梗阻的复发率,提高患者的生活质量。肠排列术的操作相对复杂,需要医生具备高超的手术技巧和丰富的经验,以确保手术的成功率和患者的安全。

(3)肠切除吻合术:对于粘连导致肠管坏死或无法分离的患者,肠切除吻合术是必要的治疗手段。手术过程中,医生会切除病变的肠段,包括坏死部分及周围可能受累的肠组织,然后将剩余的健康肠段进行吻合,恢复肠道的连续性。这一手术方法虽然创伤较大,但能够从根本上解决粘连问题,避免病情进一步恶化。在手术后,医生会密切监测患者的生命体征和肠道功能恢复情况,确保手术的成功和患者的康复。

(五)预防

肠粘连的预防关键在于减少腹部手术及创伤的发生。对于必须进行腹部手术的患者,应采取以下措施预防肠粘连的发生。

1.精细操作　手术过程中应精细操作,避免动作粗糙、创面过大等。

2.彻底止血　术中应彻底止血,避免术后渗血、渗液。

3.充分冲洗腹腔　术后应充分冲洗腹腔,减少腹腔内异物残留。

4.早期下床活动　术后患者应早期下床活动,促进肠道蠕动和血液循环,有利于预防肠粘连的发生。

5.使用防粘连药物　如透明质酸钠等防粘连药物可在一定程度上预防肠粘连的发生。

三、肠梗阻与肠粘连的鉴别诊断

肠梗阻与肠粘连虽然都是肠道疾病,但它们在临床表现、诊断及治疗等方面存在明显差异。因此,在临床工作中需对两者进行鉴别诊断。

1.临床表现　肠梗阻的临床表现主要包括腹痛、呕吐、腹胀、停止排气和排便等典型症状;而肠粘连的临床表现则因粘连部位、程度及是否引起肠梗阻而异。轻度肠粘连多无症状或症状轻微;重度肠粘连可引起腹痛、腹胀、呕吐等症状。当肠粘连引起肠梗阻时,患者可出现典型的肠梗阻症状。

2.辅助检查　肠梗阻的辅助检查主要包括腹部 X 射线平片、腹部 CT 等,可显示肠腔积气、气液平面等征象;而肠粘连的辅助检查则主要包括腹部 CT、腹腔镜探查等,能更清晰地显示肠道结构及粘连情况。

3. 治疗　肠梗阻的治疗原则为解除梗阻、恢复肠道通畅,具体治疗方法包括非手术治疗和手术治疗;而肠粘连的治疗原则为解除粘连、恢复肠道通畅,具体治疗方法也包括非手术治疗和手术治疗。但两者在手术治疗方面存在明显差异,肠梗阻患者可能需要进行肠切除吻合术等复杂手术;而肠粘连患者则可能需要进行粘连松解术、肠排列术等手术。

第七节　先天性巨结肠症

先天性巨结肠症是由于直肠或结肠远端的肠管持续痉挛,粪便淤滞在近端结肠,致使该肠管肥厚、扩张,是小儿常见的先天性肠道畸形。发病率为 1∶(2 000~5 000),男婴多见,有家族性发病倾向。其病因是直肠或结肠远端的肠管肌间神经丛内神经节细胞缺如,导致肠管持续痉挛,形成功能性肠梗阻,粪便淤滞在近端结肠,使该肠管肥厚、扩张。也有学者认为是肠道神经发育异常所致,即神经节细胞由胚胎第 12 周开始,由头侧向尾侧逐渐发育成熟,如发育过程在某部位停顿,则造成该部位以后的肠段无神经节细胞。故近端肠管神经节细胞发育正常,远端肠管神经节细胞缺如,因此形成肠管的痉挛狭窄段与扩张段。

一、临床表现

1. 新生儿期

(1)胎粪排出延缓、排出延迟:正常新生儿生后 24 h 内排胎粪,2~3 d 排完。先天性巨结肠患儿,由于肠管处于痉挛状态,胎粪不能通过狭窄段,故胎粪排出延缓或排出延迟。90% 以上的患儿生后 24 h 内无胎粪排出,有的经 2~3 d 甚至 5~6 d,或需用开塞露等直肠刺激后才能排便。以后常有排便不畅,需灌肠辅助排便,且排便后有明显腹胀减轻的表现。

(2)腹胀:是先天性巨结肠患儿最早出现的症状。新生儿期多表现为全腹膨胀,由于新生儿腹壁薄,故腹胀显得特别明显,可见肠型,腹部皮肤紧张、发亮,静脉怒张,有时可见肠鸣音活跃,甚至可听到肠腔内气体与液流动的声音(辘辘声),有的患儿可伴有脐疝。腹胀严重时,可压迫膈肌而影响呼吸,出现呼吸急促,甚至造成呼吸困难,有时可出现发绀。

(3)脐疝:新生儿巨结肠 70%~90% 伴有脐疝,一般于出生后即可见到,疝囊较大,且很少发生嵌顿。当患儿剧烈哭闹或腹胀加重时,脐疝突出明显,平静时或用手加压时疝内容物可回纳,减少腹胀。

(4)呕吐:为先天性巨结肠的常见症状,新生儿期有 50%~90% 的患儿出现不同程度的呕吐,呕吐物多为胃内容物,可含有胆汁,少数可呕吐粪样物。呕吐多发生在生后 2~3 周,部分患儿在生后数天即可出现,且呕吐频繁,呈持续性,吐出物可含胆汁或粪便,以致难以进食,造成营养不良和脱水。有的患儿不表现为呕吐,但腹胀日益加重。

(5)营养不良、发育迟缓:由于长期腹胀、便秘,使患儿食欲下降,影响了营养的吸收。粪便淤积使结肠肥厚扩张,压迫小肠,使胃内容物难以进入小肠,导致消化、吸收不良。巨结肠的患儿体格发育均低于正常同龄人,年龄越大越明显。

(6)肠梗阻:为先天性巨结肠常见的并发症,新生儿发生率为 2%~30%。主要表现为患儿突然腹胀加重,肠鸣音亢进或消失,不能自行排便,腹部立位 X 射线平片可见结肠梗阻的表现。

2. 婴儿和幼儿期

(1)便秘、腹胀:患儿生后胎粪排出正常,但在以后 1～6 个月开始出现顽固性便秘,并逐渐加重,排便困难,3～7 d 甚至 1～2 周排便 1 次。由于排便困难,粪便淤积使结肠肥厚扩张,腹部可出现宽大肠型,有时可触及充满粪便的肠袢及粪石。

(2)营养不良、发育迟缓:长期腹胀、便秘,使患儿食欲下降,营养吸收障碍,导致营养不良和发育迟缓。患儿消瘦,面色苍白,腹部膨隆,常呈现"舟状腹"。由于长期营养摄入不足,患儿生长发育明显落后于同龄正常儿,年龄越大越显著。

(3)巨结肠伴发小肠结肠炎:是先天性巨结肠最严重的并发症,也是最常见的死亡原因。据统计其发生率为 2%～56%,国内报道为 10%～50%,病死率高达 30%。临床表现为高热、腹泻、腹胀及迅速出现严重脱水、酸中毒、电解质紊乱、低血压等中毒性休克表现。小肠结肠炎可为巨结肠首发症状,尤其在新生儿期,故应特别警惕。

二、诊断

根据典型的临床表现,配合 X 射线钡剂灌肠、直肠肛管测压及直肠活检等可以确诊。

1. 新生儿期

(1)病史及体征:详细询问病史,了解胎粪排出时间、腹胀出现的时间、是否有脐疝、呕吐及生长发育情况等,对诊断先天性巨结肠有重要意义。体查见腹部膨隆,可见肠型,腹壁皮肤紧张、发亮,静脉怒张,可触及充满粪便的肠袢,有时可触及粪石。直肠指诊可发现直肠壶腹部空虚无粪便,指检时可见随手指退出有爆发性排便,且排出大量气体及稀便。

(2)X 射线腹部平片:腹部立位 X 射线平片是诊断先天性巨结肠的重要方法。腹部平片可见结肠扩张、充气,结肠影遍布全腹或腹部大部分,立位时可见结肠内气体和粪块形成的多个液平面,结肠呈"阶梯状"改变。钡剂灌肠可见典型的痉挛肠段和扩张肠段,排钡功能差,24 h 后仍有钡剂残留,若不及时灌肠洗出钡剂,可形成钡石,加重肠梗阻。

(3)直肠肛管测压:是诊断先天性巨结肠的重要方法,通过测定直肠和肛门内外括约肌的反射性收缩情况,了解患儿直肠肛门的功能状态。先天性巨结肠患儿由于直肠缺乏神经节细胞,直肠抑制反射消失或减弱,当直肠肛管测压气囊充气后,正常小儿可引起内括约肌松弛,而先天性巨结肠患儿则内括约肌不松弛或仅轻微松弛,且出现直肠壁收缩。

(4)直肠活检:通过直肠黏膜下层及肌层组织活检,观察神经节细胞是否存在,是诊断先天性巨结肠的金标准。但此方法对新生儿有一定的困难,且并发症较多,如出血、穿孔、感染等,故临床较少应用。

2. 婴儿和幼儿期

(1)病史及体征:详细询问病史,了解便秘出现的时间、腹胀的程度、是否有营养不良及发育迟缓等,对诊断先天性巨结肠有重要意义。查体见腹部膨隆,可见肠型,腹壁紧张,有时可触及粪石。直肠指诊可发现直肠壶腹部空虚,无粪便,指检时随手指退出有爆发性排便,排出大量气体及稀便。

(2)X 射线钡剂灌肠:是诊断先天性巨结肠的重要方法。钡剂灌肠可见结肠明显扩张,痉挛段与扩张段界限清楚,呈"漏斗状"或"鸟嘴状"改变,排钡功能差,24 h 后仍有钡剂残留。

(3)直肠肛管测压:是诊断先天性巨结肠的重要方法,通过测定直肠肛门内外括约肌的反射性收缩情况,了解直肠肛门的功能状态。先天性巨结肠患儿直肠抑制反射消失或减弱,直肠壁出现收缩。

(4)直肠活检:通过直肠黏膜下层及肌层活检,观察神经节细胞是否存在,是诊断先天性巨结肠的金标准,但临床较少应用。

三、鉴别诊断

1.新生儿胎粪性腹膜炎　新生儿胎粪性腹膜炎是由于胎儿期肠穿孔使胎粪进入腹腔,引起化学性腹膜炎所致。临床表现为生后不久即出现腹胀、呕吐、呼吸困难、发绀等症状,腹部立位 X 射线平片可见肠祥粘连成团,肠间隙增宽,有腹水征,膈下游离气体。与先天性巨结肠的鉴别要点是:胎粪性腹膜炎患儿胎粪排出正常,无便秘史,且腹部立位 X 射线平片可见肠穿孔及腹膜炎的表现。

2.新生儿坏死性小肠结肠炎　新生儿坏死性小肠结肠炎是由于肠道感染、缺血或喂养不当等原因引起的肠黏膜坏死和炎症。临床表现为腹胀、腹泻、呕吐、发热及便血等症状,腹部立位 X 射线平片可见肠壁积气、肠间隙增宽等。与先天性巨结肠的鉴别要点是:坏死性小肠结肠炎患儿胎粪排出正常,无便秘史,且腹部立位 X 射线平片可见肠壁积气、肠间隙增宽及腹水征。

3.先天性肠旋转不良　先天性肠旋转不良是由于胚胎发育过程中肠管旋转不良所致的肠道畸形。临床表现为呕吐、腹胀、脱水及电解质紊乱等症状,腹部立位 X 射线平片可见"双泡征"或"三泡征"。与先天性巨结肠的鉴别要点是:肠旋转不良患儿胎粪排出正常,无便秘史,且腹部立位 X 射线平片可见"双泡征"或"三泡征"。

4.先天性肛门闭锁或狭窄　先天性肛门闭锁或狭窄是由于胚胎发育过程中肛门发育障碍所致的肠道畸形。临床表现为生后无胎粪排出或胎粪排出延迟,伴腹胀、呕吐等症状。与先天性巨结肠的鉴别要点是:肛门闭锁或狭窄患儿直肠肛管测压无直肠抑制反射,且直肠活检可见神经节细胞存在。通过直肠指诊或肛门镜检查,可发现肛门闭锁或狭窄的病变。

5.特发性巨结肠　特发性巨结肠是一种病因不明的肠道疾病,临床表现为便秘、腹胀等症状,与先天性巨结肠相似。但特发性巨结肠患儿直肠肛管测压可见直肠抑制反射存在,且直肠活检可见神经节细胞正常。此外,特发性巨结肠的发病年龄较大,多为学龄期儿童,且病情较轻,预后较好。

四、治疗

先天性巨结肠的治疗包括保守治疗和手术治疗。

1.保守治疗　保守治疗是先天性巨结肠治疗的初步选择,尤其适用于新生儿期患儿,以及症状较轻、尚未达到手术指征的婴幼儿。这一治疗方法旨在通过一系列非侵入性的手段,缓解症状,改善营养状况,为后续的手术治疗或自然康复创造条件。

(1)灌肠:定期灌肠是缓解先天性巨结肠症状的有效手段之一。通过灌肠,可以清除肠道内积聚的粪便和气体,减轻腹胀,改善肠道功能。灌肠液的选择至关重要,一般选用生理盐水或温水,以避免对肠道造成刺激。灌肠的频率和每次灌肠的量需根据患儿的年龄、病情,以及肠道耐受情况来确定,以确保灌肠的效果和安全性。

(2)扩肛:扩肛是一种刺激直肠肛门括约肌松弛的方法,有助于排便。在进行扩肛时,医生需轻柔、缓慢地操作,以避免损伤肠道黏膜。扩肛的频率和持续时间也需根据患儿的具体情况来调整,以达到最佳的治疗效果。

(3)营养支持:先天性巨结肠患儿常伴有营养不良和发育迟缓的问题。因此,给予充足的营养支持是保守治疗的重要一环。对于不能经口进食的患儿,可通过鼻胃管或静脉营养来补充能量和营养物质,以满足其生长发育的需求。

(4)药物治疗:对于症状较轻的患儿,药物治疗可以作为一种辅助手段。口服缓泻剂可以帮助软化粪便,促进排便;肠道微生态制剂则能够调节肠道菌群平衡,改善肠道功能。然而,药物治疗的效果因人而异,且需长期使用,因此在使用过程中需密切监测患儿的反应和病情变化。

2.手术治疗 手术治疗是治疗先天性巨结肠的根本方法,旨在通过切除病变肠段,重建肠道功能,实现根治。手术时机的选择至关重要,需根据患儿的年龄、病情,以及医院条件等因素综合考虑。

(1)肠造瘘术:对于新生儿期患儿,如果症状严重、不能耐受根治手术,或者并发小肠结肠炎等严重并发症时,可先行肠造瘘术。这一手术方法能够迅速缓解腹胀症状,改善营养状况,为后续的根治手术创造有利条件。肠造瘘术后,患儿需定期接受肠道护理和清洁,以确保造瘘管的清洁和通畅。

(2)根治手术:根治手术是治疗先天性巨结肠的最有效方法。手术原则是切除无神经节细胞的肠段,保留有神经节细胞的肠段,并重建肠道功能。根据患儿的具体情况和医院条件,可以选择不同的手术方式,如翻出型肛门外吻合巨结肠根治术(Swenson 手术)、直肠后拖吻合巨结肠根治术(Duhamel 手术)、直肠黏膜剥离结肠直肠肌鞘内拖出术(Soave 手术)等。这些手术方式各有优缺点,医生需根据患儿的病情、年龄以及手术风险等因素来综合考虑,选择最适合的手术方案。

在根治手术中,医生需精确判断无神经节细胞肠段的范围,确保切除彻底,同时尽量保留有神经节细胞的肠段,以减少手术对肠道功能的影响。手术后,患儿需接受密切的观察和护理,以确保手术的成功和康复的顺利进行。

五、并发症及处理

1.小肠结肠炎 小肠结肠炎是先天性巨结肠最常见的并发症,也是导致患儿死亡的主要原因之一。临床表现为高热、腹泻、腹胀及迅速出现严重脱水、酸中毒、电解质紊乱、低血压等中毒性休克表现。处理原则是及时诊断、积极治疗。应给予抗感染、补液、纠正电解质紊乱等支持治疗,同时行肠造瘘术或根治手术,以减轻肠道负担、改善肠道功能。

2.肠穿孔 肠穿孔是先天性巨结肠的严重并发症之一,多由于肠道内压力过高、肠壁薄弱所致。临床表现为突然出现的剧烈腹痛、腹胀、呼吸困难及发绀等症状。处理原则是立即手术治疗,行肠穿孔修补术或肠切除吻合术。

3.肠梗阻 肠梗阻是先天性巨结肠的常见并发症之一,多由于肠道内粪便和气体淤积所致。临床表现为腹胀、呕吐、停止排便和排气等症状。处理原则是先行保守治疗,如灌肠、扩肛等;若保守治疗无效或病情加重时,应及时手术治疗。

4.术后并发症 术后并发症包括伤口感染、吻合口瘘、肠粘连等。处理原则是加强术后护理、预防感染、及时处理并发症。对于伤口感染,应加强换药、应用抗生素等抗感染治疗;对于吻合口瘘,应行瘘管修补术或再次手术;对于肠粘连,应行肠粘连松解术或再次手术。

六、预后

先天性巨结肠的预后与患儿病情、治疗时机及手术方式等因素有关。一般来说,新生儿期患儿症状严重、并发症多、预后较差;婴幼儿期患儿症状较轻、并发症少、预后较好。及时诊断、积极治疗

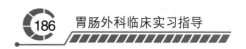

是提高预后的关键。对于保守治疗无效的患儿,应及时手术治疗;对于术后出现并发症的患儿,应积极处理并发症、加强术后护理。

第八节　直肠脱垂

直肠脱垂,又称直肠黏膜脱垂或直肠内脱垂,是指直肠壁黏膜层或直肠壁全层向下移位,甚至脱出肛门外的一种病理状态。根据脱垂的程度,可分为部分脱垂和完全脱垂。部分脱垂仅指直肠黏膜层的脱垂,而完全脱垂则涉及直肠壁的全层,甚至可能包括部分乙状结肠。根据脱垂的范围,直肠脱垂还可分为直肠黏膜脱垂、直肠全层脱垂和直肠乙状结肠脱垂。

一、病因

直肠脱垂的病因复杂多样,主要包括以下几个方面。

1. 解剖因素　直肠作为消化系统的重要组成部分,其位置稳定依赖于周围一系列固定和支持结构。其中,直肠侧韧带作为关键的支撑结构,一旦松弛或断裂,将直接导致直肠下滑,进而引发直肠脱垂。这种解剖上的异常,可能源于先天性发育不足,也可能因后天因素如长期腹压增高、盆底肌肉松弛等而逐渐加重。此外,直肠周围筋膜、肌肉的薄弱也是导致直肠脱垂的重要解剖因素。这些结构的薄弱使得直肠在腹压增加时缺乏足够的抵抗,从而易向下移位。

2. 腹压增加　腹压是维持腹腔内脏器位置稳定的重要因素之一。然而,长期便秘、慢性咳嗽、排尿困难等病理状态,会导致腹压持续增高,对直肠产生持续的向下推力。这种长期的腹压增加,不仅会加重直肠周围固定结构的负担,还可能导致这些结构的进一步松弛和损伤,从而加速直肠脱垂的发生。特别是在老年人中,由于身体机能的逐渐衰退,对腹压增加的耐受能力下降,直肠脱垂的风险也相应增加。

3. 盆底肌肉松弛　盆底肌肉群是维持盆腔内脏器位置稳定的重要结构之一。然而,随着年龄的增长、多次分娩或长期久坐不动等因素的影响,盆底肌肉的力量会逐渐减弱,甚至丧失。这种肌肉力量的减弱,使得盆底对直肠的支撑作用大大降低,直肠在腹压增加时更易向下移位。特别是在女性中,由于分娩过程中盆底肌肉的过度拉伸和损伤,以及更年期后雌激素水平的下降导致盆底肌肉进一步松弛,直肠脱垂的风险显著增加。

4. 手术或外伤　盆腔手术或外伤是直肠脱垂的另一个重要病因。在盆腔手术中,如直肠切除、子宫切除等,可能因操作不当或术后恢复不良而损伤直肠周围的固定结构。此外,外伤如骨盆骨折、会阴部撕裂伤等也可能导致直肠周围固定结构的破坏。这些损伤和破坏使得直肠失去了原有的支撑和固定,易发生脱垂。特别是在手术或外伤后恢复期间,如果缺乏有效的康复措施和护理,直肠脱垂的风险将大大增加。

5. 先天发育异常　部分直肠脱垂患者可能存在先天性的直肠发育异常。这些发育异常可能包括直肠过长、乙状结肠冗长等结构上的异常,也可能涉及直肠周围固定结构的先天性薄弱或缺失。这些先天性的异常和缺陷使得直肠在发育过程中就存在易脱垂的潜在风险。随着年龄的增长和腹压增加等后天因素的叠加作用,这种潜在风险将逐渐转化为实际的直肠脱垂症状。

二、病理生理

直肠脱垂的病理生理过程主要涉及直肠周围支持组织的损伤和直肠本身的病变。直肠周围的支持组织如盆底筋膜、肛提肌等发生退行性变或损伤,导致对直肠的支持力减弱。同时,直肠本身的病变如炎症、肿瘤等,可加重直肠的脱垂程度。直肠脱垂后,直肠黏膜可发生充血、水肿、糜烂等病理变化,严重时甚至可出现坏死和溃疡。

三、临床表现

直肠脱垂的临床表现因脱垂程度和个体差异而异,主要包括以下几个方面。

1. 肛门不适　这是直肠脱垂患者最直观也最常见的感受之一。主要表现为坠胀感、疼痛和瘙痒等。患者可能会持续或间歇性地感到肛门区域有坠胀感,仿佛有重物悬挂,这种不适感在站立、行走或久坐后往往加剧。疼痛也是常见的症状,它可能表现为隐痛、刺痛或烧灼痛,尤其在排便后更为明显。瘙痒则是由于脱垂部分可能分泌黏液,刺激肛周皮肤所致,长期的瘙痒还可能引发皮肤炎症或湿疹,进一步加重患者的不适。

2. 排便异常　直肠脱垂直接影响肠道的正常功能,尤其是排便过程。脱垂的直肠黏膜如同一道屏障,可能部分或完全阻塞肠道,导致粪便排出受阻,患者出现排便困难,需要用力或长时间才能完成排便。排便不尽感是另一个典型表现,即便排便后,患者仍感觉肠道内有残留物,这种不适感往往促使患者频繁如厕,形成恶性循环。便秘是长期排便异常的直接后果,而部分患者则可能因为肠道功能紊乱而出现腹泻,或是排出含有大量黏液的粪便,这些都是直肠脱垂对肠道健康造成干扰的直接体现。

3. 肿物脱出　这是直肠脱垂最为直观的体征。当患者排便或因其他原因导致腹压增加时,如咳嗽、打喷嚏,脱垂的直肠黏膜会随之下移,甚至完全脱出肛门外,形成一个肉眼可见的肿物。肿物的形态和大小各异,轻度脱垂时可能仅为小指尖大小,重度脱垂时则可达到鸡蛋大小甚至更大,形状多为圆形或椭圆形。肿物表面光滑或湿润,有时因长期摩擦或感染而出现溃疡、出血,使得患者在视觉上和心理上都承受巨大压力。

4. 其他症状　直肠脱垂不仅影响肛肠系统,还可能波及邻近器官,引发一系列全身症状。例如,由于脱垂部分压迫或刺激邻近的泌尿系统,患者可能出现尿频、尿急、尿痛等膀胱刺激症状,严重时甚至影响肾功能。腰骶部酸痛是另一常见表现,这主要是因为脱垂的直肠影响了盆腔内的神经和肌肉结构,导致局部血液循环不畅,肌肉紧张或炎症,进而引发疼痛。此外,部分患者还可能伴有肛门失禁、性功能障碍等问题,这些都对患者的日常生活和心理状态造成了严重影响。

四、诊断

直肠脱垂的诊断主要依赖于患者的临床表现、体格检查和辅助检查。

(一)临床表现

详细询问患者的病史和症状,是诊断直肠脱垂的第一步。对于直肠脱垂患者,应重点关注其肛门不适、排便异常和肿物脱出等症状。

(二)体格检查

体格检查是诊断的重要组成部分。通过肛门视诊和指诊,可以观察肛门及其周围组织的形态和颜色,判断有无肿物脱出、出血、溃疡等情况;通过指诊还可以触摸到直肠内壁的质地和有无肿块等异常。

(三)辅助检查

辅助检查对于明确诊断和评估病情具有重要意义。常用的辅助检查如下。

1. 肛门镜检查　可以直视肛门和直肠黏膜的情况,判断有无脱垂、溃疡、出血等病变。

2. 排粪造影　通过注入造影剂并拍摄 X 射线片,可以观察直肠和肛门的排便功能,判断有无直肠脱垂和排便障碍。

3. 磁共振成像　可以清晰地显示直肠和肛门周围组织的结构和病变情况,对于复杂病例的诊断具有重要价值。

五、治疗

直肠脱垂的治疗方法多种多样,应根据患者的具体情况选择合适的治疗方法。

(一)非手术治疗

非手术治疗是直肠脱垂初期或轻度病例的首选方案,旨在通过生活方式调整和辅助治疗手段缓解症状,延缓病情进展。

1. 饮食调整　饮食管理是治疗直肠脱垂的基础。增加膳食纤维的摄入,如多吃蔬菜、水果、全谷物等,可以有效促进肠道蠕动,软化粪便,减少排便时的腹压,从而减轻对直肠的推动作用。同时,保持充足的水分摄入,避免大便干结,也是缓解便秘、预防脱垂加重的关键。

2. 盆底肌肉锻炼　盆底肌肉是支撑直肠的重要结构。通过规律的提肛运动等盆底肌肉锻炼,可以增强这些肌肉的力量和弹性,提高直肠的支撑力,减少脱垂的发生。这种锻炼方法简单易行,无须特殊设备,适合所有患者,尤其是轻症患者和术后康复者。

3. 药物治疗　局部使用药膏或栓剂,如含有消炎、止痛、收敛成分的药物,可以短期内缓解肛门不适、疼痛和炎症等症状。然而,药物治疗仅能对症治疗,无法从根本上解决直肠脱垂的问题,因此通常作为辅助治疗手段。

4. 生物反馈治疗　生物反馈治疗是一种利用现代医疗技术帮助患者学会自我控制生理功能的疗法。通过生物反馈仪,患者可以直观地看到自己的盆底肌肉活动情况,学习如何正确地进行排便和盆底肌肉收缩,从而改善直肠脱垂的症状。这种方法尤其适用于那些因盆底肌肉功能障碍导致的脱垂患者。

(二)手术治疗

对于症状严重、非手术治疗无效或合并其他并发症的直肠脱垂患者,手术治疗是必要的选择。手术路径的选择取决于脱垂的严重程度和患者的具体情况。

1. 经肛手术　对于轻度脱垂患者,经肛手术是一种较为温和的治疗方式。直肠黏膜剥除肌层折叠术通过剥除部分直肠黏膜并折叠肌层,增强直肠壁的支撑力;肛门紧缩术则通过缩小肛门开口,提高肛门的闭合能力,从而减轻脱垂。这些手术方法操作简单、创伤小,恢复快,但复发率相对较高,需要患者术后继续保持良好的生活习惯和盆底肌肉锻炼。

2. 经腹手术　对于重度脱垂或合并其他并发症的患者,经腹手术更为适用。直肠悬吊缝合固定术通过手术将直肠固定在周围结构上,防止其下垂;直肠前侧悬吊补片固定术则使用补片加强直肠前侧的支撑。这些手术方法固定效果确切,复发率低,但手术创伤较大,恢复时间较长,且对手术医生的技术要求较高。

3. 经腹经肛联合手术　对于部分复杂病例,如脱垂严重且合并有其他肛肠疾病的患者,可能需要采用经腹经肛联合手术进行治疗。这种手术方法结合了经腹和经肛两种手术路径的优势,可以全面评估和处理直肠脱垂及其并发症,提高治疗效果。然而,由于手术操作复杂,对医生和患者的身体条件都有较高要求,因此需要在充分评估后谨慎选择。

六、预防

预防直肠脱垂发生和发展,对于维护患者的健康和生活质量具有重要意义。

(一)改善生活习惯

1. 保持规律作息 保证充足的睡眠和规律的作息时间,有助于维持身体的正常代谢和免疫功能。

2. 增加膳食纤维摄入 多吃富含膳食纤维的食物,如蔬菜、水果、粗粮等,可以促进肠道蠕动和排便顺畅,减少便秘的发生。

3. 避免久坐久站 长时间久坐或久站不动会增加盆腔压力,不利于直肠和肛门的健康。应适当活动身体,促进血液循环和肠道蠕动。

(二)加强体育锻炼

1. 进行有氧运动 如散步、慢跑、游泳等有氧运动可以增强身体的耐力和免疫力,有助于预防直肠脱垂和肛门周围疾病的发生。

2. 进行盆底肌肉锻炼 通过提肛运动等盆底肌肉锻炼方法,可以增强盆底肌肉的力量和弹性,提高直肠的支撑力,从而预防直肠脱垂和肛门周围疾病。建议每天进行适量的盆底肌肉锻炼,并持之以恒。

(三)注意个人卫生

1. 保持肛门清洁 每天用温水清洗肛门,保持肛门部位的清洁和干燥,可以减少细菌滋生和感染的风险。

2. 避免使用刺激性物质 避免使用含有刺激性成分的洗液、香皂等清洗肛门,以免对肛门皮肤造成刺激和损伤。

(四)及时治疗相关疾病

1. 治疗慢性便秘 长期便秘会增加直肠脱垂和肛门周围疾病的风险。对于慢性便秘患者,应及时就医并接受规范治疗,改善排便习惯。

2. 治疗慢性咳嗽、排尿困难等 这些疾病会增加腹压,对直肠和肛门造成压力,应及时治疗以减轻症状。

(五)定期进行体检

1. 肛门指诊 定期进行肛门指诊可以及早发现直肠脱垂的迹象,有助于早期治疗和提高治愈率。

2. 其他检查 如有必要,可以进行排粪造影、磁共振成像等检查,以更全面地评估直肠的健康状况。

(六)避免过度用力排便

过度用力排便会增加直肠和肛门的压力,容易导致直肠脱垂。建议排便时保持轻松、自然的状态,避免过度用力。

(七)控制体重

肥胖会增加盆腔压力,对直肠和肛门造成额外的负担。通过控制饮食和增加运动来保持健康体重,有助于预防直肠脱垂和肛门周围疾病。

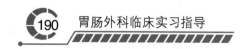

（八）避免长时间蹲坐排便

长时间蹲坐排便会增加肛门部位的压力，不利于直肠和肛门的健康。建议采用坐便器，并尽量缩短排便时间。

六、并发症及处理

直肠脱垂如果得不到及时治疗，可能会引发一系列并发症。因此，了解并识别这些并发症，以及掌握其处理方法，对于患者的康复至关重要。

1. 出血　直肠脱垂导致的黏膜损伤是出血的主要原因。轻微出血时，患者可采取局部压迫止血措施，如使用干净的纱布或棉球轻轻按压出血点，同时口服止血药物以辅助控制。若出血量较大，或持续不止，应立即就医，可能需要通过手术缝合出血点或采用其他止血手段，以避免贫血或更严重的后果。

2. 感染　脱垂的直肠黏膜易受细菌侵袭，引发感染。患者一旦出现发热、肛门疼痛加剧、分泌物增多且伴有异味等症状，应立即开始抗生素治疗，以控制感染扩散。同时，加强局部清洁，使用温和的消毒液清洗，保持肛门区域干燥，减少细菌滋生环境。

3. 嵌顿　当直肠黏膜脱出肛门外无法自行回纳时，会发生嵌顿，导致剧烈疼痛、水肿甚至坏死。此时，患者需紧急就医，由专业医生手法复位，将嵌顿的直肠黏膜还纳回肛门内，并视情况采取固定措施，如使用胶布或特制器具进行外部支撑，防止再次脱出。

4. 肛门失禁　长期或严重的直肠脱垂可能损伤肛门括约肌，导致肛门失禁。对于这类患者，需评估括约肌损伤程度，必要时进行括约肌修复或重建手术，如括约肌缝合术、括约肌移植术等，以恢复肛门的正常闭合功能。

七、患者教育与心理支持

直肠脱垂不仅给患者带来身体上的痛苦，还可能对其心理造成负面影响。因此，在治疗过程中，除了关注患者的身体状况外，还应重视患者教育和心理支持。

（一）患者教育

1. 疾病知识普及　向患者详细解释疾病的病因、病理、临床表现和治疗方法，使其对疾病有全面的了解。

2. 生活方式指导　指导患者改善生活习惯，如增加膳食纤维摄入、避免久坐久站、保持规律作息等，以预防疾病的发生和发展。

3. 自我监测与管理　教会患者如何进行自我监测和管理，如观察病情变化、记录排便情况、及时处理异常症状等。

（二）心理支持

1. 心理疏导　对于因疾病而产生焦虑、抑郁等负面情绪的患者，应进行心理疏导和安慰，帮助其树立战胜疾病的信心。

2. 家庭支持　鼓励患者家属给予患者关心和支持，共同面对疾病带来的挑战。家庭的支持和理解对于患者的康复至关重要。

3. 专业心理咨询　如患者心理问题较为严重，可寻求专业心理咨询师的帮助，进行系统的心理治疗。

实习指导 大肠疾病临床实习

大肠疾病在消化系统疾病中较为常见,本实习指导旨在帮助实习医生系统学习大肠疾病知识,提升临床实践能力,为未来的医疗工作奠定坚实基础。

(一)实习目标

1. 掌握大肠基础医学知识 深入了解大肠的解剖结构,包括盲肠、阑尾、结肠、直肠的位置、形态、结构特点及毗邻关系,熟悉大肠的血管、神经分布及其临床意义;全面掌握大肠的生理功能,如吸收、粪便形成与储存、排泄、免疫防御等,理解生理功能异常与疾病发生的关联,构建扎实的理论知识体系。

2. 熟悉大肠疾病临床表现 通过临床观察和实践,精准识别大肠疾病的常见症状和体征,如腹痛、腹泻、便秘、便血、腹部肿块等症状,以及腹部压痛、反跳痛、肠鸣音改变等体征,掌握这些症状体征在不同疾病中的特点及演变规律,提升临床诊断的敏锐度。

3. 掌握大肠疾病诊断方法 熟练运用多种诊断手段,包括详细的病史询问、全面的体格检查、针对性的影像学检查(X射线钡剂灌肠、CT、MRI、超声等)、内镜检查,以及实验室检查(血常规、生化检查、粪便检查等),依据综合信息做出准确诊断,提高诊断的准确性和可靠性。

4. 掌握大肠疾病治疗原则 全面了解大肠疾病的治疗方法,涵盖一般治疗、药物治疗、内镜治疗、手术治疗等,明确不同治疗方法的适应证、禁忌证和操作要点,学会根据患者具体情况制定个性化治疗方案。

5. 培养临床实践能力 在实习过程中积极参与临床实践,提升动手操作能力,如体格检查、影像学检查操作与解读、内镜检查配合、手术观摩与助手工作等;增强分析和解决问题的能力,能够独立思考并妥善处理临床实际问题,提高临床实践水平。

6. 培养职业素养和患者服务能力 学会与患者及其家属进行有效沟通,理解患者需求,尊重患者隐私,提高职业素养和患者服务能力,为患者提供全面、优质、人性化的医疗服务。

(二)实习内容和实践技能

【实习内容】

1. 大肠的解剖与生理

(1)解剖结构:系统复习大肠的起始(盲肠)、终止(肛门)位置,深入学习盲肠、阑尾、结肠(升结肠、横结肠、降结肠、乙状结肠)、直肠各部分的位置、形态、结构特点及临床意义。例如,盲肠与阑尾的关系,结肠各段的走行特点及与周围器官的毗邻关系,直肠的特殊结构和功能等。掌握大肠的血管(如肠系膜上、下动脉及其分支)、神经分布(交感神经、副交感神经)及其对大肠功能的调节作用和在疾病诊断、治疗中的意义。

(2)生理功能:深入理解大肠的吸收、粪便形成与储存、排泄、免疫防御等生理功能。掌握大肠吸收水分、电解质和部分维生素的机制,以及这些物质吸收异常与疾病的关系;熟悉粪便形成的过程和储存部位,了解排便反射的机制和影响因素;理解大肠免疫防御功能的重要性,以及免疫功能异常如何导致肠道疾病的发生。

2. 大肠疾病的临床表现

(1)常见症状:全面学习大肠疾病的常见症状,如腹痛、腹泻、便秘、便血、黏液脓血便、腹部肿块、里急后重等。对比不同大肠疾病症状的差异,如结肠炎与结直肠癌的腹泻特点,肛裂与痔疮的便血表现等,掌握症状在鉴别诊断中的意义。

(2)体征:学习如何通过体格检查发现大肠疾病相关体征,如腹部压痛的部位(如阑尾炎的麦氏点压痛)、反跳痛、腹肌紧张的意义,以及腹部包块的位置、大小、质地、活动度、有无压痛等特征,和肠鸣音频率、音调变化(如肠梗阻时肠鸣音亢进或减弱)对疾病诊断的提示作用。

3. 大肠疾病的诊断方法

(1)病史询问与体格检查:掌握详细询问大肠疾病患者病史的技巧,包括症状出现的时间、频率、诱发及缓解因素,饮食习惯、生活方式、家族史等。学会进行针对性的体格检查,如腹部的视诊、触诊、叩诊和听诊,注意检查的顺序、手法和要点,根据病史和体格检查初步判断疾病方向。

(2)影像学检查:了解 X 射线钡剂灌肠、CT、MRI、超声等影像学检查在大肠疾病诊断中的应用原理、适应证和禁忌证。学习解读 X 射线钡剂灌肠中肠腔形态、充盈缺损、龛影、狭窄等异常表现;掌握 CT 和 MRI 检查对大肠肿瘤大小、形状、位置、与周围组织关系,以及肠壁增厚、淋巴结转移情况的判断方法;熟悉超声检查对阑尾炎症、肛周脓肿等疾病的诊断价值。

(3)内镜检查:熟悉结肠镜、直肠镜等内镜检查在大肠疾病诊断中的重要性,学习内镜检查的术前准备、操作过程和术后注意事项。观察内镜下大肠黏膜的色泽、光滑度、有无糜烂、溃疡、肿块等病变,了解如何通过内镜取活检进行病理学检查,明确病变性质。

(4)实验室检查:掌握血常规、生化检查、粪便检查等实验室检查在大肠疾病诊断中的意义。了解血常规中白细胞、红细胞、血红蛋白等指标变化与肠道炎症、出血的关系;熟悉生化检查中肝功能、肾功能、血糖、血脂等指标对评估患者全身状况和大肠疾病的辅助诊断价值;掌握粪便检查(如粪便常规、粪便潜血试验、粪便培养)对肠道感染、出血性疾病的诊断意义。

4. 大肠疾病的治疗原则

(1)一般治疗:了解一般治疗在大肠疾病治疗中的基础地位,如调整饮食习惯(规律饮食、避免刺激性食物、根据病情调整饮食结构)、改变生活方式(戒烟限酒、规律作息、适当运动)、心理调节等对大肠疾病的影响和作用。

(2)药物治疗:熟悉治疗大肠疾病的常用药物,如氨基水杨酸类药物、糖皮质激素、免疫抑制剂、抗生素、止泻药、通便药等。掌握各类药物的作用机制、适应证、用法用量及不良反应,学会根据患者病情合理选择药物治疗方案,注意药物的联合使用和用药疗程。

(3)内镜治疗:了解内镜治疗在大肠疾病中的应用,如内镜下息肉切除、止血、狭窄扩张等。掌握这些治疗方法的适应证、操作原理及术后注意事项,认识内镜治疗在大肠疾病治疗中的优势和局限性,以及与其他治疗方法的联合应用。

(4)手术治疗:学习大肠疾病的常用手术方式,如结肠切除术、直肠切除术、阑尾切除术、肠造口术等。掌握不同手术方式的适应证、禁忌证、手术操作要点及术后可能出现的并发症(如出血、吻合口瘘、感染、肠梗阻等),了解如何进行术后管理和并发症的预防与处理。

【实践技能】

1. 体格检查

(1)腹部触诊:学习正确进行腹部触诊的方法,包括浅触诊和深触诊。了解如何触诊腹部包块,判断其位置、大小、质地、活动度、有无压痛等;掌握压痛、反跳痛的触诊技巧和临床意义,通过实践提高触诊的准确性和敏感性。

（2）叩诊与听诊：掌握腹部叩诊的手法和正常叩诊音，学会辨别异常叩诊音（如鼓音、浊音、实音）及其在大肠疾病中的意义。熟悉腹部听诊的部位和内容，包括肠鸣音、振水音等，能够准确判断肠鸣音的频率、音调变化，了解其对大肠疾病诊断的价值。

2.影像学检查操作与解读

（1）X射线检查：在带教老师指导下，学习协助患者进行大肠X射线钡剂灌肠检查的操作流程，包括准备钡剂、指导患者正确配合检查、配合技师进行X射线拍摄等。学会初步解读钡剂灌肠图像，观察肠腔的形态、轮廓、蠕动情况，识别充盈缺损、龛影、狭窄等异常表现，并与正常图像进行对比分析。

（2）CT检查：了解CT检查在大肠疾病诊断中的扫描方法和参数设置，学习如何在CT图像上识别大肠的位置、形态，判断肠壁的厚度、有无肿块，观察肿瘤与周围组织（如肠系膜、血管、邻近器官等）的关系，评估淋巴结转移情况。通过实践，提高对CT图像的解读能力，能够准确描述病变的特征和位置。

3.内镜检查操作与配合

（1）内镜检查术前准备：协助带教老师进行内镜检查前的准备工作，包括患者的心理疏导、告知检查注意事项，准备内镜检查器械和相关药品（如局部麻醉剂、止血药等），协助患者摆好检查体位。

（2）内镜检查过程配合：在带教老师操作内镜时，学习协助观察患者反应，递取器械，记录内镜下所见。观察内镜下大肠黏膜的色泽、血管纹理、有无病变及病变的位置、形态、大小等特征，初步判断病变性质。通过多次实践，熟悉内镜检查的操作流程和注意事项，提高配合能力。

4.手术治疗技能

（1）手术观摩：在带教老师带领下，观摩大肠疾病相关手术，如结肠癌根治术、阑尾切除术等。观察手术的整个过程，包括手术切口的选择、大肠的游离、病变的切除或处理、消化道重建等关键步骤，了解手术器械的使用和手术团队的协作。通过观摩，对手术操作有直观的认识，为后续参与手术实践打下基础。

（2）手术助手工作：在符合实习规定和带教老师指导下，作为手术助手参与大肠手术，如传递手术器械、协助暴露手术视野、吸引手术野的血液和分泌物、协助缝合伤口等。通过实践操作，逐步掌握手术基本技能，体会手术操作的严谨性和精细性，提高动手能力和团队协作能力。

5.术后处理技能

（1）患者监护：学习对大肠手术后患者进行监护，包括密切观察生命体征（体温、心率、呼吸、血压）的变化，监测血氧饱和度，观察患者意识状态。妥善管理各种引流管（如腹腔引流管、胃管等），记录引流液的量、颜色和性质，及时发现异常情况并报告带教老师。

（2）营养支持：了解大肠手术后患者的营养需求特点，根据患者的病情和消化功能，学习制定合理的营养支持方案。对于术后不能经口进食的患者，掌握肠外营养或肠内营养的实施方法，如静脉输液补充营养物质、鼻饲营养液等，注意预防营养支持相关并发症（如感染、误吸等）。

（3）并发症处理：学习识别和处理大肠手术后可能出现的并发症，如出血、吻合口瘘、感染、肠梗阻等。了解并发症的临床表现（如发热、腹痛、腹胀、引流液异常等），掌握相应的预防措施（如严格无菌操作、合理使用抗生素、术后早期活动等）和处理方法（如抗感染治疗、引流、手术干预等）。

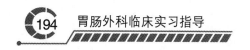
案例分析

案例一　粘连性肠梗阻

　　患者男性,50岁,因"腹痛、腹胀、呕吐1 d"入院。患者1 d前无明显诱因出现腹痛、腹胀、呕吐等症状,呕吐物为胃内容物,伴有停止排气排便。查体示腹部膨隆,可见肠型及蠕动波,肠鸣音亢进。腹部X射线平片示肠腔积气、气液平面。诊断为"粘连性肠梗阻"。给予禁食、胃肠减压、补液、纠正水电解质平衡紊乱等非手术治疗措施后,患者症状逐渐缓解。

　　分析:本例患者为中年男性,因腹痛、腹胀、呕吐等症状入院,结合查体及腹部X射线平片检查结果,诊断为"粘连性肠梗阻"。患者既往有腹部手术史,因此肠粘连的发生与腹部手术密切相关。在非手术治疗下,患者症状逐渐缓解,说明治疗有效。此案例提示我们,对于粘连性肠梗阻患者,应首先采取非手术治疗措施,如禁食、胃肠减压、补液等,以缓解患者症状。若症状持续不缓解或加重,则需考虑手术治疗。

案例二　肠粘连伴肠梗阻

　　患者女性,65岁,因"反复腹痛、腹胀2年,加重伴呕吐1 d"入院。患者2年前开始出现反复腹痛、腹胀等症状,未予重视。1 d前症状加重,并伴有呕吐,呕吐物为带臭味的肠内容物。查体示腹部膨隆,触诊可扪及腹部肿块,肠鸣音减弱。腹部CT示肠道结构紊乱,可见多处肠管粘连成团。诊断为"肠粘连伴肠梗阻"。给予禁食、胃肠减压、补液、抗感染等非手术治疗措施后,患者症状未见明显缓解。后行手术治疗,术中见多处肠管粘连成团,无法分离,遂行肠切除吻合术。术后患者恢复良好,出院随访无异常。

　　分析:本例患者为老年女性,因反复腹痛、腹胀等症状入院,结合查体及腹部CT检查结果,诊断为"肠粘连伴肠梗阻"。患者症状较重,且非手术治疗效果不佳,因此选择手术治疗。术中见多处肠管粘连成团,无法分离,遂行肠切除吻合术。此案例提示我们,对于肠粘连伴肠梗阻患者,若症状较重或非手术治疗效果不佳,应及时考虑手术治疗。同时,在手术过程中应仔细探查肠道情况,根据具体情况选择合适的手术方式。

第十章　肛周疾病

第一节　肛周的解剖与生理

一、肛周的解剖结构

肛周包括肛门、肛管及其周围的肌肉、血管、神经等结构。这些结构共同构成了复杂的解剖系统,确保排泄功能的正常进行。

1. 肛门

(1)位置:肛门位于会阴部,是消化道的末端开口,呈圆形或椭圆形,直径为 2～3 cm。

(2)结构:肛门由内向外依次由肛管、肛门括约肌复合体和肛门皮肤组成。肛管是连接直肠和肛门的短段管道,长 2～3 cm;肛门括约肌复合体包括内括约肌和外括约肌,共同控制肛门的开闭;肛门皮肤则覆盖在括约肌复合体的外层,具有保护和感知功能。

2. 肛管

(1)位置:肛管位于肛门与直肠之间,是直肠下端的延续,长 2～3 cm。

(2)结构:肛管由黏膜、黏膜下层、肌层和外膜层组成。黏膜层由单层柱状上皮和固有层构成,具有分泌和润滑功能;黏膜下层为疏松结缔组织,富含血管和神经;肌层由内括约肌和外括约肌组成,形成环形和纵行的肌肉层,控制肛门的开闭;外膜层则为纤维组织,与周围组织紧密相连。

3. 周围肌肉

(1)内括约肌:内括约肌位于肛管内部,由平滑肌构成,不受意识控制,具有自发性收缩功能,能够维持肛管的紧张状态,防止粪便和气体的自行排出。

(2)外括约肌:外括约肌包括浅部和深部两部分,均受意识控制。浅部位于皮下,环绕肛管周围,形成明显的肛门环;深部则位于内括约肌下方,与直肠纵肌相连,形成强大的肌肉束。外括约肌的收缩和舒张能够控制肛门的开闭,实现排便功能。

4. 血管与神经

(1)血管:肛门直肠区域的血管系统包括直肠上动脉、直肠下动脉、直肠上静脉、直肠下静脉和肛门静脉等。直肠上动脉和直肠下动脉为直肠提供血液供应,直肠上静脉和直肠下静脉则负责将直肠的血液回流至下腔静脉。肛门静脉则负责将肛门的血液回流至下腔静脉或门静脉系统。这些血管共同维持肛门直肠区域的血液循环和代谢功能。

(2)神经:肛门直肠区域的神经系统包括自主神经和躯体神经两部分。自主神经负责调节肛门

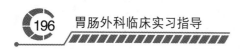

直肠的蠕动、分泌和血管舒缩等功能;躯体神经则负责传导肛门直肠的感觉和运动信号,如疼痛、触觉和排便动作等。这些神经共同维持肛门直肠区域的正常生理功能。

5.周围器官

(1)前列腺(男性):前列腺位于直肠前壁下方,与直肠之间仅隔一层直肠壁。前列腺的病变如前列腺肥大或前列腺癌等,可压迫直肠,引起排便困难或便血等症状。

(2)阴道(女性):阴道位于直肠前壁下方,与直肠之间同样仅隔一层直肠壁。阴道的病变如阴道炎、子宫肌瘤等,也可影响直肠的功能,导致排便异常。

(3)尾骨:尾骨位于直肠后方,是脊柱的末端部分。尾骨的病变如尾骨骨折或脱位等,可引起直肠周围的疼痛和排便异常。

二、生理功能

肛门直肠区域具有复杂的生理功能,包括排便功能、分泌功能、吸收功能和屏障功能等。这些功能相互协调,共同维持肠道内环境的稳定和健康。

1.排便功能

(1)排便过程:排便是一种复杂的生理过程,涉及多个器官和系统的协同作用。当粪便在直肠内积聚到一定程度时,通过直肠壁的神经感受器将信号传递至大脑皮质,产生便意。大脑皮质通过神经系统调节肛门括约肌和腹肌的收缩与舒张,使粪便从直肠经肛管排出体外。

(2)排便控制:排便控制主要由肛门括约肌复合体实现。内括约肌具有自发性收缩功能,能够维持肛管的紧张状态,防止粪便和气体的自行排出。外括约肌则受意识控制,通过收缩和舒张控制肛门的开闭,实现排便功能。在正常情况下,内括约肌和外括约肌相互配合,确保粪便在适当的时间和地点排出。

2.分泌功能

(1)直肠黏膜分泌:直肠黏膜具有丰富的腺体,能够分泌黏液和水分,形成一层润滑层,减少粪便对直肠壁的摩擦和损伤。这层润滑层还能够促进粪便的排出,防止便秘的发生。

(2)肛门腺分泌:肛门腺是位于肛门周围的微小腺体,能够分泌少量黏液和特殊气味物质,具有润滑肛门皮肤和维持肛门周围微环境的作用。

3.吸收功能　直肠具有一定的吸收功能,能够吸收少量水分、电解质和药物等。这种吸收功能在直肠给药和灌肠治疗中具有重要意义。通过直肠给药,药物可以直接被直肠黏膜吸收进入血液循环,避免了口服药物的肝脏首过效应,提高了药物的生物利用度。

4.屏障功能

(1)黏膜屏障:直肠和肛管黏膜构成了一道强大的屏障,能够防止肠道内的有害物质如细菌、毒素等侵入机体。这层屏障主要由黏膜上皮、黏液层和黏膜下层组成,具有润滑、保护和免疫防御作用。

(2)肌肉屏障:肛门括约肌复合体构成了另一道屏障,能够控制肛门的开闭,防止粪便和气体的自行排出。在排便过程中,肛门括约肌复合体的收缩和舒张能够调节粪便的排出速度和量,确保排便的顺利进行。

三、解剖与生理基础

肛周疾病的发生往往与肛门的解剖结构和生理功能异常密切相关。了解这些异常有助于更好地理解肛周疾病的病因、病理生理过程及临床表现,从而指导诊断和治疗。

1. 解剖结构异常

(1)肛管直肠角:肛管直肠角是肛管与直肠之间的夹角。当此角度过大或过小时,可影响粪便的排出,导致便秘或排便困难。长期便秘可引起直肠黏膜充血、水肿,甚至发生脱垂或肛裂等疾病。

(2)肛门狭窄:肛门狭窄是指肛门或肛管管腔狭窄,导致排便困难。这种狭窄可由先天性发育异常、手术损伤、炎症或肿瘤等因素引起。肛门狭窄患者常表现为排便费力、便条变细、肛门疼痛等症状。

2. 生理功能异常

(1)排便功能障碍:排便功能障碍是指由于神经系统、肌肉系统或肠道本身的病变导致的排便异常。这种异常可表现为便秘、腹泻、排便不尽感、肛门疼痛等症状。常见的病因包括脊髓损伤、马尾神经损伤、肛门括约肌损伤、直肠黏膜脱垂等。

(2)肛门括约肌功能障碍:肛门括约肌功能障碍是指由于神经调节异常、肌肉损伤或炎症等因素导致的肛门括约肌收缩和舒张功能异常。这种异常可表现为肛门失禁、肛门狭窄或排便困难等症状。常见的病因包括脊髓损伤、马尾神经损伤、肛门括约肌损伤、肛门周围脓肿等。

3. 常见疾病及其解剖生理基础

(1)痔疮:痔疮是肛门直肠区域最常见的疾病之一,主要表现为肛门疼痛、出血和脱垂等症状。痔疮的发生与肛垫下移、直肠黏膜下静脉曲张等因素有关。肛垫是直肠下端的一种组织结构,具有固定直肠黏膜和维持肛门闭合的作用。当肛垫下移时,可导致直肠黏膜下静脉曲张、淤血和血栓形成,从而形成痔疮。

(2)肛裂:肛裂是指肛管皮肤全层纵行裂开或形成的缺血性溃疡。肛裂的发生与便秘、排便用力过猛、肛管直肠角过大等因素有关。长期便秘和排便用力过猛可导致肛管皮肤受损、感染和溃疡形成。肛管直肠角过大则可使肛管皮肤承受过大的张力,易于损伤。

(3)肛周脓肿与肛瘘:肛周脓肿是指肛门直肠周围软组织发生的急性化脓性感染。这种感染可由肛窦炎、肛裂等肛周疾病引起,也可由全身性感染如糖尿病、结核病等继发而来。当脓肿破溃或切开引流后,常形成肛瘘,即肛门直肠与皮肤之间的异常通道。肛周脓肿和肛瘘的发生与肛门直肠区域的解剖结构密切相关,该区域血管丰富、淋巴回流广泛,且存在多个潜在的间隙和通道,易于感染扩散和形成脓肿。

第二节 痔疮与肛裂

痔疮是肛周疾病中最常见的一种,根据发病部位的不同,可分为内痔、外痔和混合痔。内痔位于齿状线以上,由直肠上静脉丛扩张形成;外痔位于齿状线以下,由肛管静脉丛扩张形成;混合痔则同时涉及内痔和外痔。肛裂是指肛管皮肤全层纵行裂开,形成溃疡的一种病变,多位于肛管后正中线处。

一、病因与病理

(一)痔疮

1. 病因

(1)解剖因素:肛门直肠位于人体下部,受重力和脏器的压迫,静脉向上回流颇受障碍。直肠静脉及其分支缺乏静脉瓣,血液不易回流,容易瘀积。同时,血管排列特殊,在不同高度穿过肌层,容易受粪块压迫,影响血液回流。

(2)腹内压增加:因腹内肿瘤、子宫肿瘤、卵巢肿瘤、前列腺肥大、妊娠、饮食过饱或蹲厕过久等,都可使腹内压增加,妨碍静脉的血液回流。

(3)肛门部感染:痔静脉丛先因急慢性感染发炎,静脉壁弹性组织逐渐纤维化而变弱,抵抗力不足,而致扩大曲张,加上其他原因,使静脉曲张逐渐加重,生成痔块。

(4)职业关系:人久站或久坐,长期负重远行,影响静脉回流,使盆腔内血流缓慢和腹内脏器充血,引起痔静脉过度充盈,静脉壁张力下降,血管容易瘀血扩张。又因运动不足,肠蠕动减少,粪便下行迟缓,或习惯性便秘,可以压迫和刺激静脉,使局部充血和血液回流障碍,引起痔静脉内压力升高,静脉壁抵抗力降低。

(5)局部刺激和饮食不节:肛门部受冷、受热、便秘、腹泻、过量饮酒和多吃辛辣食物,都可刺激肛门和直肠,使痔静脉丛充血,影响静脉血液回流,以致静脉壁抵抗力下降。

2.病理　痔疮的病理变化主要表现为痔静脉丛的扩张、迂曲和静脉壁的变薄。随着病情的发展,痔核可逐渐增大,表面黏膜可因摩擦和损伤而发生炎症、糜烂和出血。内痔进一步发展,可形成纤维化组织,使痔核变硬,不易回纳,称为纤维化内痔。外痔则因皮下静脉丛的扩张和血栓形成,表现为肛门外突出的肿块,伴有疼痛和水肿。混合痔则同时具有内痔和外痔的病理特点。

(二)肛裂

1.病因

(1)便秘:便秘是肛裂形成的主要原因之一。由于粪便干硬,排便时用力过猛,导致肛管皮肤撕裂。

(2)肛管皮肤弹性降低:肛管皮肤在慢性炎症的刺激下,弹性逐渐降低,易于损伤。

(3)解剖因素:肛管后正中线处血液供应相对缺乏,且皮肤在排便时承受较大的张力,因此成为肛裂的好发部位。

2.病理　肛裂的病理变化主要表现为肛管皮肤的裂伤、溃疡和瘢痕形成。初期肛裂的裂口边缘整齐,底部较浅,呈鲜红色。随着病情的发展,裂口逐渐加深,边缘增厚,底部形成肉芽组织。慢性肛裂则表现为裂口边缘硬化,底部形成瘢痕组织,同时伴有肛乳头肥大和前哨痔的形成。

二、临床表现

(一)痔疮

1.内痔　内痔位于齿状线以上,由黏膜下痔内静脉丛扩大曲张所形成,其临床表现多样且随着病情发展而逐渐加重。

(1)便血:无痛性、间歇性便后出鲜血是内痔最典型的症状,也是许多患者首次注意到问题的信号。轻症患者可能仅在大便表面或便纸上发现少量血迹,随后可能发展为排便时滴血,而在病情严重时,甚至可能出现喷射状出血,血量较大,长期如此易导致贫血。这种出血通常与排便动作直接相关,不伴有明显疼痛,因此往往被患者忽视。

(2)痔核脱出:随着内痔病情的发展,痔核(即曲张的静脉团)会逐渐增大,最终在排便时脱出肛门外。初期,痔核仅在排便时脱出,排便结束后可自行回纳;随着病情恶化,需患者用手辅助推回;而在最严重的情况下,患者即使轻微增加腹压,如站立、行走,痔核也会脱出,严重影响日常生活。

(3)疼痛:内痔本身通常不引起疼痛,但当痔核发生嵌顿(即被肛门括约肌卡住无法回纳)、感染或形成血栓时,会引发剧烈的肛门疼痛,坐立难安,极大地影响患者的生活质量。

(4)瘙痒:内痔脱出时,常伴有黏液分泌物流出,这些分泌物刺激肛门周围皮肤,可引起潮湿、瘙痒,甚至导致皮肤炎或湿疹,进一步加重患者的不适感。

2.外痔　外痔发生于齿状线以下,由痔外静脉丛曲张或肛缘皱襞皮肤发炎、肥大、结缔组织增生或血栓瘀滞而形成,其症状更为直接且明显。

(1)肛门不适:外痔患者常感到肛门有异物感,排便后不易清洁干净,总有残留物感,影响个人卫生及舒适度。

(2)疼痛:与外痔相伴的肿块常常引起明显的疼痛,尤其是在血栓形成或炎症急性发作时,疼痛更为剧烈,呈持续性或阵发性加剧,严重影响患者的行走、坐卧。

(3)肿胀:外痔的显著特征之一是肛门外可见明显的肿块,这些肿块可能因静脉淤血而肿胀,有时伴有水肿,使得肛门外观变形,触痛明显。

3.混合痔　顾名思义,是内痔和外痔同时存在并相互融合的一种痔疮类型,因此其临床表现集合了内痔和外痔的所有症状,包括便血、痔核脱出、疼痛、瘙痒,以及肛门不适等。患者可能同时经历内痔的出血和外痔的肿痛,病情复杂,治疗难度也相对较大。混合痔的存在不仅严重影响患者的日常生活质量,还可能因长期的炎症刺激和血液循环障碍,增加其他肛肠疾病的风险,如肛周脓肿、肛瘘等,因此及时诊断和治疗尤为重要。

(二)肛裂

1.疼痛　疼痛是肛裂最为显著且令患者苦不堪言的症状。它通常发生在排便过程中,当干燥的粪便通过狭窄或已受损的肛门括约肌时,会引发剧烈的撕裂样疼痛。这种疼痛不仅局限于排便时,便后还可持续数小时乃至数天,形成所谓的"肛裂后痛",严重影响患者的日常生活和睡眠质量。疼痛的程度和持续时间与肛裂的严重程度、位置及个体差异有关,部分患者甚至因疼痛而惧怕排便,进一步加剧便秘问题。

2.便血　便血是肛裂的另一个典型症状。由于肛裂导致的肛门黏膜或皮肤破损,患者在排便时可见少量鲜血滴出,或仅在便纸上留下血迹。这种出血通常量不大,但足以引起患者的恐慌和担忧。长期反复的便血还可能导致贫血,尤其是对于那些原本就存在贫血倾向的患者来说,更是雪上加霜。

3.便秘　便秘与肛裂之间存在着密切的相互关系,往往形成恶性循环。一方面,肛裂引起的疼痛使患者在排便时产生恐惧心理,刻意避免排便,导致粪便在肠道内滞留时间过长,水分被过度吸收,变得更加干燥和坚硬,从而加重排便时的困难和疼痛。另一方面,长期便秘又会使肛门括约肌处于持续紧张状态,增加肛裂发生或复发的风险。因此,打破这一恶性循环,改善便秘症状,对于肛裂的治疗和预防至关重要。

4.瘙痒　肛裂溃疡面产生的分泌物,如炎性渗出液、血液等,可刺激肛门周围的皮肤,引起瘙痒症状。这种瘙痒不仅让患者感到不适,还可能因搔抓而导致皮肤破损,增加感染的风险。瘙痒的存在进一步加剧了患者的心理负担,影响了其生活质量。此外,长期的瘙痒还可能引发皮肤增厚、色素沉着等继发性改变,使肛门部位的美观和舒适度大打折扣。

三、诊断方法

(一)痔疮

痔疮,作为肛肠科最常见的疾病之一,其诊断方法多样且相互补充,旨在全面评估患者的病情。

1.视诊　视诊是痔疮诊断的第一步,也是最为直观的方法。医生会让患者采取适当的体位,如截石位或膝胸位,以便充分暴露肛门区域。通过观察,医生可以初步判断肛门周围有无肿块、痔核脱出、黏膜充血、水肿及肛门括约肌的紧张程度等。特别是内痔脱出时,视诊能够直接观察到痔核的大小、形态和颜色,为后续的诊断提供重要线索。

2. 指诊　指诊是肛肠疾病诊断中不可或缺的一环。医生戴上手套,涂上润滑油后,轻轻插入患者肛门进行触摸。对于内痔,指诊可以触及柔软的团块,评估其大小、位置及活动度;而对于外痔,指诊则能清晰地触及肛门外突出的肿块,判断其质地、边界及压痛情况。指诊还能帮助医生评估肛门括约肌的紧张度和弹性,为治疗方案的制定提供依据。

3. 肛门镜检查　肛门镜检查是诊断内痔的重要工具。它利用光学原理,将肛门内部的情况放大并清晰地呈现在医生眼前。通过肛门镜,医生可以直观观察到内痔的大小、位置、黏膜的色泽及有无出血点等,同时还能排除其他肛周疾病,如肛乳头肥大、直肠息肉等,确保诊断的准确性。

4. 影像学检查　对于复杂或疑难的痔疮病例,医生可能会建议进行超声、CT 或 MRI 等影像学检查。这些检查能够更深入地了解病变的范围、深度,以及与周围组织的关系,特别是当痔疮合并有其他肛肠疾病或疑有并发症时,影像学检查能够提供更为详尽的信息,有助于制定更为精准的治疗方案。

(二)肛裂

肛裂,以其特有的疼痛、便血等症状,给患者带来了极大的困扰。其诊断方法同样多样,旨在准确判断裂口的性质、位置及严重程度。

1. 视诊　视诊在肛裂的诊断中同样占据重要地位。医生通过观察肛门后正中线处,可以寻找到裂口、溃疡及前哨痔等特征性表现。裂口通常位于肛门后正中线,呈纵行,边缘整齐,底部可见纤维组织增生形成的硬结。前哨痔则是由于裂口上端的肛门瓣和肛乳头常水肿,形成肥大乳头,下端皮肤因炎症、水肿及静脉、淋巴回流受阻,形成袋状皮垂向下突出于肛门外,这些特征性表现对于肛裂的诊断具有重要价值。

2. 指诊　指诊在肛裂的诊断中同样不可或缺。医生通过指诊可以触及肛裂裂口边缘的硬结和压痛,评估裂口的深度、宽度及周围组织的情况。指诊还能帮助医生判断肛门括约肌的紧张程度,为治疗方案的制定提供重要参考。

3. 探针检查　对于可疑的肛裂或需要进一步明确裂口情况的患者,医生可能会使用探针进行探查。探针检查能够更准确地确定裂口的深度、方向及与周围组织的关系,有助于评估病情的严重程度和制定更为个性化的治疗方案。

4. 肛门镜检查　虽然肛裂的诊断主要依赖于视诊和指诊,但肛门镜检查在排除其他肛周疾病方面仍具有重要意义。通过肛门镜,医生可以观察肛裂溃疡面的情况,评估其大小、深度及有无感染等,同时还能排除如直肠息肉、肛乳头肥大等其他可能的肛肠疾病,确保诊断的全面性和准确性。

四、治疗

治疗方法的制定需综合考虑患者的年龄、病情严重程度、并发症情况及个人意愿等因素,力求达到最佳的治疗效果。

(一)痔疮

痔疮的治疗原则以减轻症状、促进愈合、防止复发为目标。治疗方法主要分为非手术治疗和手术治疗两大类。

1. 非手术治疗

(1)一般治疗:调整饮食习惯是痔疮治疗的基础,建议患者增加膳食纤维的摄入,如多吃蔬菜、水果,避免辛辣、刺激性食物,以减少对肛门的刺激。同时,保持大便通畅,避免久坐久站,适当进行体育锻炼,如散步、瑜伽等,以促进肠道蠕动,改善肛门部位的血液循环。

(2)药物治疗:痔疮膏、痔疮栓等药物是局部治疗的首选。这些药物通常含有止血、消炎、止痛等成分,能够直接作用于痔疮部位,减轻症状、促进愈合。使用时需遵循医嘱,注意药物的种类、剂量和使用方法,避免过度使用或滥用。

(3)物理疗法:激光治疗、冷冻疗法等物理疗法可用于较小的内痔或外痔的治疗。这些疗法通过物理作用破坏痔疮组织,使其逐渐萎缩、脱落,从而达到治疗目的。物理疗法具有操作简便、创伤小、恢复快等优点,但需注意适应证的选择和操作的规范性。

2. 手术治疗

(1)痔切除术:对于较大的内痔、外痔或混合痔,痔切除术是有效的治疗方法。手术时可根据病变情况选择外剥内扎术、痔环切术等式式。外剥内扎术适用于单个或多个内痔,通过剥离痔核并结扎其基底部,使痔核逐渐坏死、脱落;痔环切术则适用于环状脱垂的痔疮,通过切除一圈痔核组织,达到治疗目的。手术时需注意保护肛门括约肌的功能,避免术后肛门失禁等并发症的发生。

(2)吻合器痔上黏膜环切术(PPH):PPH 是一种新型的痔疮手术方法,适用于环状脱垂的Ⅲ、Ⅳ度内痔和反复出血的Ⅱ度内痔。该手术通过吻合器将痔上黏膜环切并钉合,使痔核上提并固定于直肠壁,从而阻断痔核的血液供应,使其逐渐萎缩、脱落。PPH 手术具有创伤小、恢复快、疼痛轻等优点,且能够保留肛门括约肌的功能,提高患者的生活质量。

(二)肛裂

肛裂的治疗原则以缓解疼痛、促进裂口愈合、防止复发为目标,分为非手术治疗和手术治疗两大类。

1. 非手术治疗

(1)一般治疗:调整饮食习惯和保持大便通畅对于肛裂的治疗同样重要。建议患者增加膳食纤维的摄入,避免便秘的发生,以减轻排便时对肛门的刺激。同时,保持良好的生活习惯,如避免久坐、久站,适当进行体育锻炼等,有助于改善肛门部位的血液循环,促进裂口的愈合。

(2)药物治疗:坐浴和局部用药是肛裂非手术治疗的主要方法。坐浴可使用高锰酸钾溶液等,通过温热刺激和药物作用,促进肛门部位的血液循环和炎症消退,减轻疼痛和促进愈合。局部用药则可使用硝酸甘油软膏等,这些药物能够直接作用于肛裂部位,缓解疼痛、促进裂口愈合。使用时需遵循医嘱,注意药物的种类、剂量和使用方法。

(3)扩肛疗法:扩肛疗法适用于早期肛裂的治疗。通过扩肛可解除肛门括约肌痉挛,降低肛门压力,促进裂口的愈合。扩肛疗法需在专业医生的指导下进行,避免过度扩肛导致肛门损伤或失禁等并发症的发生。

2. 手术治疗

(1)肛裂切除术:对于经久不愈、症状较重的肛裂,肛裂切除术是有效的治疗方法。手术时可同时切除前哨痔和肥大的肛乳头,以彻底消除病变组织。手术后需注意保持肛门部位的清洁和干燥,避免感染等并发症的发生。

(2)内括约肌切断术:内括约肌痉挛是肛裂发生和发展的重要因素之一。对于内括约肌痉挛所致的肛裂,内括约肌切断术是有效的治疗方法。通过切断部分内括约肌,可解除痉挛、缓解疼痛,促进裂口的愈合。手术时需注意保护肛门括约肌的功能,避免术后肛门失禁等并发症的发生。同时,手术后还需进行适当的康复训练和肛门功能锻炼,以促进肛门功能的恢复和提高患者的生活质量。

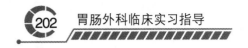

五、预防措施

1.调整饮食习惯　保持合理的饮食结构,多吃蔬菜水果等富含纤维素的食物,避免高脂肪、高蛋白、低纤维的饮食。同时,应忌酒和辛辣刺激食物,以减少对肛门直肠的刺激。

2.保持大便通畅　养成定时排便的习惯,避免长时间蹲厕和用力排便。对于便秘患者,可适当使用润肠通便药物或进行灌肠治疗。

3.注意肛门卫生　保持肛门周围清洁干燥,便后及时清洗肛门。同时,应避免长时间久坐久站,适当进行体育锻炼,以促进肛门直肠的血液循环。

4.及时治疗相关疾病　如慢性腹泻、便秘、肛窦炎等,以减少对肛门直肠的刺激和损伤。对于已经形成的痔疮和肛裂等疾病,应及时进行治疗,防止病情恶化。

第三节　肛瘘与肛周脓肿

肛瘘与肛周脓肿是肛门直肠区域常见的感染性疾病,两者常相互关联,互为因果。肛瘘是指肛门直肠与肛门周围皮肤之间形成的异常通道,通常由内口、瘘管和外口三部分组成。肛周脓肿则是肛门直肠周围软组织内或其间隙内发生的急性化脓性感染,若治疗不及时或不当,易形成肛瘘。

一、肛瘘

(一)病因

肛瘘的形成是一个复杂的过程,常由多种因素共同作用所致。其主要病因如下。

1.肛腺感染　肛腺是肛门直肠周围的一种腺体,当肛腺因粪便、细菌等因素发生感染时,可沿肛管直肠向周围蔓延,形成脓肿,脓肿破溃后形成肛瘘。

2.肛周脓肿　肛周脓肿若未能得到及时有效的治疗,可自行破溃或经手术切开引流后形成肛瘘。

3.直肠肛门损伤　如外伤、手术、异物等损伤肛门直肠,细菌侵入伤口引起感染,可形成肛瘘。

4.克罗恩病　克罗恩病是一种慢性炎性肉芽肿性疾病,可累及肛门直肠,形成复杂性肛瘘。

5.结核菌感染　结核菌可通过血液或淋巴系统播散至肛门直肠区域,引起结核性肛瘘。

(二)病理生理

肛瘘的病理生理过程主要涉及炎症反应、组织坏死和修复再生等。当肛腺或肛周组织发生感染时,局部出现炎症反应,白细胞和巨噬细胞等炎症细胞浸润,释放炎性介质,导致组织坏死和液化,形成脓肿。脓肿逐渐增大,压力增高,最终破溃或经手术切开引流,脓液流出后形成瘘管。瘘管内壁为肉芽组织,外壁为纤维结缔组织,经久不愈。

(三)临床表现

肛瘘的临床表现多样,主要取决于瘘管的位置、深浅及复杂程度。常见症状如下。

1.流脓　肛瘘外口可有少量脓性、血性或黏液性分泌物排出,有时可伴有气体排出。

2.疼痛　当瘘管引流不畅或外口闭合时,脓液积聚于瘘管内,可引起局部胀痛或跳痛。

3.瘙痒　由于脓液刺激肛门周围皮肤,可引起肛门瘙痒或湿疹样变。

4.肿块 部分肛瘘患者可在肛门周围触及条索状硬结或肿块,按压时有轻微疼痛。

5.全身症状 复杂性肛瘘或结核性肛瘘患者可出现发热、乏力、消瘦等全身症状。

(四)诊断

肛瘘的诊断主要依据患者的病史、临床表现和体格检查,同时可结合辅助检查进行综合判断。

1.病史询问 详细了解患者的发病经过、症状特点及治疗情况,有助于初步判断肛瘘的类型和严重程度。

2.体格检查 通过视诊、触诊等体格检查方法,观察肛门周围有无红肿、硬结、瘘管等异常表现,触诊可了解瘘管的走行方向、深浅及与肛门括约肌的关系。

3.辅助检查

(1)直肠指诊:可触及内口、瘘管及硬结等,是诊断肛瘘的重要方法。

(2)肛门镜检查:可观察内口的位置、形态及有无炎症等改变。

(3)影像学检查:如超声、MRI 等,可显示瘘管的走行、分支及与周围组织的关系,有助于制定手术方案。

(五)治疗

肛瘘,作为肛肠科的一种难治性疾病,其治疗原则旨在彻底清除病灶、保护肛门功能并尽可能减少复发。由于肛瘘的病情复杂多变,治疗方法也相应地呈现出多样化的特点,主要包括非手术治疗和手术治疗两大类。

1.非手术治疗 非手术治疗主要适用于肛瘘初期、急性发作期或患者身体状况不适合手术的情况,其目的在于控制感染、缓解症状,为后续手术治疗创造有利条件。

(1)药物治疗:在肛瘘初期或急性发作期,应用抗生素是控制感染的关键。通过合理的抗生素选择和使用,可以有效抑制细菌的生长繁殖,减轻炎症反应,为后续治疗奠定基础。同时,局部应用消肿止痛药物也是缓解症状的重要手段。这些药物通常具有抗炎、镇痛、消肿等多重作用,能够直接作用于病灶部位,减轻患者的痛苦。

(2)堵塞法:对于单纯性低位肛瘘,堵塞法是一种值得尝试的非手术治疗方法。该方法利用生物蛋白胶、纤维蛋白胶等生物材料或自体组织,如肌肉、脂肪等,堵塞瘘管,促进瘘管的愈合。然而,堵塞法的复发率相对较高,因此在选择该方法时需严格掌握适应证,确保患者符合治疗条件。此外,堵塞后的定期随访和复查也至关重要,以便及时发现并处理复发情况。

2.手术治疗 手术治疗是肛瘘治疗的主要手段,其目的在于彻底清除病灶、促进愈合,并尽可能保护肛门功能。根据肛瘘的类型、位置及严重程度,手术治疗方法也各不相同。

(1)瘘管切开术:对于低位单纯性肛瘘,瘘管切开术是一种直接有效的治疗方法。手术时,医生会将瘘管全部切开,清除坏死组织,并促进创面的愈合。该方法操作简单、创伤小、恢复快,是低位单纯性肛瘘的首选治疗方法。

(2)挂线疗法:挂线疗法适用于高位肛瘘的治疗。该方法利用橡皮筋或药线的慢性切割作用,逐步切开瘘管,同时保持肛门括约肌的完整性,减少肛门失禁的风险。挂线疗法的优点在于操作简便、创伤小、恢复快,且能够有效保护肛门功能,因此被广泛应用于高位肛瘘的治疗中。

(3)肛瘘切除术:对于低位复杂性肛瘘,肛瘘切除术是一种更为彻底的治疗方法。手术时,医生会将瘘管及其周围病变组织一并切除,确保病灶的彻底清除。虽然该方法创伤相对较大,但能够彻底治愈肛瘘,减少复发的风险。因此,在低位复杂性肛瘘的治疗中,肛瘘切除术仍具有不可替代的地位。

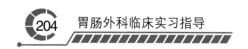

（4）肛瘘填塞术：肛瘘填塞术是一种新兴的手术治疗方法，其利用生物材料或自体组织填塞瘘管，促进愈合。该方法创伤小、恢复快，且能够保持肛门括约肌的完整性，减少肛门失禁的风险。然而，由于填塞材料的选择和适应证的限制，肛瘘填塞术的复发率相对较高。因此，在选择该方法时需严格掌握适应证，确保患者符合治疗条件，并做好术后的定期随访和复查工作。

（六）预防措施

肛瘘的预防主要措施如下。

1. 保持肛门清洁　定期清洗肛门，保持局部清洁干燥，减少细菌滋生。

2. 预防便秘和腹泻　保持大便通畅，避免便秘和腹泻，减少肛门直肠区域的刺激和损伤。

3. 及时治疗肛周疾病　如肛周脓肿、肛裂等，防止病情恶化形成肛瘘。

4. 增强免疫力　合理饮食、适量运动、保持良好心态，增强机体免疫力，减少感染机会。

二、肛周脓肿

（一）病因

肛周脓肿的病因与肛瘘相似，主要包括肛腺感染、肛门直肠损伤、克罗恩病等。此外，糖尿病患者、免疫力低下者，以及长期卧床者等易感人群也易发生肛周脓肿。

（二）病理生理

肛周脓肿的病理生理过程主要涉及炎症反应、组织坏死和脓肿形成等。当肛腺或肛周组织发生感染时，局部出现炎症反应，导致组织坏死和液化，形成脓肿。脓肿逐渐增大，压力增高，可引起局部疼痛、肿胀等症状。若脓肿破溃或经手术切开引流，脓液流出后可形成肛瘘。

（三）临床表现

肛周脓肿的临床表现主要如下。

1. 疼痛　肛周脓肿最常见的症状为局部疼痛，初期为胀痛或跳痛，随病情进展疼痛逐渐加剧，影响行走和坐卧。

2. 肿胀　肛门周围可出现红肿、硬结或包块，触痛明显。

3. 发热　部分患者可出现发热、寒战等全身症状，提示感染较重。

4. 排尿困难　脓肿位于肛门前方时，可压迫尿道，引起排尿困难。

5. 直肠刺激症状　部分脓肿可刺激直肠，引起里急后重感、排便不尽感等症状。

（四）诊断

肛周脓肿的诊断主要依据患者的病史、临床表现和体格检查，同时可结合辅助检查进行综合判断。

1. 病史询问　详细了解患者的发病经过、症状特点及治疗情况，有助于初步判断肛周脓肿的类型和严重程度。

2. 体格检查　通过视诊、触诊等体格检查方法，观察肛门周围有无红肿、硬结、包块等异常表现，触诊可了解脓肿的大小、位置及波动感。

3. 辅助检查

（1）血常规：白细胞计数和中性粒细胞比例升高，提示感染存在。

（2）超声检查：可显示脓肿的大小、位置及与周围组织的关系，有助于确定治疗方案。

（3）MRI：对于复杂性肛周脓肿，MRI可更清晰地显示脓肿的范围、分支及与肛门括约肌的关系，有助于制定手术方案。

（五）治疗

肛周脓肿,作为一种常见的肛肠外科急症,其治疗原则明确为:及时切开引流以控制感染,随后采取措施促进伤口的全面愈合。这一原则的确立,旨在迅速缓解患者的痛苦,防止病情恶化,并尽可能降低并发症的发生率。治疗方法主要分为非手术治疗与手术治疗两大类,具体选择需依据患者的具体病情及身体状况来定。

1. 非手术治疗　非手术治疗主要作为辅助治疗或暂时缓解措施,尤其适用于脓肿初期、病情较轻,或是患者因全身状况不佳(如高龄、严重基础疾病等)而无法立即接受手术的情况。

在此阶段,应用广谱抗生素是控制感染的关键。通过静脉或口服给药,抗生素能有效抑制细菌生长,减轻炎症反应。同时,局部使用消肿止痛药物,如外敷药膏、坐浴等,可迅速缓解患者的疼痛与肿胀症状。然而,值得注意的是,非手术治疗虽能暂时缓解症状,但往往难以根治,复发风险较高。

2. 手术治疗　手术治疗是肛周脓肿治疗的核心,旨在彻底清除病灶,促进愈合,并尽可能减少复发。

(1)脓肿切开引流术:作为肛周脓肿的首选治疗方法,该手术通过精确切开脓肿壁,使脓液得以顺畅排出,从而迅速降低局部压力,缓解疼痛。手术过程中,还需仔细探查内口(即脓肿与肛管或直肠相通的通道),并在条件允许时一并处理,以有效降低复发风险。

(2)一次性根治术:对于低位单纯性肛周脓肿,即脓肿位置较低且未形成复杂瘘管的情况,一次性根治术成为可能。在切开引流的同时,应细致探查并处理内口,通过切除或缝合等方式,力求一次性解决脓肿问题,避免后续复发。

(3)挂线疗法:针对高位肛周脓肿,尤其是那些涉及深部组织或已形成复杂瘘管的病例,挂线疗法展现出了独特的优势。该方法利用橡皮筋或特制药线的慢性切割作用,逐步切开脓腔和瘘管,既保证了引流的通畅,又避免了传统手术可能带来的大面积组织损伤。更重要的是,挂线疗法在切开的同时,能够巧妙地保持肛门括约肌的完整性,大大降低了术后肛门失禁的风险。

（六）预防措施

肛周脓肿的预防措施与肛瘘相似,主要包括保持肛门清洁、预防便秘和腹泻、及时治疗肛周疾病,以及增强免疫力等。此外,糖尿病患者应严格控制血糖水平,以减少感染机会。

第四节　肛门失禁

肛门失禁是指肛门括约肌功能障碍导致的粪便和气体不自主地排出体外的症状。根据失禁的程度和范围,肛门失禁可分为完全性失禁和不完全性失禁。

一、病因

肛门失禁的病因多种多样,主要包括以下几个方面。

1. 肛门括约肌损伤　如肛门外伤、手术损伤、产伤等,可导致肛门括约肌功能障碍。

2. 神经源性损伤　如脊髓损伤、脑外伤、多发性硬化等神经系统疾病,可影响肛门括约肌的神经支配,导致失禁。

3. 肛周疾病　如直肠癌、肛管癌、直肠脱垂等,可侵犯或压迫肛门括约肌,引起失禁。

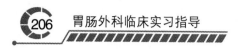

4.全身性疾病　如糖尿病、脑血管病等,可引起肛门括约肌的退行性变或神经支配障碍,导致失禁。

二、病理生理

肛门失禁的病理生理过程主要涉及肛门括约肌功能障碍和直肠感觉异常。肛门括约肌是控制排便的重要肌肉组织,当其功能受损时,无法有效关闭肛门,导致粪便和气体不自主地排出体外。同时,直肠感觉异常也是肛门失禁的重要原因之一,患者可能无法感知直肠内的粪便和气体,从而无法及时控制排便。

三、临床表现

肛门失禁的临床表现因失禁程度和范围的不同而有所差异。轻度失禁可能仅表现为偶尔的粪便或气体漏出;重度失禁则可出现持续的粪便和气体排出,严重影响患者的生活质量。部分患者还可能伴有肛门周围皮肤湿疹、糜烂、溃疡等并发症。

四、诊断方法

肛门失禁的诊断主要依据患者的病史、临床表现和体格检查。体格检查时可发现肛门括约肌松弛或消失,肛门周围皮肤可能伴有湿疹、糜烂等病变。此外,还可通过直肠指诊、肛门测压、肌电图等辅助检查手段进一步明确诊断。

五、治疗

肛门失禁的治疗应根据患者的具体情况选择合适的方法,主要包括非手术治疗和手术治疗两大类。

(一)非手术治疗

1.一般治疗　改善饮食习惯,增加膳食纤维摄入,保持大便通畅;保持肛门周围皮肤清洁干燥,避免感染。

2.生物反馈疗法　通过生物反馈技术训练患者正确收缩肛门括约肌,增强肛门括约肌的力量和耐力。

3.电刺激治疗　利用电刺激促进肛门括约肌的收缩和恢复。

4.药物治疗　如使用止泻药、抗胆碱能药物等减少粪便和气体的排出。

(二)手术治疗

对于非手术治疗无效或重度失禁的患者,可考虑手术治疗。常用的手术方式包括肛门括约肌修复术、肛门括约肌成形术、人工肛门括约肌植入术等。具体手术方式的选择应根据患者的失禁程度、范围,以及全身状况等因素综合考虑。

六、预防措施

肛门失禁的预防措施主要包括以下几个方面。

1.保护肛门括约肌　避免肛门外伤、手术损伤等可能导致肛门括约肌损伤的因素。

2.预防神经系统疾病　积极治疗和预防可能导致神经系统损伤的疾病,如脊髓损伤、脑外伤等。

3. 及时治疗肛周疾病　如发现肛周疾病,应及时治疗,防止病情恶化导致失禁。

4. 加强盆底肌肉锻炼　通过提肛运动等方式增强盆底肌肉的力量和耐力,有助于预防肛门失禁。

5. 定期体检　定期进行肛门直肠检查,及时发现并治疗可能导致失禁的疾病。

第五节　肛管癌与肛门周围肿瘤

肛管癌是指发生在肛管黏膜上皮的恶性肿瘤,而肛门周围肿瘤则为肛门周围皮肤、皮下组织及肌肉等部位的肿瘤。这些疾病对患者的生活质量和生命健康构成了严重威胁,因此,对它们的全面了解和有效治疗具有重要意义。

一、病因与病理

(一)肛管癌

1. 病因

(1)病毒感染:人乳头瘤病毒(HPV)感染是肛管癌的重要致病因素之一。特别是高危型HPV,如HPV-16和HPV-18,与肛管癌的发生密切相关。

(2)免疫因素:免疫功能低下或免疫抑制状态可能增加肛管癌的发病风险。例如,艾滋病患者、器官移植后接受免疫抑制治疗的患者等。

(3)遗传因素:有家族史的人群患肛管癌的风险较高。某些遗传变异或基因多态性可能增加个体对肛管癌的易感性。

(4)不良生活习惯:吸烟、饮酒、不健康的饮食习惯等可能增加肛管癌的发病风险。

2. 病理

(1)肛管癌的病理类型以鳞状细胞癌为主,占绝大多数。此外,还有少数为腺癌、基底细胞癌等。

(2)肿瘤可侵犯肛管黏膜下层、肌层及周围组织,甚至发生远处转移。

(二)肛门周围肿瘤

1. 病因

(1)皮肤病变:肛门周围皮肤的长期慢性炎症、损伤或感染等可能引发肿瘤。

(2)免疫因素:免疫功能异常或免疫缺陷状态可能增加肛门周围肿瘤的发病风险。

(3)遗传因素:有家族史的人群患肛门周围肿瘤的风险较高。

(4)环境因素:长期接触某些化学物质、放射性物质等可能增加肛门周围肿瘤的发病风险。

2. 病理

(1)肛门周围肿瘤的病理类型多样,包括鳞状细胞癌、基底细胞癌、恶性黑色素瘤、脂肪瘤、纤维瘤等。

(2)肿瘤可侵犯周围皮肤、皮下组织及肌肉等,甚至发生远处转移。

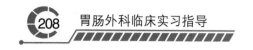

二、临床表现

(一)肛管癌

肛管癌,作为发生在肛管部位的恶性肿瘤,其临床表现往往与肿瘤的生长位置、大小及侵犯程度密切相关。

1. 直肠刺激症状　肛管癌初期,患者可能会感受到一系列直肠刺激症状,如便意频繁、排便习惯发生明显改变,以及肛门持续的坠胀感。这些症状往往容易被忽视,或与痔疮、肠炎等良性疾病混淆,因此需提高警惕。

2. 大便性状改变　随着肿瘤的生长,大便的性状也会发生显著变化。患者可能出现血便,即大便中带有鲜血或暗红色血液;黏液便,即大便中混有大量黏液;甚至脓血便,即大便中既有脓液又有血液。这些改变是肛管癌的重要信号,需及时就医检查。

3. 肛门疼痛　随着肿瘤的逐渐增大,它会压迫或侵犯周围的神经和组织,导致肛门出现疼痛。这种疼痛起初可能轻微,但会逐渐加重,甚至影响到患者的坐卧和行走。

4. 肛门肿块　部分患者在进行肛门自查或医生检查时,可在肛门部位触及肿块。这些肿块通常质地较硬,表面可能不平整,有时还可伴有出血或溃疡。

5. 全身症状　当肛管癌发展到晚期,患者可能会出现一系列全身症状,如消瘦、贫血、乏力等。这些症状的出现,往往意味着病情已经相当严重,需要立即进行系统的治疗。

(二)肛门周围肿瘤

肛门周围肿瘤,虽然与肛管癌在发病部位上有所区别,但其临床表现同样复杂多变,且往往与肿瘤的生长和侵犯程度密切相关。

1. 肛门周围肿块　肛门周围肿瘤最典型的症状就是肛门周围出现肿块。这些肿块可逐渐增大,表面不规则,有时可伴有破溃、出血等现象。肿块的存在不仅影响患者的日常生活,还可能引发感染和疼痛。

2. 疼痛　随着肿瘤的不断发展,它会侵犯周围的神经和组织,导致患者出现明显的疼痛症状。这种疼痛可能呈持续性或间歇性,且逐渐加重,严重影响患者的生活质量。

3. 瘙痒　部分患者还会出现肛门周围的瘙痒症状。这种瘙痒可能由肿瘤分泌物刺激或肿瘤本身引起的皮肤炎症所导致,虽然不如疼痛明显,但同样需要引起患者的重视。

4. 分泌物增多　肛门周围肿瘤可导致肛门周围的分泌物明显增多,这些分泌物可能带有异味,甚至呈脓性。分泌物的增多不仅影响患者的个人卫生,还可能引发感染和其他并发症。

5. 全身症状　与肛管癌相似,当肛门周围肿瘤发展到晚期时,患者也会出现消瘦、贫血、乏力等全身症状。这些症状的出现往往意味着病情已经相当严重,需要尽快进行系统的治疗以控制病情的发展。

三、诊断

(一)肛管癌

1. 病史询问与体格检查　详细询问患者的病史,包括排便习惯改变、肛门疼痛、出血等症状,并进行全面的体格检查,特别是肛门指诊,可触及肿块或狭窄环。

2. 实验室检查　血常规、生化常规等实验室检查可了解患者的全身状况。

3.影像学检查

(1)直肠腔内超声:可评估肿瘤浸润深度及与周围组织的关系。

(2)盆腔 MRI:有助于了解肿瘤的大小、位置、浸润深度及与周围组织的关系,对制定治疗方案具有重要意义。

(3)CT 或 PET-CT:可评估肿瘤有无远处转移。

(4)病理学检查:通过活检获取肿瘤组织,进行病理学检查以明确诊断。

(二)肛门周围肿瘤

1.病史询问与体格检查　详细询问患者的病史,包括肿块出现时间、增长速度、伴随症状等,并进行全面的体格检查,观察肿块的位置、大小、形态等。

2.实验室检查　血常规、生化常规等实验室检查可了解患者的全身状况。

3.影像学检查

(1)超声检查:可初步评估肿块的大小、形态及与周围组织的关系。

(2)MRI:有助于更准确地了解肿块的大小、位置、浸润深度及与周围组织的关系。

(3)CT:可评估肿瘤有无远处转移。

(4)病理学检查:通过活检获取肿瘤组织,进行病理学检查以明确诊断。

四、治疗

(一)肛管癌

1.手术治疗　手术治疗是肛管癌治疗的核心手段,其目的在于直接切除肿瘤,达到根治或控制病情的目的。根据肿瘤的不同分期和侵犯程度,手术治疗方式也有所不同。

(1)局部切除术:这一术式主要适用于早期肛管癌患者,尤其是那些肿瘤较小且局限于黏膜层的患者。通过精确的局部切除,可以最大限度地保留患者的肛门功能,同时确保肿瘤的彻底切除。术后患者恢复较快,生活质量得以保障。

(2)腹会阴联合切除术(Miles 手术):对于中晚期肛管癌患者,尤其是肿瘤较大或已侵犯周围组织的情况,腹会阴联合切除术成为首选。该手术需切除肛门、部分直肠及周围淋巴结等组织,以彻底清除肿瘤。由于术后患者将失去肛门功能,需行永久性结肠造口,因此对患者的生活质量影响较大。但此术式能够确保肿瘤的根治性切除,延长患者的生存期。

(3)保留肛门功能的手术:随着手术技术的进步和理念的更新,对于部分中早期肛管癌患者,可尝试保留肛门功能的手术。如经腹或经骶尾部的肛管癌根治术等,这些术式在确保肿瘤根治性切除的前提下,尽可能保留了患者的肛门功能。这对于提高患者的生活质量具有重要意义,但也需严格把握手术适应证和术后管理。

2.放射治疗　放射治疗在肛管癌的治疗中占据重要地位,它既可以作为术前新辅助治疗手段,提高手术切除率和降低复发率;也可以作为术后辅助治疗手段,巩固手术效果。对于无法手术或拒绝手术的患者,放射治疗还可以作为姑息性治疗手段,以减轻症状、提高生活质量。放射治疗的实施需根据患者的具体情况制定个性化的治疗方案,以确保治疗效果的最大化。

3.化学治疗　化学治疗在肛管癌的综合治疗中起辅助作用,常与放射治疗联合应用(即放化疗)。通过化疗药物的全身性应用,可以杀灭或抑制肿瘤细胞的生长和繁殖,提高治疗效果。对于晚期或复发转移的患者,化学治疗也可以作为姑息性治疗手段,以延长生存期、缓解痛苦。然而,化疗药物的使用需严格遵循医嘱,避免不必要的毒副作用和并发症。

4. 靶向治疗与免疫治疗　随着医学的不断进步和发展,靶向治疗和免疫治疗在肛管癌的治疗中也逐渐崭露头角。靶向治疗通过针对肿瘤细胞特定的分子靶点进行干预,以抑制肿瘤细胞的生长和繁殖;而免疫治疗则通过激活患者自身的免疫系统来杀灭或抑制肿瘤细胞。这些新兴治疗方法为部分患者提供了新的治疗选择,尤其是在传统治疗手段效果不佳或无法耐受的情况下。然而,靶向治疗和免疫治疗的应用也需严格把握适应证和禁忌证,以确保治疗的安全性和有效性。

(二)肛门周围肿瘤

1. 手术治疗　手术治疗是肛门周围肿瘤治疗的首选方法,其目的在于直接切除肿瘤,防止其进一步生长和扩散。根据肿瘤的具体位置、大小及病理类型等,医生会为患者选择合适的手术方式。

(1)局部切除术:对于早期、肿瘤较小且局限于特定区域的肛门周围肿瘤,局部切除术是一个有效的选择。该术式能够精确切除肿瘤组织,同时尽可能保留周围正常组织,减少对患者生活质量的影响。

(2)扩大切除术:当肿瘤较大或已侵犯周围组织时,可能需要进行扩大切除术。这一术式会切除更广泛的组织,包括部分正常组织,以确保肿瘤的彻底切除。虽然术后恢复时间可能较长,但能够有效降低复发风险。

(3)根治性切除术及淋巴结清扫:对于恶性程度较高或已发生转移的肛门周围肿瘤,根治性切除术及淋巴结清扫是必要的治疗手段。该术式旨在彻底切除肿瘤及其周围可能受累的淋巴结,以防止肿瘤细胞的进一步扩散。虽然手术创伤较大,但能够显著提高患者的生存率。

2. 放射治疗　放射治疗在肛门周围肿瘤的治疗中发挥着重要作用,特别是对于某些特定类型的肿瘤,如鳞状细胞癌等。

(1)术前新辅助治疗:在手术前进行放射治疗,可以缩小肿瘤体积,降低手术难度,同时提高手术切除率。此外,放射治疗还能杀灭或抑制肿瘤细胞,降低术后复发风险。

(2)术后辅助治疗:手术后进行放射治疗,可以进一步杀灭残留的肿瘤细胞,巩固手术效果。对于部分高危者,术后放射治疗是预防复发的重要手段。

(3)姑息性治疗:对于无法手术或拒绝手术的患者,放射治疗可以作为姑息性治疗手段,以减轻症状、提高生活质量。通过放射治疗,可以缩小肿瘤体积,减轻疼痛、出血等症状,延长患者的生存期。

3. 化学治疗　化学治疗在肛门周围肿瘤的综合治疗中起辅助作用,常与放射治疗联合应用,形成放化疗综合治疗模式。

(1)辅助治疗:在手术或放射治疗前后进行化学治疗,可以杀灭或抑制肿瘤细胞,提高治疗效果。化学药物通过全身性应用,能够杀灭潜在的肿瘤细胞,降低复发和转移的风险。

(2)姑息性治疗:对于晚期或复发转移的患者,化学治疗可以作为姑息性治疗手段。通过化疗药物的全身性应用,可以缓解患者的痛苦,延长生存期。虽然化疗药物可能带来一定的毒副作用,但在医生的指导下合理使用,可以最大限度地发挥其治疗作用。

4. 其他治疗　除了手术治疗、放射治疗和化学治疗外,根据患者的具体情况,还可考虑其他治疗方法,如激光治疗、冷冻治疗等。

(1)激光治疗:激光治疗利用高能激光束直接照射肿瘤组织,使其凝固、坏死并脱落。激光治疗具有创伤小、恢复快等优点,适用于部分早期、小型的肛门周围肿瘤。

(2)冷冻治疗:冷冻治疗通过低温冷冻技术破坏肿瘤组织,使其坏死并脱落。这种方法适用于部分对放射治疗或化学治疗不敏感的肿瘤,或作为辅助治疗手段与手术、放化疗等联合应用。

五、预防措施与护理

（一）预防措施

1. 健康生活方式　保持健康的生活方式,如戒烟限酒、均衡饮食、适量运动等,可降低肛管癌与肛门周围肿瘤的发病风险。

2. 注意个人卫生　保持肛门周围皮肤清洁干燥,避免长期慢性炎症或感染。

3. 定期体检　定期进行体检,特别是对于有家族史的人群,应定期进行肛门指诊、直肠镜等检查,以便早期发现病变。

4. 疫苗接种　对于 HPV 感染相关的肛管癌,接种 HPV 疫苗可降低发病风险。

（二）护理

1. 心理护理　关注患者的心理状态,给予心理支持和安慰,帮助其树立战胜疾病的信心。

2. 疼痛护理　对于疼痛明显的患者,应及时给予镇痛治疗,减轻其痛苦。

3. 伤口护理　术后应加强伤口护理,保持伤口清洁干燥,预防感染等并发症的发生。

4. 饮食护理　根据患者的具体情况,制定合理的饮食计划,保证营养摄入的同时避免刺激性食物的摄入。

5. 功能锻炼　术后鼓励患者进行适当的功能锻炼,以促进恢复和提高生活质量。

实习指导　肛周疾病临床实习

肛周疾病是外科常见病症,在胃肠外科实习中占据重要地位。通过本实习指导,学生将系统学习肛周疾病相关知识与技能,为今后的临床工作奠定坚实基础。

（一）实习目标

1. 掌握基础医学知识　深入理解肛门的解剖结构,涵盖肛门、肛管及其周围肌肉、血管、神经等;熟练掌握其生理功能,如排便、分泌、吸收和屏障功能等;明确解剖结构和生理功能异常与各类肛周疾病的内在联系,构建扎实的理论框架,为临床实践提供有力支撑。

2. 熟悉疾病临床表现　通过临床观察和实践,精准识别肛周疾病的常见症状和体征,如便血、疼痛、肿物脱出、瘙痒、排便异常等症状,以及肛门周围红肿、压痛、肿块等体征;掌握不同疾病症状体征的特点和演变规律,能够依据这些表现初步判断疾病类型,提升临床诊断的敏锐度。

3. 掌握疾病诊断方法　熟练运用多种诊断手段,包括详细的病史询问、全面的体格检查(视诊、指诊等)、针对性的影像学检查(超声、CT、MRI 等)、内镜检查以及实验室检查(血常规等);学会综合分析各类检查结果,做出准确诊断,提高诊断的准确性和可靠性。

4. 掌握疾病治疗原则　全面了解肛周疾病的治疗方法,包括一般治疗、药物治疗、物理治疗、手术治疗等;明确不同治疗方法的适应证、禁忌证和操作要点;能够根据患者的具体情况,如病情严重程度、身体状况、个人意愿等,制定个性化的治疗方案。

5. 培养临床实践能力　积极参与临床实践,提高动手操作能力,如进行肛门的体格检查、协助进行影像学检查和内镜检查、参与手术观摩和助手工作等;增强分析和解决问题的能力,能够独立思考并妥善处理临床实际问题,提升临床实践水平。

6.培养职业素养和患者服务能力 学会与患者及其家属进行有效沟通,理解患者需求,尊重患者隐私,给予患者充分的关怀和支持;提高职业素养,培养严谨的工作态度和责任心,为患者提供全面、优质、人性化的医疗服务。

(二)实习内容和实践技能

【实习内容】

1.肛周的解剖与生理

(1)解剖结构:系统复习肛门的起始、终止位置,深入学习肛门、肛管各部分的详细结构特点,如肛门括约肌复合体的组成和功能,肛管的黏膜、肌层结构特点,直肠的弯曲、壶腹等特殊结构;掌握其与周围器官(如前列腺、阴道、尾骨等)的毗邻关系;熟悉肛周区域的血管(直肠上、下动脉和静脉等)、神经(自主神经和躯体神经)分布及其临床意义,理解这些结构在疾病发生、发展和治疗中的作用。

(2)生理功能:深入理解肛周的排便、分泌、吸收和屏障功能。掌握排便过程的神经调节机制和肌肉协同作用,理解分泌功能中直肠黏膜和肛门腺分泌物的作用;明确吸收功能在直肠给药方面的应用;理解黏膜屏障和肌肉屏障如何保护机体免受有害物质侵害,以及这些功能异常与疾病发生的关联。

2.肛周疾病的临床表现

(1)常见症状:全面学习肛周疾病的常见症状,如便血、疼痛、肿物脱出、瘙痒、便秘、腹泻、里急后重等。对比不同疾病症状的差异,如痔疮与肛裂的便血特点,肛瘘与肛周脓肿的疼痛表现等;掌握症状在鉴别诊断中的意义,学会通过症状初步判断疾病类型。

(2)体征:学习如何通过体格检查发现肛周疾病相关体征,如肛门周围的红肿、压痛、肿块、瘘管、溃疡等;掌握指诊时触及的异常情况,如痔核、硬结、狭窄等;明确这些体征对判断疾病严重程度和预后的意义,学会根据体征进一步明确诊断方向。

3.肛周疾病的诊断方法

(1)病史询问与体格检查:掌握详细询问肛周疾病患者病史的技巧,包括症状出现的时间、频率、诱发及缓解因素,饮食习惯、生活方式、家族史等。学会进行针对性的体格检查,如视诊观察肛门周围皮肤的色泽、有无肿物脱出、瘘管等;指诊时注意肛管的紧张度、有无肿块、压痛、狭窄,直肠黏膜的光滑度等;根据病史和体格检查初步判断疾病方向。

(2)影像学检查:了解超声、CT、MRI等影像学检查在肛周疾病诊断中的应用原理、适应证和禁忌证。学习解读超声检查中肛瘘瘘管的形态、肛周脓肿的位置和大小;掌握CT和MRI检查对直肠肿瘤的大小、位置、浸润深度及与周围组织关系的判断方法;熟悉这些影像学检查结果在制定治疗方案中的作用。

(3)内镜检查:熟悉肛门镜、直肠镜等内镜检查在肛周疾病诊断中的重要性,学习内镜检查的术前准备、操作过程和术后注意事项。观察内镜下肛周黏膜的色泽、有无溃疡、出血、肿物等病变;了解如何通过内镜取活检进行病理学检查,明确病变性质。

(4)实验室检查:掌握血常规、粪便检查等实验室检查在肛周疾病诊断中的意义。了解血常规中白细胞计数、红细胞计数、血红蛋白等指标变化与感染、出血的关系;熟悉粪便检查中潜血试验、粪便性状改变对疾病诊断的提示作用。

4.肛周疾病的治疗原则

(1)一般治疗:学习掌握一般治疗在肛周疾病治疗中的基础地位,如调整饮食习惯(增加膳食纤维摄入、避免刺激性食物)、改变生活方式(避免久坐久站、养成良好排便习惯)、保持肛门清洁等对疾病恢复的影响和作用。

(2)药物治疗:熟悉治疗肛周疾病的常用药物,如痔疮膏、痔疮栓、坐浴药物、抗生素等。掌握各类药物的作用机制、适应证、用法用量及不良反应;学会根据患者病情合理选择药物治疗方案,注意药物的联合使用和用药疗程。

(3)物理治疗:了解激光治疗、冷冻疗法、扩肛疗法等物理治疗方法在肛周疾病治疗中的应用;掌握这些治疗方法的适应证、操作原理及术后注意事项;认识物理治疗在疾病治疗中的优势和局限性,以及与其他治疗方法的联合应用。

(4)手术治疗:学习肛周疾病的常用手术方式,如痔切除术、肛瘘切开术、肛周脓肿切开引流术、直肠脱垂固定术、肛门括约肌修复术等。掌握不同手术方式的适应证、禁忌证、手术操作要点及术后可能出现的并发症(如出血、感染、肛门失禁等);了解如何进行术后管理和并发症的预防与处理。

【实践技能】

1. 体格检查

(1)肛门视诊:学习正确进行肛门视诊的方法,观察肛门周围皮肤的色泽、有无红肿、皮疹、肿物脱出、瘘口、溃疡等异常情况;注意肛门的形态、位置是否正常;了解不同疾病在视诊下的特征表现及其临床意义。

(2)肛门指诊:在带教老师指导下,学习正确进行肛门指诊的操作技巧,包括手指的插入方法、深度,触摸的顺序和部位;掌握通过指诊判断肛管紧张度、有无肿块、压痛、狭窄,直肠黏膜光滑度、有无结节等异常情况;体会不同疾病在指诊时的触感差异及其临床意义。

2. 影像学检查操作与解读

(1)超声检查:在带教老师指导下,学习协助患者进行肛周超声检查的操作流程,如准备检查设备、协助患者摆好体位等。了解超声检查在诊断肛瘘、肛周脓肿等疾病中的图像特点,学会初步识别瘘管的走行、脓肿的位置和大小等异常表现,并与正常图像进行对比分析。

(2)CT与MRI检查:了解CT和MRI检查在肛周疾病诊断中的扫描方法和参数设置,学习如何在CT和MRI图像上识别肛门的位置、形态,判断肠壁的厚度、有无肿块,观察肿瘤与周围组织(如前列腺、阴道、盆壁等)的关系,评估淋巴结转移情况。通过实践,提高对CT和MRI图像的解读能力,能够准确描述病变的特征和位置。

3. 内镜检查操作与配合

(1)内镜检查术前准备:协助带教老师进行内镜检查前的准备工作,包括患者的心理疏导、告知检查注意事项,准备内镜检查器械和相关药品(如局部麻醉剂、润滑剂等),协助患者摆好检查体位。

(2)内镜检查过程配合:在带教老师操作内镜时,学习协助观察患者反应、递取器械,记录内镜下所见。观察内镜下肛门直肠黏膜的色泽、血管纹理、有无病变及病变的位置、形态、大小等特征,初步判断病变性质。通过多次实践,熟悉内镜检查的操作流程和注意事项,提高配合能力。

4. 手术治疗技能

(1)手术观摩:在带教老师带领下,观摩肛周疾病相关手术,如痔切除术、肛瘘手术、肛周脓肿切开引流术等。观察手术的整个过程,包括手术切口的选择、组织的分离、病变的处理、伤口的缝合等关键步骤,了解手术器械的使用和手术团队的协作。通过观摩,对手术操作有直观的认识,为后续参与手术实践打下基础。

(2)手术助手工作:在符合实习规定和带教老师指导下,作为手术助手参与肛周手术,如传递手术器械、协助暴露手术视野、吸引手术野的血液和分泌物、协助缝合伤口等。通过实践操作,逐步掌握手术基本技能,体会手术操作的严谨性和精细性,提高动手能力和团队协作能力。

5. 术后处理技能

(1)患者监护:学习对肛周手术后患者进行监护,包括密切观察生命体征(体温、心率、呼吸、血压)的变化,监测血氧饱和度,观察患者意识状态。注意观察伤口有无出血、渗液,敷料是否清洁干燥;妥善管理各种引流管(如肛周脓肿术后的引流管),记录引流液的量、颜色和性质,及时发现异常情况并报告带教老师。

(2)营养支持:了解肛周手术后患者的营养需求特点,根据患者的病情和消化功能,学习制定合理的营养支持方案。对于术后不能经口进食或进食困难的患者,掌握肠外营养或肠内营养的实施方法,如静脉输液补充营养物质、鼻饲营养液等,注意预防营养支持相关并发症(如感染、误吸等)。

(3)并发症处理:学习识别和处理肛周手术后可能出现的并发症,如出血、感染、肛门失禁、肛门狭窄等。了解并发症的临床表现(如发热、疼痛加剧、便血、肛门坠胀感等),掌握相应的预防措施(如严格无菌操作、合理使用抗生素、术后早期活动等)和处理方法(如止血、抗感染治疗、扩肛等)。

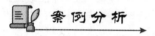

案例分析

肛周脓肿

患者男性,45 岁,因肛周持续性疼痛、坠胀感伴排便困难 1 周,肛周皮肤红肿、发热,触及硬块且压痛明显就诊。患者既往有 2 型糖尿病病史 5 年,血糖控制欠佳,空腹血糖波动在 8~10 mmol/L,未严格遵循医嘱进行规范治疗。入院后进行详细检查,肛门指诊发现距肛门约 3 cm 处右侧可触及一大小约 3 cm×4 cm 的硬块,质地较硬,边界不清,压痛剧烈,指套无血染;肛周超声检查显示皮下软组织内可见液性暗区,诊断为肛周脓肿。此外,患者血常规检查提示白细胞计数 $13.5×10^9$/L,中性粒细胞比例 82% ,空腹血糖 9.2 mmol/L,进一步明确存在感染及血糖异常情况。

针对该患者,制定并实施以下治疗措施。

1. 手术治疗　由于患者肛周脓肿已形成,为避免感染扩散,尽快缓解症状,在连续硬膜外麻醉下进行肛周脓肿切开引流术。术中充分切开脓肿,排出大量黄白色脓液,彻底清创,放置引流条,保持引流通畅。术后每日进行伤口换药,观察引流情况及伤口愈合状况。

2. 抗感染治疗　根据患者感染情况,选用对革兰氏阴性菌及厌氧菌有效的抗生素,给予头孢曲松联合甲硝唑静脉滴注,每日 1 次,持续用药 5 d。用药期间密切观察患者体温、血常规等指标变化,评估抗感染治疗效果。待患者体温恢复正常、局部红肿疼痛减轻、血常规指标好转后,改为口服抗生素巩固治疗。

3. 血糖控制　鉴于患者糖尿病对肛周疾病愈合的不良影响,邀请内分泌科会诊,调整降糖方案。给予胰岛素皮下注射控制血糖,同时指导患者严格遵循糖尿病饮食原则,控制碳水化合物、脂肪摄入,增加膳食纤维摄入。密切监测患者空腹及餐后 2 h 血糖,根据血糖波动情况及时调整胰岛素用量,将空腹血糖控制在 4.4~7.0 mmol/L,餐后 2 h 血糖控制在 <10.0 mmol/L。

4.局部护理 指导患者保持肛周清洁,便后用温水坐浴,每日 2～3 次,每次 15～20 min,坐浴后用碘伏消毒伤口周围皮肤,促进局部血液循环,减轻炎症反应,加速伤口愈合。同时,为患者提供透气柔软的棉质内裤,避免局部摩擦刺激。

5.营养支持 患者因肛周疼痛影响进食,且感染导致机体消耗增加,存在营养需求。给予富含优质蛋白质、维生素的饮食,如鱼肉、牛奶、新鲜蔬菜等,保证患者摄入足够的能量和营养素,增强机体抵抗力,促进伤口愈合。

6.心理干预 患者因肛周疼痛剧烈、担心手术效果及疾病复发,产生焦虑、紧张情绪。医护人员主动与患者沟通,耐心讲解疾病的发生、发展及治疗过程,介绍手术成功案例,增强患者治疗信心,鼓励患者积极配合治疗。

经过 2 周的手术及综合治疗,患者肛周疼痛、坠胀感完全消失,排便恢复正常,体温、血常规等指标恢复正常,伤口引流液明显减少,肉芽组织生长良好。患者出院后继续遵医嘱进行伤口换药,控制血糖,定期门诊复查。1 个月后复查,患者肛周伤口完全愈合,血糖控制稳定,未出现复发及其他并发症。

第一节　腹膜与网膜的解剖与生理

一、腹膜的解剖与生理

（一）解剖结构

腹膜是覆盖于腹腔内壁和内脏表面的一层薄而光滑的浆膜,具有分泌、吸收、保护、支持和固定腹腔内脏器等多种功能。腹膜的解剖结构复杂,根据其在腹腔内的分布特点,可分为相互连续的壁腹膜和脏腹膜两部分。

1. 壁腹膜　贴附于腹壁、横膈脏面和盆壁内面的腹膜,称为壁腹膜。壁腹膜与腹壁、横膈和盆壁的疏松结缔组织紧密相连,具有良好的活动性和吸收能力。

2. 脏腹膜　覆盖于腹腔内脏器表面的腹膜,称为脏腹膜。脏腹膜与腹腔内脏器之间的间隙称为腹膜腔,内含少量浆液,可起到润滑和保护作用。

腹膜腔是一个潜在的间隙,男性完全封闭,女性则借输卵管腹腔口经输卵管、子宫腔和阴道与外界相通。根据腹腔内脏器的覆盖情况,腹腔内脏器可分为腹膜内位器官、腹膜间位器官和腹膜外位器官。

（1）腹膜内位器官:指几乎全部被腹膜所包裹的器官,如胃、十二指肠上部、空肠、回肠、盲肠、阑尾、横结肠、乙状结肠、脾、卵巢和输卵管等。

（2）腹膜间位器官:指大部分被腹膜覆盖,仅少部分未被覆盖的器官,如肝、胆囊、升结肠、降结肠、直肠上段和子宫等。

（3）腹膜外位器官:指仅有一面被腹膜覆盖的器官,如胰、肾、输尿管和十二指肠降部、水平部等。

（二）生理功能

腹膜的生理功能主要包括分泌、吸收、保护、支持和固定腹腔内脏器等方面。

1. 分泌功能　腹膜具有分泌浆液的功能,这些浆液能够润滑腹腔内脏器表面,减少摩擦,保护腹膜和腹腔内脏器不受损伤。

2. 吸收功能　腹膜具有强大的吸收能力,能够吸收腹腔内的积液、血液、毒素和细菌等,有助于维持腹腔内环境的稳定。

3. 保护功能　腹膜能够抵御外界病原体的侵入,防止腹腔内感染的发生。当腹腔内脏器发生炎症或损伤时,腹膜能够迅速作出反应,形成腹膜粘连或包裹,以限制炎症或损伤的扩散。

4.支持和固定作用　腹膜通过其附着于腹壁、横膈和盆壁的能力,为腹腔内脏器提供支持和固定作用,防止其移位或下垂。

二、网膜的解剖与生理

(一)解剖结构

网膜是腹膜形成的皱襞和囊袋,根据其在腹腔内的位置和功能,可分为大网膜和小网膜两部分。

1.大网膜　是连接胃大弯至横结肠的腹膜皱襞,呈"围裙"状悬垂于小肠和结肠的前方。大网膜富含脂肪和血管,具有较强的移动性和吸收能力。

2.小网膜　是连接肝门与胃小弯和十二指肠上部的腹膜皱襞,呈双层折叠状。小网膜分为肝胃韧带和肝十二指肠韧带两部分,其中肝十二指肠韧带内包含有肝固有动脉、门静脉主干和胆总管等重要结构。

(二)生理功能

网膜的生理功能主要包括吸收、防御和固定腹腔内脏器等方面。

1.吸收功能　大网膜具有较强的吸收能力,能够吸收腹腔内的积液、血液和细菌等,有助于减轻腹腔内的炎症反应。

2.防御功能　当腹腔内脏器发生炎症或损伤时,大网膜能够迅速移动至病灶部位,形成包裹或粘连,以限制炎症或损伤的扩散。同时,大网膜内的巨噬细胞等免疫细胞能够吞噬和清除腹腔内的病原体和异物。

3.固定作用　网膜通过其附着于腹腔内脏器和腹壁的能力,为腹腔内脏器提供支持和固定作用,防止其移位或下垂。

三、肠系膜的解剖与生理

(一)解剖结构

肠系膜是腹膜形成的皱襞和韧带,将腹腔内脏器(如空肠、回肠、盲肠、阑尾、横结肠和乙状结肠等)悬吊、固定于腹后壁。根据肠系膜所连接的肠管不同,可分为小肠系膜、阑尾系膜、横结肠系膜和乙状结肠系膜等。

1.小肠系膜　是连接空肠和回肠至腹后壁的腹膜皱襞,呈扇形展开。小肠系膜内含有丰富的血管、淋巴管和神经,为小肠提供血液供应和营养支持。

2.阑尾系膜　是连接阑尾至盲肠后内侧壁的腹膜皱襞,呈三角形。阑尾系膜内含有阑尾动脉等血管结构,为阑尾提供血液供应。

3.横结肠系膜　是连接横结肠至腹后壁的腹膜皱襞,呈扇形展开。横结肠系膜内含有中结肠动脉等血管结构,为横结肠提供血液供应。

4.乙状结肠系膜　是连接乙状结肠至盆壁的腹膜皱襞,呈带状。乙状结肠系膜内含有乙状结肠动脉等血管结构,为乙状结肠提供血液供应。

(二)肠系膜的生理功能

肠系膜的生理功能主要包括支持和固定腹腔内脏器、提供血液供应和营养支持,以及参与腹腔内淋巴循环等方面。

1. 支持和固定作用　肠系膜通过其附着于腹腔内脏器和腹后壁的能力,为腹腔内脏器提供支持和固定作用,防止其移位或下垂。同时,肠系膜还能够限制腹腔内脏器的过度活动,保持其相对稳定的位置。

2. 血液供应和营养支持　肠系膜内含有丰富的血管结构,能够为腹腔内脏器提供充足的血液供应和营养支持。这些血管结构在腹腔内脏器的生长发育、代谢活动和修复再生等方面发挥着重要作用。

3. 参与淋巴循环　肠系膜内还包含有丰富的淋巴管和淋巴结等淋巴组织,参与腹腔内的淋巴循环。淋巴循环在清除腹腔内病原体、异物和代谢产物等方面发挥着重要作用,有助于维持腹腔内环境的清洁和稳定。

四、腹膜、网膜与肠系膜疾病的解剖与生理基础

腹膜、网膜与肠系膜疾病的发生往往与其解剖结构和生理功能异常密切相关。了解这些异常有助于更好地理解相关疾病的病因、病理生理过程及临床表现,从而指导诊断和治疗。

(一)解剖结构异常

1. 腹膜粘连　腹膜粘连是指腹膜与腹膜之间或腹膜与腹腔内脏器之间发生的异常粘附现象。腹膜粘连可由腹腔内炎症、损伤、出血或手术等因素引起,导致腹腔内脏器活动受限或固定,进而引发一系列临床症状。

2. 网膜异常　网膜异常包括网膜囊肿、网膜肿瘤等病变。这些病变可影响网膜的正常生理功能,如吸收、防御和固定作用等,进而引发相关临床症状。

3. 肠系膜异常　肠系膜异常包括肠系膜扭转、肠系膜囊肿、肠系膜肿瘤等病变。这些病变可影响肠系膜的正常生理功能,如支持和固定腹腔内脏器、提供血液供应和营养支持等,进而引发肠梗阻、肠缺血等严重并发症。

(二)生理功能异常

1. 腹膜吸收功能异常　腹膜吸收功能异常可导致腹腔内积液、血液和细菌等无法被及时吸收和清除,进而引发腹腔感染、腹膜炎等严重并发症。

2. 网膜防御功能异常　网膜防御功能异常可降低其对腹腔内病原体和异物的清除能力,导致腹腔内感染的风险增加。

3. 肠系膜血液循环障碍　肠系膜血液循环障碍可由肠系膜血管栓塞、血栓形成等因素引起,导致腹腔内脏器缺血、坏死等严重后果。此时,患者可出现剧烈腹痛、呕吐、便血等临床症状,需及时进行诊断和治疗。

第二节　腹膜后肿瘤与腹膜假黏液瘤

腹膜后肿瘤与腹膜假黏液瘤是腹腔内两类特殊且复杂的疾病。腹膜后肿瘤主要起源于腹膜后间隙的脂肪、肌肉、血管、神经、淋巴组织及胚胎残留组织等,由于位置深在,早期症状不明显,且周围解剖关系复杂,给诊断和治疗带来极大挑战。腹膜假黏液瘤则是一种较为罕见的疾病,主要表现为腹腔内大量胶冻样黏液的积聚,这些黏液可能来源于阑尾或其他腹腔脏器,对腹腔内器官造成压迫和损害。

一、流行病学

腹膜后肿瘤的发病率相对较低,但种类繁多,包括脂肪肉瘤、平滑肌肉瘤、神经鞘瘤、副神经节瘤等,其中脂肪肉瘤最为常见。腹膜假黏液瘤的发病率更低,但一旦发病,往往病情较重,且易复发。这两类疾病的发病率在不同地区、不同种族间可能存在差异,具体发病机制尚不完全清楚。

二、病因与病理生理

(一)腹膜后肿瘤

1. 病因

(1)遗传因素:某些腹膜后肿瘤具有家族遗传性,如遗传性平滑肌瘤病肾细胞癌综合征等。

(2)环境因素:长期接触某些化学物质、放射线等可能增加患病风险。

(3)免疫因素:免疫功能低下或免疫调节异常可能与腹膜后肿瘤的发生有关。

2. 病理生理

(1)腹膜后肿瘤多为实质性肿瘤,可呈膨胀性生长,压迫周围脏器,引起相应的症状。

(2)部分肿瘤具有侵袭性,可侵犯周围血管、神经等,导致严重的并发症。

(3)肿瘤的生长还可影响腹腔内血液循环和淋巴回流,导致局部水肿和功能障碍。

(二)腹膜假黏液瘤

1. 病因

(1)大多数腹膜假黏液瘤起源于阑尾的黏液囊肿或黏液腺癌,少数可来源于卵巢、结直肠等其他部位。

(2)阑尾黏液囊肿破裂后,黏液和肿瘤细胞可溢入腹腔,形成腹膜假黏液瘤。

2. 病理生理

(1)腹膜假黏液瘤的黏液主要由黏蛋白组成,呈胶冻状,可在腹腔内广泛积聚。

(2)黏液积聚可压迫腹腔内器官,导致腹胀、腹痛、肠梗阻等症状。

(3)肿瘤细胞可在黏液中漂浮并种植于腹腔内其他部位,形成新的病灶。

三、临床表现

腹膜后肿瘤与腹膜假黏液瘤作为两种不同类型的腹部疾病,其临床表现各具特点,但又存在一定的相似性。

(一)腹膜后肿瘤

腹膜后肿瘤,因其位置隐蔽、生长缓慢,往往在病情发展到一定程度时才被患者察觉。其临床表现多样,主要包括以下几个方面。

1. 腹部肿块 多数腹膜后肿瘤患者在就诊时,最直观的表现就是腹部可触及肿块。这些肿块通常质地坚硬,活动度差,甚至可能固定不动。肿块的形状和大小因肿瘤类型而异,但通常都较大,有时可达数十厘米。肿块的发现往往让患者感到恐慌,也是促使他们就医的主要原因。

2. 压迫症状 腹膜后肿瘤由于其特殊的解剖位置,容易对周围器官产生压迫,导致一系列症状。当肿瘤压迫胃肠道时,患者可出现恶心、呕吐、腹胀、便秘等消化系统症状;若压迫泌尿系统,则

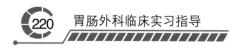
可能引起尿频、尿急、排尿困难等泌尿系统症状;而当肿瘤压迫下腔静脉时,可导致下肢水肿、阴囊水肿等循环系统症状。这些症状的出现,不仅影响了患者的生活质量,还提示着病情的严重性。

3. 疼痛　随着肿瘤的增大和浸润,它可能会侵犯周围的神经或压迫周围组织,从而引发腹痛、腰背痛等症状。疼痛的程度和性质因肿瘤位置和侵犯程度而异,但通常都较为剧烈,难以忍受。疼痛的存在不仅增加了患者的痛苦,也影响了他们的日常生活和睡眠。

4. 全身症状　当腹膜后肿瘤发展到晚期时,患者可出现消瘦、乏力、贫血等恶病质表现。这些症状的出现,往往预示着病情的恶化,也提示着患者身体的整体状况已经较差。此时,治疗的主要目标已不再是根治肿瘤,而是缓解患者的痛苦,提高他们的生活质量。

(二)腹膜假黏液瘤

腹膜假黏液瘤是一种较为罕见的腹部疾病,其临床表现与腹膜后肿瘤有所不同,但同样具有多样性和复杂性。

1. 腹胀　腹胀是腹膜假黏液瘤最常见的症状之一。由于黏液在腹腔内广泛积聚,导致腹部膨胀,患者常感到腹部不适、饱胀感强烈。腹胀的存在不仅影响了患者的进食和消化,也给他们带来了极大的不适感。

2. 腹痛　腹痛也是腹膜假黏液瘤的常见症状。腹痛多为隐痛或钝痛,可呈持续性或阵发性加重。腹痛的出现往往与黏液的积聚和压迫有关,也可能与肿瘤的浸润和侵犯有关。腹痛的存在严重影响了患者的生活质量,也提示着病情的进展。

3. 肠梗阻　当黏液积聚到一定程度时,可能会压迫肠道,导致肠梗阻。肠梗阻是腹膜假黏液瘤的一种严重并发症,表现为呕吐、腹胀、停止排气排便等症状。肠梗阻的出现不仅加剧了患者的痛苦,还可能危及他们的生命。

4. 腹部包块　部分患者可在腹部触及包块,这些包块质地较软,有波动感。包块的发现往往让患者感到不安,这也是他们就医的重要原因之一。虽然腹部包块并非腹膜假黏液瘤的特异性表现,但其仍提示着腹腔内可能存在异常。

5. 全身症状　与腹膜后肿瘤相似,腹膜假黏液瘤晚期患者也可能出现消瘦、乏力、贫血等恶病质表现。这些症状的出现不仅反映了患者身体的整体状况已经较差,也预示着病情的严重性。此时,治疗的主要目标同样是缓解患者的痛苦,提高他们的生活质量。

四、诊断方法

(一)腹膜后肿瘤

1. 影像学检查

(1)B超:可作为初步筛查手段,但受气体干扰较大。

(2)CT:是诊断腹膜后肿瘤的首选方法,可清晰显示肿瘤的大小、形态、位置及与周围脏器的关系。

(3)MRI:对于软组织分辨率较高,有助于判断肿瘤的性质和侵犯范围。

(4)PET-CT:可用于评估肿瘤的代谢活性及有无远处转移。

2. 实验室检查　包括血常规、肝肾功能、肿瘤标志物等,但特异性不高。

3. 病理学检查　通过穿刺活检或手术切除获取肿瘤组织进行病理学检查,是确诊腹膜后肿瘤的金标准。

(二)腹膜假黏液瘤

1. 影像学检查

(1) B 超：可发现腹腔内大量积液及实质性肿块。

(2) CT：是诊断腹膜假黏液瘤的重要方法，可显示黏液在腹腔内的分布及有无实质性肿块。

(3) MRI：对于评估黏液的性质和范围有一定帮助。

2. 实验室检查

(1) 腹腔积液检查：可发现腹腔积液中黏蛋白含量增高，细胞学检查有时可发现肿瘤细胞。

(2) 肿瘤标志物：如 CA125、CEA 等可能升高，但特异性不高。

3. 病理学检查　通过腹水细胞学检查或手术切除获取肿瘤组织进行病理学检查，可确诊腹膜假黏液瘤。

五、治疗

(一)腹膜后肿瘤

腹膜后肿瘤，因其位置深在、解剖关系复杂，治疗难度较大。但随着医学技术的不断进步，其治疗手段也在逐步完善。

1. 手术治疗　手术是治疗腹膜后肿瘤的首选方法，也是最直接、最有效的治疗手段。

(1) 手术原则：手术旨在完整切除肿瘤及受累的周围脏器，以达到根治的目的。在手术过程中，需尽量保护周围未受累的器官和组织，减少手术创伤。

(2) 手术方式：根据肿瘤的性质、大小、位置及与周围脏器的关系，医生会选择合适的手术方式。对于较小的、局限性的肿瘤，可采用肿瘤切除术；对于较大的、与周围脏器紧密粘连的肿瘤，则需进行联合脏器切除术，如肿瘤连同部分肠管、胃、肝等脏器的切除。

(3) 手术风险：腹膜后肿瘤手术难度较大，风险较高，需由经验丰富的外科医生操作。术前需充分评估患者的身体状况和手术风险，制定详细的手术计划。

2. 放化疗　对于恶性腹膜后肿瘤，术后常需辅以放化疗以杀灭残留肿瘤细胞，降低复发风险。

(1) 放化疗方案：放化疗方案需根据患者的具体情况制定，包括肿瘤的病理类型、分期、患者的身体状况等。常用的化疗药物有顺铂、氟尿嘧啶等，放疗则多采用局部照射的方式。

(2) 不良反应监测：放化疗过程中，患者可能会出现恶心、呕吐、脱发、骨髓抑制等不良反应。医生需密切监测患者的病情变化，及时调整放化疗方案，减轻不良反应。

3. 免疫治疗与靶向治疗　近年来，免疫治疗和靶向治疗在腹膜后肿瘤的治疗中逐渐受到重视。免疫治疗通过激活患者自身的免疫系统来杀灭肿瘤细胞，而靶向治疗则针对肿瘤的特定靶点进行精准打击。这些新兴疗法为部分患者提供了新的治疗选择，尤其在晚期或复发患者的治疗中展现出了一定的疗效。

(二)腹膜假黏液瘤

腹膜假黏液瘤是一种较为罕见的腹部肿瘤，其治疗同样具有挑战性。

1. 手术治疗　手术是治疗腹膜假黏液瘤的关键手段。

(1) 手术目标：手术旨在尽可能彻底地清除腹腔内的黏液和肿瘤细胞，以减少复发风险。在手术过程中，需仔细探查腹腔内各个角落，确保无遗漏。

(2) 手术方式：手术方式包括黏液抽吸术、腹腔冲洗术、肿瘤减灭术等。黏液抽吸术用于清除腹

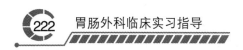

腔内的大量黏液;腹腔冲洗术则用生理盐水或化疗药物对腹腔进行反复冲洗,以杀灭残留肿瘤细胞;肿瘤减灭术则用于切除较大的肿瘤组织。

(3)手术难度与复发:腹膜假黏液瘤手术难度较大,且易复发。因此,需多次手术以达到最佳治疗效果。术后患者需定期复查,以便及时发现并处理复发情况。

2.腹腔热灌注化疗　腹腔热灌注化疗是一种有效的辅助治疗手段。

(1)治疗原理:通过在腹腔内灌注温热化疗药物,可以杀灭残留肿瘤细胞,减少复发。温热的环境可以增强化疗药物的敏感性,提高治疗效果。

(2)注意事项:在进行腹腔热灌注化疗时,需严格控制化疗药物的浓度和温度。过高的浓度和温度可能导致患者的不良反应加重,而过低的浓度和温度则可能影响治疗效果。因此,医生需根据患者的具体情况制定个性化的治疗方案。

3.综合治疗　对于晚期或复发的腹膜假黏液瘤患者,可采用综合治疗手段以提高治疗效果和患者的生活质量。

综合治疗包括放化疗、免疫治疗、靶向治疗等多种方法的联合应用。通过综合治疗,可以充分发挥各种治疗手段的优势,提高治疗效果,同时减轻患者的不良反应和痛苦。在治疗过程中,医生需密切关注患者的病情变化,及时调整治疗方案,以确保治疗的顺利进行。

六、预防措施与护理

(一)预防措施

1.健康生活方式　保持健康的生活习惯,如规律作息、合理膳食、适量运动等,有助于降低患病风险。

2.避免接触有害物质　避免长期接触化学物质、放射线等有害物质,减少患病风险。

3.定期体检　定期进行体检,及时发现并治疗阑尾炎等可能引发腹膜假黏液瘤的疾病。

(二)护理

1.术后护理

(1)密切观察患者的生命体征和病情变化,及时处理并发症。

(2)保持伤口清洁干燥,预防感染。

(3)指导患者进行康复训练,促进身体恢复。

2.心理护理　关注患者的心理状态,及时给予心理疏导和支持,帮助患者树立战胜疾病的信心。

3.饮食护理　根据患者的病情和营养状况,制订合理的饮食计划,保证患者获得足够的营养支持。

第三节　肠系膜疾病与肠系膜血管病变

肠系膜疾病与肠系膜血管病变是胃肠外科领域中一类复杂且重要的疾病,涉及肠系膜的解剖结构、生理功能及其与血管系统的密切联系。肠系膜作为腹腔内的重要结构,将小肠悬挂于后腹壁,并为小肠提供血液供应和神经支配。肠系膜疾病与肠系膜血管病变的发生可能导致肠道缺血、坏死、肠梗阻等严重后果,对患者的生命健康构成威胁。因此,深入理解和掌握肠系膜疾病与血管病变的病因、病理生理、临床表现、诊断及治疗方法,对于胃肠外科医师而言至关重要。

一、肠系膜的解剖与生理

（一）肠系膜的解剖结构

肠系膜是腹腔内连接小肠与后腹壁的腹膜皱襞，主要包括小肠系膜（包括空肠系膜和回肠系膜）和结肠系膜。小肠系膜起自第二腰椎左侧，斜向右下，附着于右髂窝和右腹股沟内侧，将空肠和回肠悬挂于后腹壁。结肠系膜则覆盖于升结肠、横结肠和降结肠的表面，并将其固定于后腹壁。

肠系膜内含有丰富的血管、淋巴管和神经纤维，为小肠提供血液供应、淋巴回流和神经支配。其中，肠系膜上动脉和肠系膜下动脉是供应肠道血液的主要动脉，它们起源于腹主动脉，沿途分支供应小肠和结肠。肠系膜静脉则收集肠道的静脉血，汇入门静脉系统，最终回流至下腔静脉。

（二）肠系膜的生理功能

肠系膜的生理功能主要包括为小肠提供必要的血液供应、淋巴回流和神经支配，以保证小肠的正常蠕动、吸收和分泌功能。同时，肠系膜还具有一定的缓冲作用，能够保护小肠免受外界冲击和损伤。

二、肠系膜疾病与肠系膜血管病变的分类

肠系膜疾病与肠系膜血管病变种类繁多，根据病因和病理生理特点，可大致分为以下几类。

1.肠系膜血管栓塞　包括肠系膜上动脉栓塞、肠系膜上静脉血栓形成等，是由于血栓、栓子或其他异物堵塞肠系膜血管，导致肠道缺血、坏死的疾病。

2.肠系膜血管狭窄或闭塞　多由于动脉粥样硬化、血管炎等导致肠系膜血管管腔狭窄或闭塞，引起肠道供血不足。

3.肠系膜扭转　由于肠系膜过长或肠管重量增加，导致肠系膜发生扭转，进而引起肠管血液循环障碍。

4.肠系膜囊肿与肿瘤　肠系膜内可发生囊肿或肿瘤性病变，压迫或侵犯肠系膜血管，影响肠道血供。

5.肠系膜淋巴结炎　由细菌、病毒等微生物感染引起，导致肠系膜淋巴结肿大、疼痛，可能累及肠系膜血管。

三、肠系膜疾病与肠系膜血管病变的病因与病理生理

（一）肠系膜血管栓塞

1.病因

（1）血栓形成：动脉粥样硬化、血液高凝状态、血流缓慢等因素可能导致肠系膜血管内血栓形成。

（2）栓子脱落：心源性栓子（如心房颤动、心肌梗死等）或非心源性栓子（如骨折、手术等引起的脂肪栓子）可能脱落并堵塞肠系膜血管。

2.病理生理　肠系膜血管栓塞后，栓塞部位以远的肠道组织将失去血液供应，导致肠道缺血、缺氧。缺血初期，肠道平滑肌可能出现痉挛性收缩，随后肠道黏膜上皮细胞因缺氧而坏死脱落，肠道壁水肿增厚。随着缺血时间的延长，肠道壁全层将发生坏死，严重者可导致肠穿孔、腹膜炎等致命并发症。

（二）肠系膜血管狭窄或闭塞

1.病因

（1）动脉粥样硬化：是肠系膜血管狭窄或闭塞的主要原因之一，多见于中老年人。

（2）血管炎：如结节性多动脉炎、巨细胞动脉炎等，可累及肠系膜血管，导致管腔狭窄或闭塞。

（3）其他因素：如放射性损伤、外伤、肿瘤压迫等，也可能引起肠系膜血管狭窄或闭塞。

2.病理生理　肠系膜血管狭窄或闭塞后，肠道血液供应将受到限制，导致肠道缺血。缺血程度取决于血管狭窄或闭塞的严重程度和侧支循环的建立情况。轻度缺血时，肠道可能出现痉挛性收缩和黏膜上皮细胞损伤；重度缺血时，肠道壁全层将发生坏死，引发严重后果。

（三）肠系膜扭转

1.病因

（1）肠系膜过长：肠系膜过长是肠系膜扭转的解剖基础。

（2）肠管重量增加：饱餐、剧烈运动、便秘等因素可能导致肠管内容物增多、肠管重量增加，增加肠系膜扭转的风险。

2.病理生理　肠系膜扭转后，扭转部位以远的肠管将失去血液供应，导致肠道缺血。同时，扭转还可能压迫肠管，导致肠梗阻。随着扭转时间的延长，肠道缺血程度将逐渐加重，最终引发肠道坏死、穿孔等并发症。

（四）肠系膜囊肿与肿瘤

1.病因

（1）先天性因素：如淋巴管发育异常等，可能导致肠系膜囊肿的形成。

（2）后天性因素：如炎症、外伤、手术等，可能刺激肠系膜组织增生，形成囊肿或肿瘤。

2.病理生理　肠系膜囊肿与肿瘤可压迫或侵犯肠系膜血管，影响肠道血供。同时，囊肿或肿瘤还可能引起肠道梗阻、腹痛等症状。部分囊肿或肿瘤还可能发生恶变，威胁患者的生命健康。

（五）肠系膜淋巴结炎

1.病因　肠系膜淋巴结炎多由细菌、病毒等微生物感染引起，如上呼吸道感染、肠道感染等，病原体可通过淋巴管传播至肠系膜淋巴结，引发炎症。

2.病理生理　肠系膜淋巴结炎时，淋巴结出现肿大、疼痛等症状。炎症还可能累及肠系膜血管，导致血管壁增厚、管腔狭窄等病理改变，进而影响肠道血供。

四、肠系膜疾病与血管病变的临床表现

肠系膜疾病与血管病变的临床表现因病因和病理生理特点而异，但常表现为腹痛、腹胀、恶心、呕吐、腹泻或便秘等消化道症状。部分患者还可能出现发热、乏力等全身症状。具体表现如下。

1.肠系膜血管栓塞　突发剧烈腹痛，呈持续性或阵发性加重，可伴有恶心、呕吐、腹泻或血便等症状。严重者可出现休克、腹膜刺激征等。

2.肠系膜血管狭窄或闭塞　慢性腹痛、腹胀、消化不良等症状，进食后加重。部分患者可能出现体重下降、营养不良等表现。

3.肠系膜扭转　突发腹痛，呈绞痛或刀割样疼痛，可放射至腰背部。伴有恶心、呕吐、腹胀等症状。严重者可能出现肠坏死、腹膜炎等并发症。

4.肠系膜囊肿与肿瘤 腹部肿块、腹痛、腹胀等症状。囊肿或肿瘤较大时,可能压迫肠道或周围组织器官,引起肠梗阻、尿频、尿急等症状。

5.肠系膜淋巴结炎 腹痛、腹胀、恶心、呕吐等症状。部分患者可能出现发热、寒战等全身感染症状。淋巴结肿大明显时,可触及腹部包块。

五、肠系膜疾病与血管病变的诊断

肠系膜疾病与血管病变的诊断主要依据患者的临床表现、体格检查、实验室检查及影像学检查等综合判断。

(一)实验室检查

1.血常规 了解患者有无感染、贫血等情况。

2.生化检查 评估患者的肝肾功能、电解质等指标。

3.凝血功能检查 对于怀疑肠系膜血管栓塞的患者,需进行凝血功能检查以了解血液高凝状态。

(二)影像学检查

1.超声检查 可初步判断肠系膜血管有无栓塞、狭窄或闭塞等情况。对于囊肿或肿瘤性病变,超声检查还可了解其大小、形态及与周围组织的关系。

2.CT检查 CT检查是诊断肠系膜疾病与血管病变的重要手段之一。通过增强扫描,可清晰显示肠系膜血管的走行、管腔大小及有无栓塞、狭窄或闭塞等情况。同时,CT检查还可发现囊肿、肿瘤等病变,并评估其与周围组织的关系。

3.MRI检查 MRI检查对于软组织的分辨率较高,可更清晰地显示肠系膜血管及周围组织的病变情况。特别是对于血管病变的显示效果优于CT检查。

4.血管造影检查 血管造影是诊断肠系膜血管病变的金标准。通过直接注入造影剂并观察血管的形态、走行及有无异常改变,可准确判断血管病变的部位、程度及范围。

(三)其他检查

1.腹腔镜检查 对于部分诊断困难的患者,可考虑行腹腔镜检查以直观观察腹腔内病变情况,并取活检进行病理诊断。

2.病理检查 对于怀疑肿瘤性病变的患者,需行病理检查以明确肿瘤的性质、类型及分化程度等。

六、肠系膜疾病与血管病变的治疗

肠系膜疾病与血管病变的治疗原则为早期诊断、及时治疗,以恢复肠道血供、解除肠梗阻、防止肠道坏死等并发症的发生。具体治疗方法因病因和病理生理特点而异,包括药物治疗、手术治疗等。

(一)药物治疗

1.抗凝治疗 对于肠系膜血管栓塞的患者,需及时进行抗凝治疗以防止血栓进一步扩展。常用药物包括肝素、华法林等。

2.溶栓治疗 对于发病时间短、病情较重的肠系膜血管栓塞患者,可考虑行溶栓治疗以溶解血栓、恢复血管通畅。常用药物包括尿激酶、链激酶等。

3. 抗生素治疗　对于肠系膜淋巴结炎等感染性疾病,需使用抗生素进行抗感染治疗。常用药物包括青霉素、头孢菌素等。

4. 对症治疗　对于腹痛、腹胀等症状明显的患者,可给予解痉止痛、止吐等对症治疗措施。

(二)手术治疗

1. 肠系膜血管栓塞的手术治疗　对于肠系膜血管栓塞的患者,若药物治疗无效或病情较重,需及时行手术治疗以恢复肠道血供。手术方式包括血栓取出术、血管旁路移植术等。

2. 肠系膜血管狭窄或闭塞的手术治疗　对于肠系膜血管狭窄或闭塞的患者,若症状明显且影响生活质量,可考虑行手术治疗以重建血管通路。手术方式包括血管内膜剥脱术、血管旁路移植术等。

3. 肠系膜扭转的手术治疗　肠系膜扭转一旦确诊,需立即行手术治疗以解除扭转、恢复肠道血供。手术方式包括肠系膜复位术、肠切除吻合术等。

4. 肠系膜囊肿与肿瘤的手术治疗　对于肠系膜囊肿与肿瘤患者,若病变较大或症状明显,需行手术治疗以切除病变组织。手术方式包括囊肿或肿瘤切除术、肠切除吻合术等。

5. 肠系膜淋巴结炎的手术治疗　对于药物治疗无效或病情较重的肠系膜淋巴结炎患者,可考虑行手术治疗,以切除肿大的淋巴结并解除肠梗阻等症状。

七、肠系膜疾病与血管病变的预防措施

肠系膜疾病与血管病变的预防主要包括以下几个方面。

1. 健康饮食　保持均衡的饮食结构,避免高脂、高糖、高盐饮食,增加膳食纤维的摄入量,以降低动脉粥样硬化等血管疾病的风险。

2. 适量运动　定期进行适量的有氧运动,如散步、慢跑、游泳等,以促进血液循环、增强体质。

3. 控制体重　避免过度肥胖,通过合理饮食和适量运动控制体重在正常范围内。

4. 定期体检　定期进行体检,及时发现并治疗高血压、糖尿病等慢性疾病,以降低肠系膜疾病与血管病变的发生风险。

5. 避免不良生活习惯　戒烟限酒,避免长时间久坐不动等不良生活习惯,以减少肠系膜疾病与血管病变的发生。

第四节　腹腔内异物与感染

腹腔内异物与感染是胃肠外科临床中常见的疾病类型,它们可单独存在,也可相互关联。腹腔内异物的存在不仅可能引发机械性损伤,还可能导致感染、炎症等病理变化,进而影响患者的生命质量和预后。因此,对于腹腔内异物与感染的诊断和治疗,需要临床医生具备丰富的专业知识和实践经验。

腹腔内异物通常指非生理性物质进入腹腔,这些异物可能来源于手术遗留、外伤、误吞等。腹腔内感染则是指腹腔内组织或器官受到细菌、病毒等微生物的侵袭,引发炎症反应。腹腔内异物与感染可相互影响,异物可能成为感染的源头,而感染又可能加重异物的危害。

腹腔内异物与感染的临床表现多样,可能包括腹痛、腹胀、发热、恶心、呕吐等症状。这些症状可能单独出现,也可能同时存在,且程度轻重不一。因此,对于疑似腹腔内异物与感染的患者,临床医生需要仔细询问病史,进行全面的体格检查,并结合相关辅助检查,以明确诊断。

一、病因与发病机制

(一)病因

1.腹腔内异物

(1)手术遗留:手术过程中,由于操作不当或疏忽,可能导致纱布、缝针、手术器械等异物遗留在腹腔内。这些异物可能引发机械性损伤,导致炎症反应,甚至形成腹腔脓肿。

(2)外伤:腹部外伤可能导致异物穿透腹壁进入腹腔,如子弹、刀片等锐器伤,以及玻璃碎片、金属碎片等钝器伤。这些异物不仅可能损伤腹腔内脏器,还可能引发感染。

(3)误吞:患者可能因误吞异物而使其进入腹腔,如硬币、纽扣电池等。这些异物在腹腔内可能引发化学性损伤,导致炎症反应。

2.腹腔内感染

(1)细菌感染:腹腔内感染最常见的病原体是细菌,如大肠杆菌、金黄色葡萄球菌、链球菌等。这些细菌可能通过消化道、呼吸道、泌尿道等途径进入腹腔,引发炎症反应。

(2)病毒感染:虽然腹腔内病毒感染相对较少见,但某些病毒,如巨细胞病毒、EB病毒等,仍可能引发腹腔内感染。

(3)真菌感染:腹腔内真菌感染多见于免疫力低下的患者,如长期使用免疫抑制剂、广谱抗生素等。常见的真菌病原体包括念珠菌、隐球菌等。

(4)原虫与寄生虫感染:某些原虫和寄生虫,如阿米巴原虫、血吸虫等,也可能引发腹腔内感染。

(二)发病机制

腹腔内异物与感染的发病机制复杂,涉及多个环节。异物进入腹腔后,可能引发机械性损伤,导致腹腔内脏器出血、穿孔等。同时,异物还可能成为细菌的载体,将细菌带入腹腔,引发感染。感染发生后,细菌在腹腔内繁殖,产生毒素和炎性介质,导致炎症反应加重。炎症反应可能引发腹腔内粘连、脓肿等病理变化,进一步影响患者的生命质量和预后。

二、临床表现

腹腔内异物与感染,作为一类复杂的临床病症,其临床表现丰富多样,且往往因病因、病程、个体差异以及伴随疾病等多种因素而呈现出不同的症状。这些症状不仅给患者带来极大的痛苦,也增加了诊断与治疗的难度。

1.腹痛 腹痛无疑是腹腔内异物与感染最为显著且常见的症状之一。这种疼痛可能表现为钝痛、锐痛、阵发性疼痛或持续性疼痛,其性质、程度和部位往往与异物的性质、位置,以及感染的严重程度密切相关。例如,当异物或感染位于胃肠道时,患者可能会感到剧烈的绞痛或烧灼痛;而当异物或感染波及腹膜时,则可能表现为全腹的弥漫性疼痛。此外,腹痛还可能伴随着腹壁的紧张、压痛和反跳痛等体征,这些进一步加剧了患者的痛苦。

2.腹胀 腹胀是腹腔内异物与感染的另一常见症状。它可能由多种因素引起,如腹腔内的炎症、粘连、脓肿以及异物的机械性压迫等。腹胀不仅使患者感到腹部饱胀不适,还可能影响呼吸功能,导致呼吸困难或气短。在严重的情况下,腹胀甚至可能引发腹腔间隔综合征,危及患者的生命。

3.发热 发热是腹腔内感染的一个典型表现。当病原体侵入腹腔并引发感染时,机体的免疫系统会作出反应,导致体温升高。发热的程度可能因感染程度、病原体种类以及患者的免疫状态等因素而异。一般来说,轻度感染可能仅表现为低热或中等度热,而重度感染则可能导致高热甚至超高热。发热不仅增加了患者的不适感,还可能引发脱水、电解质紊乱等并发症。

4.恶心与呕吐　腹腔内异物与感染常常刺激胃肠道,导致患者出现恶心、呕吐等症状。呕吐物可能含有胆汁、血液或胃内容物等,这取决于异物或感染的具体位置及胃肠道的受累程度。恶心与呕吐不仅影响了患者的进食和营养摄入,还可能加剧腹痛和腹胀等症状。

5.其他症状　除了上述常见症状外,腹腔内异物与感染还可能引发一系列其他症状。例如,当感染波及肠道时,患者可能出现腹泻或便秘等排便异常;当感染累及泌尿系统时,则可能出现尿频、尿急、尿痛等尿路刺激症状。此外,患者还可能出现全身乏力、食欲减退、体重下降等非特异性症状。这些症状的出现不仅增加了诊断的复杂性,也提示着病情的严重性和多样性。

值得注意的是,腹腔内异物与感染的临床表现并非一成不变,而是会随着病情的发展和治疗的进行而发生变化。因此,医生在接诊患者时,应仔细询问病史、详细检查体征,并结合实验室检查、影像学检查等多种手段进行综合分析,以准确判断病情并制定合适的治疗方案。同时,患者也应积极配合医生的治疗和建议,保持良好的生活习惯和心态,共同战胜疾病。

三、诊断与鉴别诊断

(一)诊断

对于疑似腹腔内异物与感染的患者,临床医生需要仔细询问病史,进行全面的体格检查,并结合相关辅助检查,以明确诊断。

1.病史询问　询问患者是否有手术史、外伤史、误吞异物史等,了解患者是否有腹腔内异物的可能。同时,询问患者腹痛、腹胀、发热等症状的出现时间、持续时间、加重或缓解因素等,以评估腹腔内感染的可能性。

2.体格检查　进行全面的体格检查,重点检查腹部。观察腹部形态,有无腹胀、腹膜刺激征等。触诊腹部,评估腹痛的性质、部位、程度及有无压痛、反跳痛等。听诊腹部,了解肠鸣音等腹部体征的变化。

3.辅助检查

(1)影像学检查:腹部 X 射线、CT、MRI 等影像学检查有助于发现腹腔内异物及其位置、形态等。同时,这些检查还能评估腹腔内脏器的损伤情况,以及有无腹腔积液、脓肿等感染征象。

(2)实验室检查:血常规、尿常规、粪常规等实验室检查可评估患者的炎症指标,如白细胞计数、中性粒细胞比例等。此外,血培养、尿培养、腹腔穿刺液培养等病原学检查有助于明确感染的病原体。

(3)腹腔穿刺:对于疑似腹腔内感染或脓肿的患者,可进行腹腔穿刺。通过穿刺获取腹腔液,进行细菌培养、药敏试验等,以明确感染的病原体及指导治疗。

(二)鉴别诊断

腹腔内异物与感染需与其他腹部疾病进行鉴别诊断,如急性阑尾炎、肠梗阻、消化道穿孔等。这些疾病可能具有相似的临床表现,如腹痛、腹胀、发热等。因此,临床医生需要仔细询问病史,进行全面的体格检查,并结合相关辅助检查,以明确诊断并避免误诊。

四、治疗

腹腔内异物与感染的治疗原则为去除异物、控制感染、缓解症状并预防并发症。具体治疗措施如下。

1. 去除异物　对于腹腔内异物,应尽早去除以避免进一步损伤和感染。去除异物的方法包括手术取出、内镜取出等。手术取出适用于异物位置深在、体积较大或存在腹腔内损伤的患者。内镜取出则适用于异物位置较浅、体积较小且易于抓取的患者。在去除异物的过程中,应注意保护周围组织和器官,避免进一步损伤。

2. 控制感染　腹腔内感染的治疗主要为抗生素治疗和手术治疗。抗生素治疗应根据病原学检查结果及药敏试验选择敏感的抗生素。在未获得病原学结果前,可根据患者的临床表现、病史及当地细菌流行情况经验性选择抗生素。手术治疗适用于感染严重、形成脓肿或存在腹腔内损伤的患者。手术方式包括脓肿切开引流、腹腔冲洗、受损脏器切除等。手术后应继续给予抗生素治疗以巩固疗效。

3. 缓解症状　对于腹痛、腹胀等症状,可给予相应的对症治疗。如给予止痛药缓解疼痛,给予胃肠减压缓解腹胀等。同时,应关注患者的营养状况,给予足够的营养支持,促进患者康复。

4. 预防并发症　腹腔内异物与感染可能引发多种并发症,如腹腔粘连、肠梗阻、腹腔脓肿等。因此,在治疗过程中应密切关注患者的病情变化,及时发现并处理可能的并发症。对于腹腔粘连等潜在并发症,可采取预防措施,如术后早期活动、使用抗粘连药物等。

五、预防措施

预防腹腔内异物与感染的发生至关重要。对于医源性异物,应严格遵守手术操作规范,避免异物遗留腹腔。对于外伤性异物,应及时进行清创处理,去除异物并预防感染。对于误吞异物,应加强宣传教育,提高公众对异物危害的认识,并告知如何避免类似病例的发生。

实习指导　腹膜、网膜与肠系膜疾病临床实习

腹膜、网膜与肠系膜疾病是胃肠外科的重要组成部分,本实习指导旨在帮助实习医生深入学习相关知识与技能,为临床实践奠定坚实基础。

(一)实习目标

1. 掌握基础医学知识　深入理解腹膜、网膜与肠系膜的解剖结构,包括腹膜的壁层与脏层、腹膜腔的构成、网膜的分类及结构、肠系膜的组成及血管分布等;熟悉它们的生理功能,如腹膜的分泌、吸收、保护等功能,网膜的吸收、防御功能,肠系膜的支持固定和血液供应功能等;明确解剖结构和生理功能异常与相关疾病的内在联系,构建系统的理论知识体系。

2. 熟悉疾病临床表现　通过临床观察和实践,精准识别腹膜、网膜与肠系膜疾病的常见症状和体征,如腹痛、腹胀、腹部肿块、恶心、呕吐等症状,以及腹部压痛、反跳痛、腹肌紧张、肠鸣音改变等体征;掌握不同疾病症状体征的特点和演变规律,能够依据这些表现初步判断疾病类型,提升临床诊断的敏锐度。

3. 掌握疾病诊断方法　熟练运用多种诊断手段,包括详细的病史询问、全面的体格检查、针对性的影像学检查(超声、CT、MRI、血管造影等)、实验室检查(血常规、生化检查、凝血功能检查等),以及必要时的腹腔镜检查和病理检查;学会综合分析各类检查结果,做出准确诊断,提高诊断的准确性和可靠性。

4. 掌握疾病治疗原则　全面了解与掌握腹膜、网膜与肠系膜疾病的治疗方法,包括药物治疗、

手术治疗及综合治疗等;明确不同治疗方法的适应证、禁忌证和操作要点;能够根据患者的具体情况,如病情严重程度、身体状况、疾病类型等,制定个性化的治疗方案。

5.培养临床实践能力 积极参与临床实践,提高动手操作能力,如进行腹部体格检查、协助进行影像学检查和腹腔镜检查、参与手术观摩和助手工作等;增强分析和解决问题的能力,能够独立思考并妥善处理临床实际问题,提升临床实践水平。

6.培养职业素养和患者服务能力 学会与患者及其家属进行有效沟通,理解患者需求,尊重患者隐私,给予患者充分的关怀和支持;提高职业素养,培养严谨的工作态度和责任心,为患者提供全面、优质、人性化的医疗服务。

(二)实习内容和实践技能

【实习内容】

1.腹膜、网膜与肠系膜的解剖与生理

(1)解剖结构:系统复习腹膜、网膜与肠系膜的起始、终止位置,深入学习腹膜壁层和脏层的结构特点、腹膜腔的划分及与外界的连通情况;掌握网膜的大网膜和小网膜的位置、形态、结构及包含的重要组织;熟悉肠系膜的各部分(小肠系膜、阑尾系膜、横结肠系膜、乙状结肠系膜)的结构特点、附着部位及内部血管、神经分布;理解这些结构与腹腔内器官的关系及其在维持腹腔内环境稳定中的作用。

(2)生理功能:深入理解腹膜的分泌、吸收、保护、支持和固定功能的机制;掌握网膜的吸收、防御和固定功能的具体表现和作用方式;明确肠系膜在支持固定腹腔脏器、提供血液供应和营养支持、参与淋巴循环等方面的生理意义;了解这些生理功能异常与相关疾病发生、发展的关系。

2.腹膜、网膜与肠系膜疾病的临床表现

(1)常见症状:全面学习腹膜、网膜与肠系膜疾病的常见症状,如腹痛、腹胀、腹部肿块、恶心、呕吐、发热、肠梗阻等表现。对比不同疾病症状的差异,如腹膜后肿瘤与肠系膜扭转的腹痛特点,腹膜假黏液瘤与腹腔内感染的腹胀表现等;掌握症状在鉴别诊断中的意义,学会通过症状初步判断疾病类型。

(2)体征:学习如何通过体格检查发现腹膜、网膜与肠系膜疾病相关体征,如腹部压痛的部位和程度、反跳痛、腹肌紧张、腹部包块的位置和质地、肠鸣音的变化等;了解这些体征对判断疾病严重程度和预后的意义,学会根据体征进一步明确诊断方向。

3.腹膜、网膜与肠系膜疾病的诊断方法

(1)病史询问与体格检查:掌握详细询问腹膜、网膜与肠系膜疾病患者病史的技巧,包括症状出现的时间、频率、诱发及缓解因素,既往手术史、外伤史、感染史等。学会进行针对性的体格检查,如腹部的视诊、触诊、叩诊和听诊,注意检查的顺序、手法和要点,触诊时留意腹部包块的位置、大小、质地、活动度及压痛情况,叩诊判断腹腔内有无积液,听诊关注肠鸣音的变化等;根据病史和体格检查初步判断疾病方向。

(2)影像学检查:了解超声、CT、MRI、血管造影等影像学检查在腹膜、网膜与肠系膜疾病诊断中的应用原理、适应证和禁忌证。学习解读超声检查中肠系膜血管的血流情况、腹膜后肿块的形态;掌握 CT 和 MRI 检查对腹膜后肿瘤的大小、位置、浸润深度及与周围组织关系的判断方法,以及对腹腔内积液、脓肿的显示能力;熟悉血管造影在诊断肠系膜血管病变中的优势,如明确血管栓塞、狭窄的部位和程度等;能够结合不同影像学检查结果进行综合分析,提高诊断准确性。

(3)实验室检查:掌握血常规、生化检查、凝血功能检查等实验室检查在腹膜、网膜与肠系膜疾病诊断中的意义。了解血常规中白细胞计数、中性粒细胞比例升高与感染的关系,红细胞计数、血红蛋白降低提示可能存在的出血情况;熟悉生化检查中肝肾功能指标异常对判断疾病严重程度和全身状况的价值;掌握凝血功能检查指标在评估肠系膜血管栓塞风险中的作用;学会根据实验室检查结果辅助诊断疾病,并判断病情的发展和预后。

(4)特殊检查:了解腹腔镜检查在腹膜、网膜与肠系膜疾病诊断中的应用,如对腹腔内病变的直观观察和活检;掌握病理检查在明确病变性质方面的重要性,包括穿刺活检和手术切除标本的病理检查;学习如何根据特殊检查结果进一步明确诊断,为制定治疗方案提供关键依据。

4.腹膜、网膜与肠系膜疾病的治疗原则

(1)药物治疗:熟悉治疗腹膜、网膜与肠系膜疾病的常用药物,如抗生素、抗凝药、溶栓药、对症治疗药物等。掌握各类药物的作用机制、适应证、用法用量及不良反应;学会根据患者病情合理选择药物治疗方案,如根据感染的病原体选择敏感抗生素,根据肠系膜血管栓塞情况使用抗凝或溶栓药物;注意药物的联合使用和用药疗程,以及药物治疗过程中的监测和调整。

(2)手术治疗:学习腹膜、网膜与肠系膜疾病的常用手术方式,如腹膜后肿瘤切除术、肠系膜血管手术(血栓取出术、血管旁路移植术等)、肠系膜扭转复位术、腹腔脓肿切开引流术等。掌握不同手术方式的适应证、禁忌证、手术操作要点及术后可能出现的并发症(如出血、感染、肠梗阻等);了解如何进行术后管理和并发症的预防与处理,像术后密切观察生命体征、伤口情况,及时发现并处理出血和感染等问题;认识手术治疗在疾病治疗中的关键作用,以及手术时机的选择对患者预后的影响。

(3)综合治疗:了解综合治疗在腹膜、网膜与肠系膜疾病治疗中的重要性,如手术结合放化疗治疗腹膜后恶性肿瘤,手术联合腹腔热灌注化疗治疗腹膜假黏液瘤等;掌握综合治疗方案的制定原则,根据患者的疾病类型、分期、身体状况等因素,合理安排各种治疗手段的顺序和时机;认识到综合治疗需要多学科协作,培养与其他科室医生沟通协作的能力。

【实践技能】

1.体格检查

(1)腹部触诊:学习正确进行腹部触诊的方法,包括浅触诊和深触诊。通过浅触诊感受腹壁的紧张度,检查有无压痛、反跳痛;运用深触诊检查腹部包块,判断其位置、大小、质地、活动度、有无压痛等,如在检查腹膜后肿瘤时,注意包块与周围组织的关系。了解不同疾病在触诊时的特征表现及其临床意义,通过反复实践提高触诊的准确性和敏感性。

(2)叩诊与听诊:掌握腹部叩诊的手法和正常叩诊音,学会辨别异常叩诊音(如鼓音、浊音、实音)及其在腹膜、网膜与肠系膜疾病中的意义,如叩诊发现移动性浊音提示腹腔内可能有积液。熟悉腹部听诊的部位和内容,包括肠鸣音、血管杂音等,能够准确判断肠鸣音的频率、音调变化,如肠鸣音亢进可能提示肠梗阻,减弱或消失可能与腹膜炎等疾病有关;听诊血管杂音对于判断肠系膜血管病变有一定意义。通过实践,提高根据叩诊和听诊结果判断疾病的能力。

2.影像学检查操作与解读

(1)超声检查:在带教老师指导下,学习协助患者进行腹部超声检查的操作流程,如准备检查设备、协助患者摆好体位等。了解超声检查在诊断腹膜、网膜与肠系膜疾病中的图像特点,学会初步识别肠系膜血管栓塞、腹腔内积液、网膜囊肿等病变的超声表现,如观察肠系膜血管内是否有血栓回声、腹腔内有无液性暗区等,并与正常图像进行对比分析。

(2)CT与MRI检查:了解CT和MRI检查在腹膜、网膜与肠系膜疾病诊断中的扫描方法和参数设置,学习如何在CT和MRI图像上识别腹膜、网膜与肠系膜的位置、形态,判断有无病变及病变的特征,如观察腹膜后肿瘤的大小、形状、密度或信号特点,判断其与周围组织(如血管、脏器)的关系,评估淋巴结转移情况等。通过实践,提高对 CT 和 MRI 图像的解读能力,能够准确描述病变的特征和位置,为疾病诊断提供有力支持。

3. 实验室检查操作与解读

(1)血常规与尿常规检查:了解血常规和尿常规的检查方法,包括采血、样本处理和检测流程。掌握血常规中白细胞计数、红细胞计数、血红蛋白、血小板等指标的正常范围,以及这些指标在腹膜、网膜与肠系膜疾病中的变化意义,如白细胞升高可能提示感染,红细胞和血红蛋白降低可能与出血有关。熟悉尿常规中尿蛋白、潜血、白细胞等指标的异常与泌尿系统是否受影响的关系,学会根据这些指标的变化辅助诊断疾病。

(2)生化检查与凝血功能检查:学习如何正确进行生化检查,掌握肝功能、肾功能、血糖、血脂等指标的正常参考值及其在评估患者全身状况和疾病中的意义,如肝功能指标异常可能反映肝脏受侵犯或全身代谢紊乱。掌握凝血功能检查中凝血酶原时间、活化部分凝血活酶时间、纤维蛋白原等指标的含义,以及这些指标在判断肠系膜血管栓塞风险和治疗过程中的监测作用,学会根据检查结果判断病情和调整治疗方案。

4. 手术治疗技能

(1)手术观摩:在带教老师带领下,观摩腹膜、网膜与肠系膜疾病相关手术,如腹膜后肿瘤切除术、肠系膜血管手术等。观察手术的整个过程,包括手术切口的选择、组织的分离、病变的处理、血管的结扎或修复、伤口的缝合等关键步骤,了解手术器械的使用和手术团队的协作。通过观摩,对手术操作有直观的认识,为后续参与手术实践打下基础。

(2)手术助手工作:在符合实习规定和带教老师指导下,作为手术助手参与相关手术,如传递手术器械、协助暴露手术视野、吸引手术野的血液和分泌物、协助缝合伤口等。通过实践操作,逐步掌握手术基本技能,体会手术操作的严谨性和精细性,提高动手能力和团队协作能力,同时了解手术过程中的注意事项和风险防范。

5. 术后处理技能

(1)患者监护:学习对腹膜、网膜与肠系膜疾病手术后患者进行监护,包括密切观察生命体征(体温、心率、呼吸、血压)的变化,监测血氧饱和度,观察患者意识状态。注意观察伤口有无出血、渗液,敷料是否清洁干燥;妥善管理各种引流管(如腹腔引流管),记录引流液的量、颜色和性质,及时发现异常情况并报告带教老师,如引流液突然增多且颜色鲜红可能提示出血,引流液浑浊则可能存在感染。同时,关注患者的腹部症状,如腹痛、腹胀是否缓解,有无恶心、呕吐等,以便及时发现术后并发症。

(2)营养支持:了解腹膜、网膜与肠系膜疾病手术后患者的营养需求特点,根据患者的病情和消化功能,学习制定合理的营养支持方案。对于术后不能经口进食或进食困难的患者,掌握肠外营养或肠内营养的实施方法,如静脉输液补充营养物质、鼻饲营养液等。注意营养支持过程中的无菌操作,预防感染等并发症,同时根据患者的营养状况和恢复情况及时调整营养方案,确保患者获得足够的营养支持,促进身体康复。

(3)并发症处理:学习识别和处理腹膜、网膜与肠系膜疾病手术后可能出现的并发症,如出血、感染、肠梗阻、吻合口瘘等。了解并发症的临床表现,如出血表现为伤口渗血、引流液异常或出现休克症状;感染表现为发热、伤口红肿疼痛、引流液有异味等;肠梗阻表现为腹痛、腹胀、呕吐、停止排气排便;吻合口瘘表现为腹痛、发热、腹腔引流液含消化液等。掌握相应的预防措施,如严格无菌操作、合理使用抗生素、术后早期活动等;学会并发症的处理方法,如对于出血,根据出血量采取不同的止血措施,少量出血可通过压迫、药物止血,大量出血则可能需要手术止血;对于感染,及时进行抗感染治疗并加强伤口护理;对于肠梗阻,根据病情选择保守治疗(禁食、胃肠减压等)或手术治疗;对于吻合口瘘,需要禁食、胃肠减压、充分引流,并给予营养支持等。

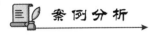

腹腔内异物与感染

患者男性,48 岁,因腹痛、发热伴恶心呕吐 3 d 入院。患者 1 个月前曾行阑尾切除术,术后恢复出院。入院查体:腹部膨隆,下腹部压痛明显,反跳痛(+),腹肌紧张,肠鸣音减弱。血常规显示白细胞计数 18×10^9/L,中性粒细胞百分比 88%;腹部 CT 检查发现腹腔内存在不规则高密度影,周围伴有包裹性积液,考虑为腹腔内异物继发感染。

针对该患者,采取以下治疗措施。

1. 抗感染治疗　经验性使用广谱抗生素(头孢曲松联合甲硝唑),覆盖革兰氏阴性菌、阳性菌及厌氧菌。随后根据腹腔穿刺液细菌培养及药敏试验结果,调整为敏感抗生素进行精准治疗,控制感染症状。

2. 手术治疗　完善术前准备后,行剖腹探查术。术中发现阑尾切除术后残留的纱布块,导致腹腔内脓肿形成,清除异物并彻底冲洗腹腔,放置引流管,保证引流通畅,促进炎症消退。

3. 营养支持　术后患者胃肠功能未恢复前,采用肠外营养,通过静脉输注葡萄糖、氨基酸、脂肪乳等营养物质维持机体代谢。待肠道功能恢复、肛门排气后,逐步过渡到肠内营养,从清流食开始,逐渐增加饮食种类和量,确保患者营养摄入充足。

4. 引流管理　密切观察引流液的颜色、性状及量,定期更换引流装置,防止逆行感染。当引流液明显减少,且患者体温正常、腹痛缓解,经评估后拔除引流管。

5. 心理护理　患者因病情反复,对治疗和预后产生担忧,医护人员主动向其解释病情及治疗方案,给予心理安慰,缓解焦虑情绪,增强治疗信心。

经过积极治疗,患者术后体温逐渐恢复正常,腹痛、恶心呕吐等症状消失,引流管顺利拔除。复查血常规各项指标恢复正常,腹部 CT 显示腹腔内积液吸收。患者康复出院,出院后定期门诊随访,监测有无腹腔粘连等远期并发症。

参考文献

[1]唐言华.简明胃肠外科学[M].北京:科学技术文献出版社,2021.

[2]傅晓君,王春英,陈平,等.普外科护理查房案例精选[M].杭州:浙江大学出版社,2021.

[3]王伟,何军明,张北平.腹部微创外科手术图解[M].北京:人民卫生出版社,2021.

[4]许国强.胃肠道黏膜下病变内镜超声检查术应用[M].北京:人民卫生出版社,2020.

[5]黄晓东,邓长生.老年胃肠病学[M].北京:人民卫生出版社,2017.

[6]汤文浩.普外科入门[M].南京:南京东南大学出版社,2017.

[7]潘凯,杨雪菲.腹腔镜胃肠外科手术学[M].北京:人民卫生出版社,2016.

[8]张国志,王长友,陈建立.胃肠外科[M].北京:中国科学技术出版社,2010.

[9]赵华,皮执民.胃肠外科学[M].北京:军事医学科学出版社,2010.

[10]郭雅楠.风险防范护理管理在胃肠外科患者中的应用效果[J].中国民康医学,2024,36(19):134-136.

[11]徐倩,陈燕玲,魏海丽.基于数字化的管理模式在胃肠外科中的应用效果及对满意度的影响研究[J].中华养生保健,2024,42(16):144-147.

[12]尚建英,文丹,白玲,等.多学科协作模式在胃肠道术后静脉输液规范管理中的应用[J].中国卫生质量管理,2024,31(8):41-45.

[13]杨彦,郭思勤,吴红.胃肠外科肠造口患者病耻感现状调查及影响因素分析[J].齐鲁护理杂志,2024,30(4):76-79.

[14]张贵棋,吴东波.基于数字医学的手术规划及导航在胃肠外科中的应用进展[J].中国微创外科杂志,2024,24(2):143-149.

[15]陆华勇.腹腔镜手术在胃肠外科中的应用进展[J].微创医学,2023,18(5):611-614,637.

[16]刘萍,张骞峰,倪爱林,等.某三级甲等医院胃肠外科术后并发症影响因素分析[J].中国医院管理,2023,43(9):26-30.

[17]陆钢,全苹,沈国斌,等.胃肠疾病术后切口感染与营养状态及免疫功能的相关性分析[J].热带医学杂志,2023,23(6):823-826,832.

[18]蒋凤霞,刘艳军,任荣华,等.胃肠外科患者用药依从性现状及影响因素分析[J].齐鲁护理杂志,2023,29(12):9-11.

[19]刘鹏,李涛,王斌.腹腔镜技术在胃肠外科急腹症患者治疗中的效果分析[J].中外医疗,2023,42(13):42-45.

[20]沈涛,黄维贤,吴建忠.腹腔镜技术治疗胃肠外科急腹症的临床研究[J].微创医学,2022,17(6):699-702,707.

[21]周利人.某院胃肠外科患者并发术后感染的危险因素与病原学特点分析[J].抗感染药学,2022,19(11):1558-1562.

[22]郑民华,马君俊,潘睿俊,等.腹腔镜结直肠癌根治手术质量控制要点[J].中国实用外科杂志,2022,42(11):1209-1212.